高原病及高原相关疾病防治

主　编　刘永年

副主编　高　翔　李　琳　赵海龙

编　委　（按姓名汉语拼音排序）

曹成珠　陈虹汝　高　翔　关　巍

冀林华　李　琳　刘　寿　刘永年

王　红　杨应忠　赵海龙

北京大学医学出版社

GAOYUANBING JI GAOYUAN XIANGGUAN JIBING FANGZHI

图书在版编目（CIP）数据

高原病及高原相关疾病防治 / 刘永年主编． —北京：
北京大学医学出版社，2022. 6
ISBN 978-7-5659-2607-5

Ⅰ．①高… Ⅱ．①刘… Ⅲ．①高山病－防治 Ⅳ．
① R594.3

中国版本图书馆 CIP 数据核字（2022）第 039575 号

高原病及高原相关疾病防治

主　　编：刘永年
出版发行：北京大学医学出版社
地　　址：（100191）北京市海淀区学院路 38 号　北京大学医学部院内
电　　话：发行部 010-82802230；图书邮购 010-82802495
网　　址：http://www.pumpress.com.cn
E - m a i l：booksale@bjmu.edu.cn
印　　刷：北京瑞达方舟印务有限公司
经　　销：新华书店
责任编辑：法振鹏　高　翔　责任校对：靳新强　责任印制：李　啸
开　　本：787 mm×1092 mm　1/16　印张：23.5　字数：312 千字
版　　次：2022 年 6 月第 1 版　2022 年 6 月第 1 次印刷
书　　号：ISBN 978-7-5659-2607-5
定　　价：95.00 元

前 言

　　青藏高原平均海拔 4500 m，是世界上最高的高原。这里自然环境比较特殊，风光雄宏壮美，是一个美丽而又令人向往的地方。这一地区幅员辽阔，自然资源丰富，是我国生态保护和经济可持续发展的重要战略资源地区。近年来，随着青藏高原经济、社会和文化的发展与进步，前往高原地区工作、经商和旅游的人员日益增多。随着"西部大开发"战略的持续推进，高原地区的经济与国防建设有了突飞猛进的发展。然而，高原环境恶劣，尤其是高原低氧可引发急、慢性高原病，严重影响人们的健康和生活，甚至危害高原人群的生命安全，同时也是制约高原地区经济、社会发展的重要因素。

　　近年来，随着生命科学和医学的进步，《"健康中国 2030"规划纲要》的实施，使人们对健康的认识有了质的飞跃。树立大卫生、大健康观念：医学理念提升为健康理念，扩展了医学学科内涵，明确医疗是改善、维护健康的，把以治病为中心转为以人民健康为中心。《"健康中国 2030"规划纲要》提出"把健康融入所有政策"，将促进健康的理念融入公共政策制定实施的全过程，统筹应对广泛的健康影响因素，全方位、全生命周期维护人民群众健康。这将成为实现"共建共享、全民健康"，建设健康中国的助推力和重要抓手。健康是全民的责任：健康是人的第一权利，是人类生存的第一前提，更是每个公民的责任。健康是人全面发展、生活幸福的基石，也是国家繁荣昌盛、社会文明进步的重要标志。

　　高原环境因素本身会引起一些特发性疾病，即高原病。另外，许多常见病、多发病以及地方病在高原地区也有其特殊性。为了防治高原病以及高原相关性疾病，保障高原移居和世居人群的身体健康，推动青藏高原地区经济、社会的发展，加强文化的交流和传承，我们组织高原医学方面的专家编写了《高原病及高原相关疾病防治》。该书有 6 章内容，主要包括高原病及高原地区的多发病、常见病、地方病、传染病和寄生虫病。编写的过程中我们一方面注重理论性与实用性相结合，另一方面力求反映新的理论知识和新的诊疗技术。

该书适用于高原地区基层医务工作者，也可作为医学院校学生的参考书。本书的编写、出版发行得到青海省科技厅的青海省科技支撑计划《高原病易感性筛查与大数据建立及应用研究》课题支持（课题编号：2015-SF-124），在此表示感谢。鉴于水平有限，本书编写中难免有不足之处，欢迎同仁和读者指出，以便今后改进。

编　者

目 录

第一章

高原特发病防治

概　述

一、定义

　　高原特发性疾病（high altitude special disease，HASD）是指特发于高原低氧环境的疾病，是由于人体对高原低压性低氧不适应，导致机体病理生理上一系列改变而引起的一类疾病的总称。而因高原其他非缺氧性致病因素，如寒冷引起的冻伤、太阳辐射引起的日光性皮炎等疾病则不属于此病范畴。高原低压性低氧是致病的主要因素，机体因缺氧引起的病理生理改变是发病的基础和临床表现的根据，脱离低氧环境后病情一般好转。

二、分类

　　高原特发性疾病分急性和慢性两型。急性高原病包括：急性轻型高原病（急性高原反应）、高原肺水肿、高原脑水肿。急性高原病的发病机制主要为：当平原地区的人急速进入高原时，由于对高原环境不适应（主要是低氧、寒冷及强紫外线等），造成机体氧供给不足，氧的运输和利用发生障碍，部分人群就会产生急性缺氧反应。缺氧可引起交感神经兴奋和儿茶酚胺释放，继而引起心率加快，同时可使脑血流量显著增加。在缺氧刺激下，血管内皮细胞释放 NO 减少，导致肺血管收缩。持续性肺血管收缩可引起肺血管阻力明显增高，由此导致高原肺水肿发生。目前认为参与中枢神经系统缺氧损伤的分子机制有钙离子稳态失衡、自由基大量产生、兴奋性氨基酸释放增加、蛋白激酶激活，以及脑细胞水肿、间质水肿、血管内皮细胞肿胀和颅内出血等，都可以导致颅内压升高，进一步加重缺氧，发生脑水肿。

慢性高原病包括高原红细胞增多症、高原性心脏病、高原血压异常、高原衰退症等。慢性高原病患者以显著低氧血症、过度红细胞增生为特征，常见症状有头痛、头晕、气短、乏力、记忆力减退，同时口唇、面颊部、指（趾）甲床等部位呈青紫色，面部毛细血管扩张呈紫红色条纹，形成了本症特有的面容，即"高原红"。脱离低氧环境之后，血红蛋白恢复正常，症状也逐渐消失，但再返回高原时又可复发。慢性高原病的发生机制：引起慢性高原病的机制比较复杂，目前的研究认为与高原习服失衡有关。在持续低氧低压的环境因素刺激下，肺泡气体交换中血液携氧和结合氧在组织中释放的速度受限，致使机体供氧不足产生缺氧，并继而逐渐影响靶器官的功能，导致慢性高原病的发生。高原缺氧环境下，肾小管间质纤维细胞分泌促红细胞生成素（EPO）增加，促使有核红细胞分裂，加速红细胞成熟，血液中红细胞数增多。在高原环境中，缺氧刺激垂体肾上腺髓质功能亢进，引起交感神经系统兴奋，大量儿茶酚胺等血管活性物质进入血液循环，引起外周血管阻力显著增加，肺血管阻力增加时形成肺动脉高压，使右心压力负荷增加以及缺氧引起红细胞及血容量增加，血液黏滞度增加，使心脏容量负荷增加等都是引起高原性心脏病的主要发病机制。总之，慢性高原病以红细胞增多、肺动脉高压和低氧血症等为特征，高原缺氧是导致该病的主要原因。

慢性高原病是指由于长期居住在海拔 2500 m 以上的居民因低氧导致

的人体慢性缺氧性疾病。当血液中血氧饱和度降低到一定程度时，各器官组织因供氧不足而发生功能或器质性变化，进而机体出现低氧血症、红细胞增多、肺动脉高压等。一般情况下，大部分移居高原地区的居民在经过一段时间后均能适应高原环境，而不能适应高原环境者便会出现慢性高原病的症状。该病的发病率与海拔、性别有一定的关系，海拔越高，发病率越高；男性发病率高于女性。

三、慢性高原病青海诊断标准

2004 年在青海西宁举行的第六届国际高原医学大会上确立了慢性高原病的定义，统一其命名和分型，制订新的诊断标准，并命名为"青海标准"。新分型将原来的慢性高原病分为慢性高原病（即高原红细胞增生症）和高原肺动脉高压两个类型。下面详细介绍"青海标准"的内容。

（一）慢性高原病

或称 Monge 氏病。曾用名：高原红细胞过多增生症、红细胞增多症、病理性高原红细胞增多症。

1. 定义　慢性高原病是长期生活在海拔 2500 m 以上高原的世居者或移居者，对高原低氧环境逐渐失去习服而导致的临床综合征，主要表现为红细胞增多（女性 Hb ≥ 19 g/dl，男性 Hb ≥ 21 g/dl），严重低氧血症，在某些情况下会导致中度或重度肺动脉高压，并可能发展为肺心病，导致充血性心力衰竭。当患者移居到低海拔地区后，其临床症状逐渐消失，重返高原则病情复发。

2. 排除标准　专家组认为，慢性高原病的诊断需排除以下几种情况：

（1）患者如有下列慢性肺病：肺气肿、支气管炎、支气管扩张、肺泡纤维变性、肺癌等，以及慢性呼吸功能紊乱或某些慢性病变引起的低氧血症，并导致继发性红细胞增多者不应诊断为慢性高原病。正常的呼吸功能应经肺功能检查确诊。

（2）居住在海拔低于 2500 m 地区的人群。

3. 诊断标准

（1）症状：头痛、头晕、气喘和（或）心悸、失眠、乏力、局部发绀、手足心热、静脉曲张、肌肉关节疼痛、厌食、注意力不集中、健忘。

（2）体征：①红细胞增多（女性 Hb ≥ 19 g/dl，男性 Hb ≥ 21 g/dl）；②严重的低氧血症；③肺动脉高压（非必需的）；④心力衰竭（非必需的）。

（3）危险因素：①有高原病既往史；②低氧通气反应降低；③睡眠呼吸暂停和呼吸不全；④超重；⑤绝经后。

4. 慢性高原病青海计分法　建立青海慢性高原病计分法，其目的在于对高原病病情进行准确评估，便于与世界其他国家的病例资料进行定量对比。慢性高原病依据表 1-1 中症状和血红蛋白浓度进行计分。评定：如无所述症状体征，记分为 0；症状为阳性时，按严重程度分别记 1 分、2 分、3 分。

表 1-1　慢性高原病青海标准症状记分判断标准

症状	记分	程度
气喘	0	无气喘
	1	轻度气喘
	2	中度气喘
	3	重度气喘

症状	记分	程度
发绀	0	无发绀
	1	轻度发绀
	2	中度发绀
	3	重度发绀
感觉异常	0	无感觉异常
	1	轻度感觉异常
感觉异常	2	中度感觉异常
	3	重度感觉异常
耳鸣	0	无耳鸣
	1	轻度耳鸣
	2	中度耳鸣
	3	重度耳鸣
失眠	0	睡眠正常
	1	不能正常入睡
	2	睡眠不足，常觉醒
	3	无法入睡
血管扩张	0	无血管扩张
	1	轻度血管扩张
	2	中度血管扩张
	3	重度血管扩张
头痛	0	无头痛
	1	轻度头痛
	2	中度头痛
	3	重度头痛
血红蛋白浓度 男性：	0	$18\ g/dl < Hb < 21\ g/dl$
	3	$Hb \geqslant 21\ g/dl$
女性：	0	$16\ g/dl < Hb < 19\ g/dl$
	3	$Hb \geqslant 19\ g/dl$

严重程度判定：无慢性高原病总记分为 0 ~ 5 分，轻度慢性高原病总记分为 6 ~ 10 分，中度慢性高原病总记分为 11 ~ 14 分，重度慢性高原病总记分为 15 分及以上。

需要注意的是，该标准只适用于海拔高于 2500 m 的情况；当血红蛋白含量很高但并无任何临床症状或不影响生活质量时，不能视为慢性高原病；对平原地区人群的诊断应依据生活在高原地区海拔 2500 m 以上且至少居住半年以上。

目前，研究发现高原特发病的发病因素包括机体内因和环境外因两个方面。机体内因包括低氧适应能力差、年龄、感染和过劳、精神紧张；外因包括海拔高度高、上升速度快、寒冷等，上述内因和外因相互作用，相互影响，并互为因果，导致高原特发病的发生。因此，应根据这些发病因素，采取相应的有效防治措施。

（二）高原肺动脉高压

曾用名：血管型慢性高原病、高原心脏病、低氧性肺心病、婴儿亚急性高原病、儿童高原心脏病、成人亚急性高原病。

1. 定义　生活在海拔 2500 m 以上地区的成人和儿童，有对高原环境不适应的临床症状。主要表现为：平均肺动脉压 > 30 mmHg 或肺动脉收缩压 > 50 mmHg，右心室肥大，有中度低氧血症，无红细胞增多症（女性 Hb < 19 g/dl，男性 Hb < 21 g/dl）。

2. 排除标准　由其他原因引起的肺动脉高压，包括新生儿持续性高原肺动脉高压；慢性阻塞性肺疾病，如慢性支气管炎、慢性阻塞性肺气肿、慢性肺心病；肺间质病，如肺尘埃沉着病。

其他心血管疾病，如冠心病、心脏瓣膜疾病、扩张性和高血压性心肌病、先天性心脏病。

3. 诊断标准 平均肺动脉压 > 30 mmHg 或肺动脉收缩压 > 50 mmHg，肺动脉压可用超声心动图测定，肺收缩压用修订的 Bernoulli 公式算出。建议对发作时的肺动脉压进行测定，以便与由心脏病引起的肺动脉高压进行区别。

（1）症状和体征：呼吸困难，咳嗽，发绀，失眠，易怒，右心衰竭。

（2）检查：①胸部 X 线片：心脏增大，右室右房增大，肺动脉段突出。②心电图：QRS 波群电轴右移，心室轻度肥大。③超声心动图：右心室肥大和（或）功能障碍。

（3）危险因素：①有肺动脉高压既往史；②有显著的低氧性肺血管收缩史；③睡眠低氧血症。

第六届国际高原医学大会上，将高原肺动脉高压作为慢性高原病的另一种类型并提出相应的诊断标准和排除标准，这将对高原低氧环境中少部分人心血管系统遭受损伤时，对于血管型的慢性高原病进行早期诊断、早期干预，在临床上具有重要意义。

急性轻型高原病

一、疾病概要

　　急性轻型高原病又称急性高原反应，是指机体由平原进入高原地区或久居高原进入更高海拔地区，在数小时至 1 ～ 3 天内出现头痛、头晕、恶心、呕吐、心悸、胸闷、气短、乏力、纳差、睡眠障碍等一系列临床综合征。一般无特殊重要体征，常见呼吸深快，心率加快，面色苍白，肢端发凉，少数患者血压轻度异常、颜面和（或）四肢水肿，经过在高原短期适应或对症治疗后，症状及体征显著减轻或消失，机体可迅速恢复正常。该病的发生与高原高度、上升速率、进入高原的季节及调查对象等因素有关。一般认为在海拔 2500 ～ 3000 m 高度仅有少数人发病，而在海拔 4000 m 以上高原，多数快速进入高原者都可发生急性轻型高原病。调查表明，在海拔 3000 m 地区，急性高原病发病率为 56.47％；海拔 3658 m 地区，发病率为 59.74％；海拔 3900 m 地区，其发病率为 87.63％；而海拔 4520 m 地区，其发病率高达 95.55％。乘飞机较乘车进入高原发病率高。一般来说，进入高原海拔高度越高，急性轻型高原病的发病率越高，临床症状也越严重；冬季进入高原，其发病率明显高于夏季；此外，进入高原前有过度疲劳、上呼吸道感染等因素存在，急性轻型高原病发病率增加。一般急速进入高原人群发病率高，症状较重，而缓慢进入高原者反应相对较轻。

1. 致病因素　高原低压低氧是急性轻型高原病的根本原因。过度体力劳动、精神情绪过度紧张、寒冷、上呼吸道感染、饮酒、饮食不当、水钠代谢紊乱等因素常是急性轻型高原病发病的诱发因素。

2. 发病机制　目前研究认为急性轻型高原病与以下因素相关：

（1）低氧血症：急性轻型高原病患者对高原低压低氧环境反应迟钝，肺通气和流速显著降低，残气量显著增加，弥散功能减弱，摄氧减少。同时，急性缺氧时肺泡表面活性物质合成减少，导致肺泡氧合效率降低，引起动脉血氧分压（PaO_2）和血氧饱和度（SaO_2）显著降低。

（2）体液重分配：机体暴露于高原环境可导致体液重分配，既可引起脱水，也可引起液体潴留。一般发生急性轻型高原病的患者多伴有抗利尿反应，发生液体潴留，而高原适应良好者则出现轻度利尿反应，发生脱水。其机制与体内抗利尿激素（ADH），肾素－血管紧张素－醛固酮系统（RAAS）及心房钠尿肽（ANP）的改变相关。

（3）颅内压增高：急性轻型高原病患者出现的头痛、头晕、恶心、呕吐等症状与颅内压增高相关。可能机制为：①高原缺氧引起脑血管扩张，导致脑血流增加，引起毛细血管压增高；②缺氧引起脑毛细血管通透性增高，引起血管内外液体交换失衡；③缺氧导致脑细胞能量供给不足，细胞膜钠泵功能障碍，细胞内 Na^+ 增加，渗透压增高，过多水分进入脑细胞，引起细胞内外液体交换失衡。

3. 临床表现

（1）症状：依据发生频率，急性轻型高原病的主要临床症状为头痛、头晕、气促、心悸、厌食、倦怠、乏力、恶心、呕吐、腹胀、腹泻、胸闷、失眠、目眩、嗜睡、眩晕、鼻出血等。其中头痛、头晕是最早出现的症状,多呈持续性。部分患者头痛、头晕剧烈,常伴记忆力减退,判断力下降。同时,由于缺氧导致胃肠道血流减少引起消化液分泌减少,胃肠蠕动减弱而引起消化功能紊乱。

(2)体征:急性轻型高原病常见的体征是心率加快、呼吸深快、血压轻度异常,颜面和(或)四肢水肿、发绀等。心率多在100次/分左右,心音增强,口唇、面部可出现发绀。这种反应出现很快,初上高原者数小时至1~3天内出现症状,多数人能耐受,一般5~10天可逐渐缓解。

4. 实验室检查

(1)心电图:排除心脏原发疾病,心电图一般无特异性改变,多显示心率明显快于进高原前。

(2)血气分析:主要表现为 PaO_2 及 SaO_2 明显降低。

二、诊断要点

1. 临床诊断　急性轻型高原病的临床诊断主要依据病史和临床表现综合诊断,其诊断标准为:进入高原(海拔3000 m)或由高原进入更高地区发生的一系列症状及体征,经过在高原短期适应或经过对症治疗,其症状及体征明显减轻或消失。急性轻型高原病的症状(按症状出现频率由高到低排列)依次为头晕、头痛、心悸、气促、食欲缺乏、倦怠、乏力、恶心、呕吐、腹泻、胸闷痛、失眠、目眩、嗜睡、眩晕、鼻出血、手足发麻、抽搐等。体征常为心率加快、呼吸深快、血压轻度异常、颜面和(或)四肢水肿、口唇发绀等。

2. 症状评分诊断　急性轻型高原病的临床诊断根据症状分度及评分表进行判断(表1-2)。

表 1-2　急性轻型高原病症状分度及评分表

症状	分度	评分
头痛		
1. 头痛不明显，无痛苦表情，不影响日常活动	+	1
2. 头痛较轻，有痛苦表情，口服一般镇痛药物明显好转，不影响日常活动	+	2
3. 头痛较重，有痛苦表情，口服一般镇痛药物有所缓解，影响日常活动	++	4
4. 头痛较重，卧床不起，口服一般镇痛药物无效	+++	7
呕吐		
1. 每日呕吐1次，以胃内容物为主，口服止吐药物后效果明显，影响日常生活	+	2
2. 每日呕吐3~4次，最后呕吐物为胃液，口服止吐药物后有所缓解，影响日常生活	++	4
3. 每日呕吐5次以上，卧床不起，一般止吐药物无效	+++	7
其他症状		
头晕、恶心、心悸、气短、胸闷、目眩、失眠、食欲缺乏、腹胀、腹泻、便秘、口唇发绀、嗜睡、手足发麻	各记	1分

急性轻型高原病分度判定标准：在表 1-2 症状及评分的基础上，以头痛或呕吐的严重程度或总症状评分高低，将急性轻型高原病分为基本无反应（－）、轻度反应（头痛或呕吐＋）、中度反应（头痛或呕吐 ++）和重度反应（头痛或呕吐 +++），即症状评分结果，总分 ≤ 4 分为基本无反应，5 ~ 10 分、11 ~ 15 分和 16 分以上分别为轻度、中度和重度反应。

三、治疗原则

1. 休息　轻者一般不需要特殊治疗，休息 3 ~ 5 天即可自愈。中度和重度者要避免过多活动。

2. 吸氧　吸氧可以缓解患者高原恐惧心理，稳定情绪，减轻某些症状反应（如头痛、头晕、气促等），改善睡眠。但应注意采用低流量（1 ~ 2 L/min）持续性给氧方式进行吸氧。

3. 预防感冒，防治感染　进入高原前尽量不要感冒，一旦发现，及时服用抗感冒药；注意保暖防寒，积极预防和治疗上呼吸道感染。

4. 药物治疗　头痛、头晕可服用去痛片等，也可服用阿司匹林或复方阿司匹林，但应注意其副作用。恶心呕吐可服用甲氧氯普胺片，也可肌内注射氯丙嗪进行预防。水肿明显者可服用呋塞米或氨茶碱片进行治疗。睡眠障碍者可服用小剂量地西泮进行治疗。一般轻者休息加服安定类药；较重者吸氧；发现心悸、气急、发绀、轻度水肿时口服氨茶碱，吸氧、激素治疗。

四、预防措施

科学、恰当的预防措施可以有效减少或预防急性轻型高原病的发生：①保持良好的心态；②防寒保暖，避免上呼吸道感染；③进入高原初期注意休息，避免剧烈运动，保证充足睡眠；④进行阶梯适应训练；⑤进入高原前预防性服药：2周前开始服用红景天胶囊或高原康胶囊，年龄较大、体弱等心脏负担较重者，可提前3 ~ 5天服用复方丹参滴丸（片），增加心脏冠脉流量，保护心肌。也可以在进高原前3天，服用复方党参片，一次6片，一天2次；或服用西洋参，每天1 g。

高原肺水肿

一、疾病概要

高原肺水肿又称肺型或重型急性高原病，是在低氧环境中发生的一种特殊型肺水肿，由于急剧低氧而引起的以肺间质或肺泡水肿为基本特征的一种急性高原病，多发生于初次迅速进入高原或从高原进入更高海拔地区的进驻者，多发生于海拔 4000 m 以上地区，也有报道在海拔 2260 m 发病者。发病率为 0.5% ~ 3%。往往在急性高原反应的基础上发病，多在海拔 4000 m 以上登山后 3 ~ 48 小时，也有迟至 3 ~ 10 天者。早期症状有剧烈头痛、头晕、全身无力、干咳或伴有少量黏液。部分患者发热、恶心、呕吐、烦躁不安、失眠、尿少。随着病情的发展，症状逐渐加重，出现明显的呼吸急促，患者被迫取半卧位或坐位，可咳出均匀的泡沫样痰，初为白色或黄色，后变为粉红色，易于咳出，量多少不定，量多者可从口腔、鼻孔涌出。少数患者可出现嗜睡甚至昏迷。其典型特点为剧烈咳嗽、咳粉红色泡沫痰，有严重的呼吸困难、不能平卧、头痛，严重者少尿、神志不清。本病发病急、进展快，救治不及时可导致死亡。

1. 发病机制

（1）肺动脉压增高：①高原缺氧引起肺动脉不均一收缩，血液转移至收缩弱的部位，导致该部位毛细血管内压增高；②高原缺氧引起血管内皮细胞损伤，内皮细胞分泌的扩血管物质 NO、前列环素（PGI2）减少，缩血管物质内皮素（ET）、血栓素 A2（TXA2）增多导致肺动脉压增高；③血管内皮细胞损伤引起局部血栓形成，导致血液转移至未被栓塞部位，造成该部位毛细血管内压增高。

（2）肺毛细血管通透性增高：①肺动脉压增高对血管造成机械性损伤；②缺氧时炎症细胞聚集、分泌炎症因子、活性氧等物质，引起血管内皮细胞通透性增加，液体渗出增多。

（3）肺血容积增加：高原低氧环境下，部分人会出现水、电解质代谢紊乱，导致水钠潴留引起肺血容积增加，这与 ADH 分泌增多、RAAS 活性增强、ANP 分泌减少相关。

2. 临床表现

（1）症状：早期患者出现疲乏、全身无力、头痛、头晕、胸闷、心悸、气促、精神萎靡、神志恍惚等症状，继之出现咳嗽，咳出白色或黄色泡沫痰，重者咳出粉红色或血性泡沫痰，痰量少至几口，多至大量从鼻口涌出，患者烦躁不安，不能平卧，神志模糊以至昏迷。剧烈咳嗽、咳粉红色泡沫痰是其典型特征。

（2）体征：突出体征是肺部有湿啰音，重者双肺布满湿啰音，并伴痰鸣音，心音常被遮盖，轻者双肺或一侧肺底可闻及细湿啰音。患者颜面、口唇、甲床明显发绀，重者面色灰暗。

3. 实验室检查

（1）血常规检查：白细胞大多正常或轻度增高，中性粒细胞正常或轻度增高。如白细胞及中性粒细胞均增高，表明合并感染。

（2）X 线检查：患者双肺可见以肺门为中心向单侧或两侧肺野呈斑点状或云絮状浸润的模糊阴影，分布形状如"蝙蝠翼"或"蝶形"，向外呈扇形伸展，肺尖及肺底可不受累。早期患者可只有肺纹理增粗表现，重症病例常伴有胸腔积液；肺动脉圆锥常突出，心影可向两侧扩大，恢复后心脏比例可缩小而复原。

（3）心电图检查：患者常出现窦性心动过速，心电轴右偏，右束支传导阻滞，肺性 P 波或高尖 P 波，T 波倒置及 ST 段下降等改变。治疗好转后，心电图改变可逐渐恢复。

二、诊断要点

1. 近期抵达高原，出现静息时呼吸困难、胸部压塞感、咳嗽、咳白色或粉红色泡沫状痰，患者感全身乏力或活动能力降低。

2. 一侧或双侧肺野出现湿啰音或喘鸣，发绀，呼吸急促、心动过速。

3. 胸部 X 线片可见以肺门为中心向单侧或两侧肺野呈点片状或云絮状浸润阴影，常呈弥漫性，不规则性分布，亦可融合成大片状阴影。心影多正常，但亦可见肺动脉高压及右心增大征象。

4. 临床表现及心电图等检查排除心肌梗死、心力衰竭、肺炎等其他心肺疾患。

5. 经卧床休息、吸氧等治疗或低转，症状迅速好转，X 线征象可于短期内消失。

6. 进入高原前无类似症状发作，排除其他疾病。

三、治疗原则

1. 强调早发现、早诊断，采取就地救治的原则。应绝对卧床休息，取斜坡卧位。等待病情缓解后，立即将患者转移到低海拔地区。

2. 吸氧是治疗和抢救中的主要措施。强调早期给氧。吸氧 4 ~ 6 L/min，缓解后改为 2 ~ 3 L/min，注意吸氧不能突然停氧，以免病情反复加重。病情严重者应高浓度加压给氧。有条件时用高压氧舱治疗。

3. 降低肺动脉压是治疗的重要环节。应用硝普钠等扩张血管，这是目前治疗高原肺水肿的理想药物。可用氨茶碱加入葡萄糖液中缓慢静脉注射，4 ~ 6 小时后可重复。或用酚妥拉明加入葡萄糖液中缓慢静脉注射。应用硝苯地平等扩血管药物降低肺动脉压可有效改善患者临床症状及体征，但对于伴有脱水或血压下降的患者应慎用。

4. 应用脱水剂或利尿剂减少肺血容积，如 20% 甘露醇静脉滴注，或呋塞米静脉注射。

5. 应用糖皮质激素降低肺毛细血管通透性并提高机体应激能力，如地塞米松、氢化可的松加入葡萄糖液中静脉滴注。大剂量维生素 C 静脉滴注也可应用。

6. 吗啡可用于端坐呼吸、烦躁不安，咳大量粉红色或血色泡沫痰的危重患者。肌内或皮下注射，必要时用生理盐水稀释后缓慢静脉注射。但不宜用于呼吸功能抑制以及昏睡、昏迷者。有恶心、呕吐等反应不能耐受吗啡，或伴有支气管痉挛者，可用哌替啶肌内注射。

7. 为预防和控制呼吸道感染，同时应用有效抗生素治疗。

8. 其他措施。如去泡剂（乙醇或二甲基硅油）的应用，消旋山莨菪碱（654-2）肌内注射，硝苯地平或硝酸异山梨酯含服，以及硝酸异山梨酯气雾等。

9. 合并心力衰竭、休克、昏迷者应给予相应处理。

10. 鉴于长途转送对治疗不利，必须低转时需掌握以下原则：当地不具备医疗条件且救援短期难以到达；路途短，运送条件好，1 ~ 2 小时可到达；就地抢救后病情稳定，有医护人员护送；转送途中不应中断治疗。

四、预防措施

1. 进入高原前先开展高原环境、高原健康教育及高原肺水肿防治教育。进入高原前应进行低氧耐受性训练，提高机体抗缺氧能力，同时要避免急进高原。

2. 进入高原前进行健康体检，患有严重器质性心血管疾病或肺部疾病者不宜进入高原。

3. 预防呼吸道感染。若发生感染，应痊愈后再进入高原。进入高原后应注意保暖，预防感染。

4. 控制活动量。初到高原应注意休息，避免剧烈运动，减少机体耗氧量。待机体适应高原环境后，可开始正常活动。

5. 药物和保健食品预防。可选用硝苯地平、氢氯噻嗪、红景天胶囊、高原宁胶囊、高原安胶囊等预防。

6. 在进高原途中如因各种原因引起的交通故障或无法行进时，一定要尽量减少活动，因为一旦发生肺水肿，常因无法及时抢救和治疗而造成严重后果甚至死亡。

7. 曾患过高原肺水肿的人容易再次发病。对于易感者，进入高原前要适当服用预防药物，进入高原后要给予低流量持续吸氧，必要时按高原肺水肿治疗方案进行治疗，以预防高原肺水肿的发生。

高原脑水肿

一、疾病概要

　　高原脑水肿指高原低气压性缺氧导致脑组织含水量增多所引起的脑体积增大和重量增加，常于海拔 4000 m 以上发生，发病情况与高原肺水肿大致相同。该病一年四季均可发病，且与性别、年龄无明显关系，但在冬春两季发病率较高，这可能与此季高原气候相对恶劣有关。高原脑水肿的发病率为 0.05% ~ 2%。缺氧是其明确的病因，但某些因素可诱发或加速该病的形成过程，如呼吸道感染、高强度运动、攀登速度、精神紧张导致机体耗氧量增加、寒冷的气候、酗酒等。

　　高原脑水肿的典型临床表现是昏迷，称为昏迷期，突出的表现为意识丧失，对周围一切事物无反应，呼之不应，问之不答。患者在发生昏迷前常伴有一些先兆症状和体征，如头痛剧烈且呈进行性加重、恶心、呕吐（多为喷射性频繁呕吐）、发绀、气促、不思饮食、嗜睡、意识朦胧、精神萎靡、神志恍惚、语无伦次、定向障碍，少数患者出现小便失禁、精神行为异常等，又称昏迷前期。随着病情的进一步加重和发展而进入昏迷期。

　　1. 发病机制

　　（1）脑细胞能量代谢障碍：高原低氧使脑细胞代谢发生障碍，能量生成不足，细胞膜钠泵功能障碍，细胞内 Na⁺ 增加导致细胞内渗透压增高，水分进入细胞内形成细胞内水肿。

（2）脑微血管通透性增高：低氧使脑微血管内皮细胞受损，微血管通透性增高，液体渗出形成间质性脑水肿。

（3）脑微循环流体静压增高：低氧导致脑血管扩张和脑血流量增加，同时高原低氧引起的机体水电解质紊乱导致水钠潴留，进一步增加脑血流量，使脑循环内流体静压升高，引起液体外渗。

2. 临床表现　高原脑水肿的突出临床表现是意识丧失。患者在意识丧失前出现剧烈头痛、恶心、呕吐、烦躁不安、躁动、谵妄等症状。可出现发绀、呼吸困难、视物模糊、颈项强直或抵抗，对光反射迟钝，瞳孔散大、视盘水肿等体征。

3. 实验室检查

（1）血常规检查：大多数患者白细胞及中性粒细胞数增高，随着脑水肿的好转而很快恢复正常，合并细菌感染时白细胞数及中性粒细胞数显著增高。

（2）脑脊液检查：脑脊液压力常轻度到中度增高，增高范围 18 ～ 60 cmH₂O（1.76 ～ 5.88 kPa），脑脊液蛋白可轻度增高，生化检查正常。

（3）眼底检查：常见视网膜及视盘水肿，中心静脉淤滞，部分患者可见视网膜出现点片状或火焰状出血。

（4）影像学检查：头颅 CT 扫描可见大脑呈弥漫性密度减低，脑室脑池变小，脑沟变浅、消失，外侧裂变小等脑水肿表现。MRI 检查可见 TW2 期信号延长改变，病变主要在白质。

（5）脑电图检查：脑电图检查均呈异常表现，主要表现为枕区 α 波的急剧减少或消失，以 δ 波为主的慢波占优势，并呈弥漫性异常分布。

二、诊断要点

1. 近期进入高原或由高原进入更高海拔地区，出现严重头痛、呕吐症状，经现场卧床、低流量吸氧等对症治疗症状无缓解。

2. 出现表情淡漠、精神忧郁或烦躁不安、步态蹒跚、颅内压增高体征、脑膜刺激征和（或）锥体束征阳性等精神神经症状和体征。其症状与海拔高度、攀登速度及有无适应明显相关。

3. 眼底检查出现视盘水肿和（或）视网膜出血、渗出。

4. 脑脊液压力增高，细胞数及蛋白含量无变化。

5. 影像学检查出现脑水肿征象，脑电图检查可见慢波异常为主的表现。

6. 排除其他原因引起的神经精神症状和昏迷加以鉴别。

三、治疗原则

1. 昏迷前期治疗　原则：卧床休息、吸氧、脱水、保护脑功能。

（1）患者必须绝对卧床休息，降低氧耗，防止病情迅速发展。对烦躁不安患者可用少量镇静剂，如安定类。严密观察精神状况的变化。

（2）低流量吸氧，用低浓度、低流量、持续给氧，以 2 ~ 4 L/min 为宜。持续氧疗至病情充分好转，酌情缓慢减少用氧量。

（3）药物治疗：使用脱水利尿药消除脑水肿，降低颅内压，糖皮质激素减轻毛细血管和细胞膜的通透性及炎症反应，纠正水、电解质、酸碱平衡紊乱。

（4）在及时组织就地抢救的同时，应尽早转送患者至低海拔地区或平原，但在病情未稳定的情况下，严禁长途运送患者。

2. 昏迷期治疗

（1）给氧。首先应连续不间断给氧，患者清醒后再间断给氧。①鼻导管或面罩给氧：早期即应充分吸氧，开始以 2 ~ 4 L/min 吸入，待患者鼻咽部适应后根据患者病情将流量加大至 6 ~ 8 L/min，过程中加消泡剂。②呼吸机正压给氧：高原脑水肿伴呼吸衰竭者，由于其呼吸道内存在大量分泌物，故行气管切开或气管内插管给氧。③高压氧疗法：对重症患者应采用高压氧治疗，患者结束高压氧疗后应继续给氧。

（2）使用脱水利尿药脱水减压，进一步减轻脑水肿症状。

（3）慎重补液，尤其对于高原脑水肿合并有肺水肿、心力衰竭者。慎用生理盐水。

（4）严密观察，及时纠正水、电解质及酸碱平衡紊乱。

（5）联合应用抗生素预防和控制感染。

（6）静脉输注营养物质，维持机体营养平衡。

（7）在医生监护下及时治疗合并症，如肺水肿等。

四、预防措施

1. 开展高原环境、高原健康教育及高原脑水肿防治教育。

2. 健康检查，患有严重的心肺疾病者，不建议进入高原。

3. 临进入高原前应行耐氧训练，如进行长跑、爬山、骑行、球类等体育锻炼。锻炼时间以 2 ~ 4 周为宜。

4. 进入高原前注意休息，避免劳累，禁酒。如患肺部感染、急性发热等，建议治愈后再入高原。

5. 乘车进入高原者，时间上最好是行阶梯式进入，避免机体快速进入高原时对高原产生不耐受反应。

6. 进入高原后不宜进行剧烈运动，以免增加机体的耗氧量。

7. 要合理安排饮食，勿暴饮暴食，应多摄入水分和高糖类饮食。

8. 高原环境昼夜温差大，应注意保暖，避免受凉和感冒。

9. 药物预防，可选用地塞米松、乙酰唑胺口服。

高原红细胞增多症

一、疾病概要

高原红细胞增多症是由于高原低氧引起的红细胞过度代偿性增生的一种慢性高原病，其发病率与海拔高度（海拔越高，发病率越高）、性别（男性发病率大于女性）、个体差异（机体适应能力、心肺功能、吸烟饮酒、职业、劳动强度等）有关，且同一海拔高度的移居人群发病率明显高于世居人群。高原红细胞增多症起病缓慢，临床特征有头痛头晕、失眠多梦、记忆力减退、消化道出血、心悸、胸闷、呼吸困难、皮肤黏膜红紫、杵状指、反甲等神经、消化、呼吸、心血管多种系统的症状，少数患者可出现视力减退，眼底出血，原因为血液黏度增高，血液凝滞，微循环障碍导致组织器官缺氧。血液学特征是红细胞过度增生，其特征是红细胞过度增多（女性 Hb ≥ 190 g/L，男性 Hb ≥ 210 g/L），血细胞比容 > 65%。高原红细胞增多症是最常见的一种慢性高原病，男性多于女性。患者移居到低海拔地区后，其临床症状逐渐消失，如果重返高原则病情复发，高原缺氧是其发病的主要原因。青藏高原是世界上高原红细胞增多症发生率最高的地区。

1. 发病机制

（1）低氧通气反应降低：低氧通气反应（hypoxic ventilatory response，HVR）指肺泡与动脉血氧分压逐渐减低时的肺通气变化，是评价外周化学感受器对低氧反应的主要指标。高原世居者和久居者由于对高原环境的习服（适应），导致 HVR 降低，肺泡氧分压下降，出现低氧血症和高碳酸血症。

（2）促红细胞生成素分泌增加：促红细胞生成素（erythropoietin，EPO）能够加快红细胞成熟，防止细胞凋亡。高原低氧环境下，肾小管间质纤维细胞分泌 EPO 增加，促使有核红细胞分裂，加速红细胞成熟，血液中红细胞数增多。当血细胞比容超过 60% 时，血液黏滞度显著增加，血流缓慢，血液在微循环淤滞，加重组织缺氧。

（3）血红蛋白－氧亲和力下降：高原环境下机体 2,3-磷酸甘油酯（2,3-DPG）含量明显升高，血红蛋白与氧亲和力下降，氧离曲线右移，组织摄氧增多。当 2,3-DPG 含量异常增多时，可造成肺部血红蛋白与氧亲和力显著降低，使血液从肺泡摄氧过程发生困难，血液中氧分压下降，促使 2,3-DPG 的合成进一步增加，导致 SaO_2 降低，形成恶性循环，最终发展为更严重的红细胞增多。

（4）吸烟、肥胖及睡眠呼吸紊乱：吸烟不完全燃烧产生一氧化碳进入血液，与血红蛋白结合使之降低与氧亲和力；同时导致血管内皮细胞损伤、肿胀，血管狭窄，影响血液循环，减少组织摄氧量，进一步加重低氧血症，导致高原红细胞增多症。高原地区特别是海拔 3000 m 以上，人体身体质量指数与血红蛋白浓度呈正比，而与 SaO_2 呈反比，体重越高，越容易发生高原红细胞增多症。高原环境中常出现睡眠呼吸紊乱，尤其是超重或肥胖者，睡眠期间 SaO_2 下降，出现缺氧，易致红细胞增多。

2. 临床表现　高原红细胞增多症患者临床症状的改变与血液学变化

引起的组织缺氧程度有关，表现为头痛、头晕、气短、胸闷、心悸、乏力、睡眠障碍、精神萎靡、耳鸣、消化功能紊乱，重者出现昏厥、视物模糊、杵状指（趾）、手足麻木、感觉异常等症状。主要征象是口唇、面颊部、耳廓边缘、指（趾）甲床等部位呈青紫色，面部毛细血管扩张呈紫红色条纹。眼结膜及咽部充血，舌质紫色，部分患者有颜面和下肢水肿。

3. 实验室检查　血红蛋白浓度和红细胞数异常增高。红细胞呈圆形，外形光滑，呈大细胞高色素外观，白细胞总数及分类在正常范围，血小板计数与同海拔健康人相同。骨髓象显示红系旺盛增生或正常，粒系及巨系无明显变化。血气分析表现为显著的低氧血症及相对高碳酸血症。

二、诊断要点

海拔 2500 m 以上高原发病。男性 Hb ≥ 210 g/L，女性 Hb ≥ 190 g/L；血细胞比容 ≥ 65%；伴肢体麻木、出血倾向、精神萎靡、感觉异常等精神神经症状，皮肤黏膜充血发紫形成的"多血貌"，并排除真性红细胞增多症和其他继发性红细胞增多症，都可诊断为高原红细胞增多症。

三、治疗原则

高原红细胞增多症最有效的治疗是下送平原或低海拔地区，就地根据以下原则进行治疗。

1. 吸氧　间歇吸氧，1 ~ 2 L/min，每次 2 小时，每日 2 ~ 3 次。

2. 药物治疗　严重患者因红细胞过度增生，血液高凝，易导致血栓形成或血管内凝血，需酌情予活血化瘀药物，改善血液高黏滞状态。乙酰唑胺可抑制红细胞过度增生，改善肺通气，并降低体内 EPO 水平，有助于本病的防治。改善微循环用静脉滴注低分子右旋糖酐、复方丹参注射液和阿司匹林。

3. 放血疗法　重度红细胞增多症患者急救应用该疗法可明显减少红细胞数目及血红蛋白浓度，采血和血液稀释能减少血细胞比容，改善血氧饱和度，减轻和缓解临床症状。本疗法不作为常规治疗措施。

4. 中医治疗　中药、藏药治疗本病也有较好疗效。主要用活血化瘀、清热泻火之方。

5. 其他　注意休息，避免剧烈运动，提高睡眠质量，调整饮食（多食新鲜水果、蔬菜），补充多种维生素，戒烟，禁酒。头痛失眠者给予镇痛、镇静治疗。

四、预防措施

1. 注意休息，避免过度劳累，饮食以易消化糖类和果蔬为主，戒烟忌酒。

2. 防治肺心病、冠心病、高血压性心脏病等。

3. 加强身体锻炼，改善机体肺功能。

4. 必要时可到低海拔地区调养。

高原性心脏病

一、疾病概要

　　高原性心脏病是高原地区常见的一种长期高原低氧环境导致的缺氧性疾病，以缺氧性肺动脉高压，肺动脉增厚、扩张和右心室肥厚为主要特征，能使心脏功能发生障碍，最终导致心力衰竭。缺氧是高原性心脏病的基本原因。高原性心脏病多发生在海拔 3000 m 以上的高原，有资料显示在海拔 3500 m 以上地区，小儿患病率为 6% ~ 7%，成人患病率为 1.2% ~ 1.5%，且随海拔升高而增高。常见高原性心脏病发病的诱因为过度劳累、呼吸道感染、贫血、小儿佝偻病、慢性腹泻等。依据现有文献，世居在高原的人群患高原性心脏病者并不少见；对于移居高原者来说，发病率随着时间的延长而逐渐增高，男性患者较女性为多；冬春季节较易患病。该病幼儿多见，心脏常呈弥漫性或球形扩大，成人肺动脉突出明显。患者早期常有头晕、头痛、失眠、心悸、活动后呼吸困难、胸闷、胸痛及心前区不适，晚期则可出现心力衰竭症状和体征。

　　1. 发病机制　　缺氧是高原性心脏病的致病因子，机体由于慢性缺氧引起肺小动脉痉挛，继而导致肺动脉高压。肺动脉高压的形成是高原性心脏病发病的主要环节。肺动脉压力 = 肺血管阻力 × 肺循环流量 + 左心房压力。本病的发病机制，以往认为是缺氧引起肺小动脉收缩，肺动脉压力升高，右心负荷加重所致。目前认为本病的发生主要与下列三个因素有关：肺血管阻力增加使心脏压力负荷增加；缺氧引起红细胞及血容量增加，血液黏滞度增加，使心脏容量负荷增加；长期缺氧对心肌及传导系统的直接影响。三者又互为因果，相互影响，也可侧重一项或两项起主要作用，故临床上可表现为各种症状和体征。

（1）肺血管阻力增加：缺氧是引起血管痉挛的重要因素，关于缺氧引起肺血管收缩的机制，至今尚未阐明，大致与下列三种因素有关：

1）交感神经的作用：交感神经系统兴奋，大量儿茶酚胺等血管活性物质进入血液循环，引起外周血管阻力显著增加，肺血管阻力增加时形成肺动脉高压，使右心压力负荷增加。

2）生物活性物质：缺氧时肺小动脉周围的肥大细胞有脱颗粒现象，这意味着有生物活性物质释放，与此有关的生物活性物质包括组胺、前列腺素及血管紧张素等。

3）缺氧对肺血管平滑肌的直接作用：缺氧可能通过增加肌膜对 Ca^{2+} 的通透性，使 Ca^{2+} 内流增多，加强了兴奋收缩偶联过程，从而引起血管收缩。缺氧不仅使肺血管有功能上的改变，还引起其器质性改变，特别是长期缺氧可引起肺血管壁增厚，管腔变窄，如再加上血管收缩，管腔内径缩小更明显，因而肺循环阻力增加，肺动脉压力升高，右心压力负荷加重。

（2）心脏容量负荷增加：长期缺氧刺激造血系统，使红细胞增多，血液黏滞度增加，血容量也增加，而且红细胞有形态改变，平均红细胞体积增大，这样使血流缓慢，又为肺血管内的血栓形成创造有利条件，使肺血管阻力进一步增加，引起右心室肥大。另外，红细胞的增多不仅增加血液黏滞度，也增加了循环血量。在高原低氧环境下，肺血管在痉挛的基础上，肺血流量的增加也成为促使肺动脉高压形成的一个因素。

（3）缺氧对心肌的作用：在缺氧条件下，心肌的有氧代谢下降，无氧糖酵解增强，心肌对葡萄糖的摄取增加，对脂肪酸的摄取下降，并且心肌对糖及脂质的有氧化过程减弱，氧化磷酸化过程受阻，因此心肌产能明显减少，心肌的能量供应不足，致使心肌收缩功能及舒张功能减退。长期缺氧时，部分线粒体嵴变平，基质苍白、溶解、凝固和髓鞘样变，以致线粒体破坏、坏死，心肌供能进一步减少。缺氧还使心肌纤维变形、坏死、心肌间质水肿，直接影响心室收缩力。

（4）NO与缺氧：缺氧抑制血管内皮细胞一氧化氮合酶（NOS）的表达，从而抑制NO的产生和释放，内源性NO代谢障碍——NO释放抑制，是缺氧患者肺动脉高压形成的主要原因，缺氧越严重，NO合成释放量越少，NO的缺少与肺动脉增厚程度相关。NO既兼有第二信使和神经递质的性能，又是效应分子，因而有介导调节多种生理功能，如松弛血管平滑肌，抑制血小板聚集，以及抑制细胞毒性效应和免疫调节作用等。

综上所述，高原性心脏病的发生和发展可归纳为两个方面：一是由于低氧引起肺小动脉收缩及硬化，致肺动脉高压，右心负荷加重，继而肥厚扩张，甚至右心衰竭；二是低氧直接对心肌的影响。两个环节可能同时起作用，也可能相互影响。前者可能是以右心改变为主的高原性心脏病的早期表现；后者也可能是以左心改变为主的高原性心脏病的早期表现，是否还有其他的发病因素，尚需进一步研究阐明。

2. 临床表现

（1）症状：小儿高原性心脏病早期症状为烦躁不安、夜啼不眠、食欲缺乏、咳嗽、口唇发绀、多汗，继而出现精神萎靡、呼吸急促、心率加快、发绀加重、水肿、尿少、消化道功能紊乱，若有呼吸道感染，则体温升高，咳嗽剧增，最终发展为右心衰竭。成人发病缓慢，症状逐渐加重，早期仅有慢性高原反应及轻度肺动脉高压的表现，如头痛、疲乏无力、睡眠紊乱、食欲缺乏等，随着病情的进一步发展，出现心悸、胸闷、呼吸困难、颈静脉充盈、肝大、下肢水肿等右心功能不全的表现。

（2）体征：小儿发育一般较差，呼吸急促、鼻翼扇动、口唇发绀明显、心率增快、心界扩大，多数患儿于心尖区或三尖瓣区可闻及Ⅱ～Ⅲ级收缩期吹风样杂音，肺动脉第二音亢进或分裂，肺部可有干、湿啰音，与肺部感染有关。当出现右心衰竭时，肝大、下肢水肿、颈静脉怒张、肝颈静脉反流征阳性，肺部感染严重者常合并肺水肿。

成人常有代偿性肺气肿体征，部分患者有杵状指，口唇、甲床发绀，血压多为正常，心界轻度扩大，心率加快，少数患者心动过缓，心尖部闻及Ⅱ级吹风样收缩期杂音，个别患者出现舒张期隆隆样杂音，肺动脉第二音亢进、分裂，右心功能不全者可有肝大压痛，颈静脉怒张，下肢水肿。

3. 实验室检查

（1）心电图：以右心室肥大为主要表现，电轴右偏，极度顺钟向转位，肺性 P 波或尖峰型 P 波，完全性或不完全性右束支传导阻滞，右心室肥大伴有心肌劳损等。

（2）超声心动图：主要表现为右室流出道扩张、增宽，右室内径增大、左房内径无明显变化、右室流出道与左房内径比值增大、右室前壁厚度增加。

（3）X 线征象：肺血管密度增多和肺淤血可同时存在。肺动脉段突出，圆锥膨隆，可呈动脉瘤样突起；右心房和（或）右心室增大，右下肺动脉直径增宽，部分患者可见左右心室都增大。

二、诊断要点

1. 发病一般在海拔 3000 m 以上。

2. 临床表现符合高原性心脏病。患者出现肺动脉高压、右心室肥大及右心衰竭的临床表现。重症者出现肝大、下肢水肿、少尿等。

3. 肺动脉高压征象表现为以下 4 项：心电图心电轴右偏及明显右心室肥厚；超声心动图右室流出道 ≥ 33 mm，右室内径 ≥ 23 mm；X 线片右肺下动脉干横径 ≥ 17 mm 或右肺下动脉干横径与气管横径比值 ≥ 1.10；心导管肺动脉平均压 ≥ 3.33 kPa（25 mmHg）。无肺动脉压测定时，需具有两项以上方可诊断。

4. 排除肺心病等其他心脏病。

5. 转至平原或低海拔处病情缓解，肺动脉压下降，心功能恢复正常。

三、治疗原则

高原性心脏病的治疗一般以改善氧供、减少氧耗、降低肺动脉压、对症支持等为基本原则。严重者需住院治疗。注意休息、保暖，避免过度劳累及呼吸道感染，保证睡眠时间及睡眠质量，多食新鲜水果、蔬菜，戒烟、禁酒。

1. 改善缺氧状态，避免过强的体力劳动，严重者绝对卧床休息。高原性心脏病用氧原则为早期、及时和充分。依病情采用间断或持续低流量（1 L/min）吸氧，有条件者可用高压氧舱治疗。

2. 药物治疗，降低肺动脉压。用药过程中，在实时监测下使用更安全，能在监测条件下及时调节给药的速度及浓度，以使药物发挥更大作用。应用硝苯地平、氨茶碱、酚妥拉明、尼非地平等药物降低肺动脉压。

3. 改善心功能。出现心力衰竭时与其他心血管疾病所致心力衰竭的治疗原则一致。有心力衰竭者宜选用快速洋地黄，如毛花苷 C、毒毛花苷 K 小量注射；利尿常用氢氯噻嗪类和呋塞米等。

4. 纠正低氧血症和维持电解质平衡。

5. 加强心肌营养，改善心肌供血供氧。

6. 积极治疗呼吸道感染，尽早联合使用抗生素控制呼吸道感染对于控制病情、预防心力衰竭有十分重要的作用。

7. 镇静应给予小量镇静剂，以减少氧消耗。

8. 重症者可应用肾上腺皮质激素。

9. 中药可用生脉散等。

10. 对在高原治疗效果不明显的患者和病程长、易复发的患者，宜转至低海拔地区治疗。

四、预防措施

1. 在高原地区，养成良好的生活饮食习惯，戒烟限酒，合理休息，劳逸结合，饮食多样。

2. 加强高原卫生常识的普及教育，注意高原保健，有条件的可以适当吸氧。

3. 适当开展一些锻炼活动可增强抗缺氧能力。

4. 做好高原病的随访和监测工作，有条件者进行定期的体检。

5. 积极防治高原红细胞增多症及高血压，减少高原性心脏病的发病因素。

6. 积极防治上呼吸道感染。

7. 定期脱离高原低氧环境，到平原或相对低海拔的地区生活、调养，也可预防慢性高原病的发生。

高原血压异常

一、疾病概要

高原高血压是指进入高原后，体循环动脉压增高，并持续存在可伴有一定临床症状，返回平原后血压恢复至原来水平，且排除其他原因所致的高血压状态。与原发性高血压和其他继发性高血压不同，其主要发生在移居人群。由于高原特殊的气候、地理和饮食结构，高血压发病率高，达16.27%，居全国首位。我国报道高原高血压病总发病率为 40% ~ 50%。其变化特点以舒张压改变为多见，诊断和分期一般采用原发性高血压诊断和分类的方法。

高原低血压是指移居高原前血压正常，进入高原后血压下降，收缩压低于 12 kPa（90 mmHg），舒张压低于 8 kPa（60 mmHg），主要以收缩压为准，并排除内分泌疾病及周围血管疾病所引起的症状性低血压，即为高原低血压。若收缩压和舒张压之差低于 2.67 kPa（20 mmHg），则为合并高原低脉压。

1. 发病机制　高原血压异常的发病机制尚未完全阐明，目前认为是高原环境引起血压调节功能失调所引起的。

（1）高原高血压病的发生目前认为可能与以下因素有关：

1）进入高原后，机体对缺氧产生急性应激反应，交感－肾上腺系统活动增强。交感神经系统活性亢进，大脑皮质下神经中枢功能发生改变，各种神经递质浓度与活性异常，包括去甲肾上腺素、肾上腺素、多巴胺、神经肽Y、5-羟色胺、血管加压素、脑啡肽、脑钠肽和中枢肾素－血管紧张素系统，导致血中儿茶酚胺类血管活性物质释放增多，阻力小动脉收缩增强。

2）缺氧导致机体反射性心率增快来增加心排血量，以维持机体的有效循环血量。心率加快时，由于心脏舒张期明显缩短，在心舒期流向外周的血液减少，故心舒末期主动脉内存留的血量增多，舒张压升高。心舒期末主动脉内存留血量的增多，使收缩期主动脉内的血量增多，收缩压也相应升高。但由于血压升高可使血流速度加快，在收缩期亦有较多的血液流向外周，因此收缩压升高不如舒张压升高显著，脉压相应减小。

3）高原低氧环境通过刺激机体颈动脉体和主动脉体化学感受器，其感觉信号分别由颈动脉窦神经和迷走神经传至延髓孤束核，然后使延髓内呼吸神经元和心血管活动神经元的活动发生改变，化学感受器反射的主要效应是使呼吸加深加快，可间接引起心率加快，心搏出量增加，兴奋血管中枢，使外周血管收缩，阻力增大，血压升高。

4）肺循环压力增高和血压增高致肾缺血，激活肾素－血管紧张素－醛固酮系统（RAAS）。缺氧使肺循环血管收缩，血流阻力增大，导致肺动脉压增高；缺氧亦引起体循环血压增高；肺循环压力增高和血压增高共同导致肾缺血，进而激活RAAS。经典的RAAS包括：肾小球入球动脉的球旁细胞分泌肾素，激活从肝产生的血管紧张素原（AGT），生成血管紧张素Ⅰ（AngⅠ），然后经肺循环的血管紧张素转换酶（ACE）生成血管紧张素Ⅱ（AngⅡ）。AngⅡ是RAAS的主要效应物质，作用于血管紧张素Ⅱ受体，使小动脉平滑肌收缩，刺激肾上腺皮质球状带分泌醛固酮，通过交感神经末梢突触前膜的正反馈使去甲肾上腺素分泌增加。这些作用均可使血压升高，参与高血压发病并维持。

5）代偿性红细胞增多加大外周阻力。高原地区大气压低，在低氧环境下机体代偿性产生红细胞增多，这是一种代偿缺氧的适应机制，以增加携氧能力保证组织对氧的需要。在海拔3500 m以上，随着海拔高度的增加，代偿性红细胞增多症的数量亦相应增多。但红细胞增多有一定的生理范围，过度增生可引起血细胞比容增加、血浆容量相对减少、血液黏滞度增加、血流缓慢，即高原红细胞增多症，进而增大外周阻力，使血压升高。

（2）高原低血压的发病机制可能与以下因素有关：

1）肾上腺皮质功能减退：在高原寒冷、低氧环境下，肾上腺缺血缺氧可能发生不同程度的肾上腺皮质功能减退，致皮质醇分泌减少，结果使肾小管大量失去钠及氯化物，导致血清钠和氯化物浓度降低，盐的丧失超过水分，致细胞外液减少，形成明显的缺盐性脱水。由于失水，血容量减少而引起低血压。临床上有皮质醇偏低的情况，但尚缺乏系统资料，有待进一步观察。

2）血管平滑肌松弛：一般认为，高原低氧引起血管收缩致血压升高。但近年来的研究发现，缺氧对动脉平滑肌还有松弛扩张作用，这可能与个体反应差异有关。Penaloza等在20世纪70年代的研究发现，高原人体循环收缩压降低大于舒张压，认为慢性缺氧对动脉平滑肌起松弛作用，而使收缩压降低。同时，有小血管的增生和侧支循环的开放进一步加重了这一影响，所以慢性缺氧很可能是体循环阻力降低的原因。

3）心输出量减少：心排血量和外周阻力是形成动脉血压的两个根本原因。越来越多的研究证实，人到高原后射血前期/左室射血时间（PEP/LVET）比值升高，R2间期延长，收缩指数降低，说明高原低氧可能是引起左室功能抑制的一个重要因素。由于缺氧对心肌的抑制，使其收缩力减弱，心输出量减少，同时缺氧对动脉平滑肌的松弛扩张作用，使外周阻力降低，致使发生低血压。

4）自主神经功能紊乱：众所周知，低氧环境可引起中枢神经功能紊乱，致使自主神经功能失调。中枢机制的改变影响脑干的迷走神经背核使迷走神经的兴奋性增高，致心率减慢，加之血管舒缩功能不良，遂引起血压降低。

5）肺动脉高压时反射性地引起体循环低压：由于长期慢性缺氧，导致肺动脉高压，肺血管舒缩功能紊乱，刺激迷走神经，引起迷走神经反射，致使心率变慢，心输出量减少，血压降低。上述这些因素的综合作用可能是移居高原人群发生低血压和低脉压的主要原因。

2. 临床表现　高原高血压的临床表现与原发性高血压有许多相似之处，但也有一些不同。高原高血压患者血压 > 140/90 mmHg，多为舒张压增高，且脉压缩小，少有收缩压单纯升高；临床表现除头晕、头痛、失眠等症状多见外，其恶心、呕吐、水肿、气促、心悸等高原症状较原发性高血压多见；高原高血压患者体征上常有心脏轻度增大，心尖区可闻及 1 ~ 2/6 级收缩期杂音，若并有肺动脉高压及右心室肥大，胸骨左缘下端及剑突下搏动增强，P2 亢进，甚至 P2 > A2，心率加快，发绀等；高原高血压患者多属轻度高血压，心、脑、肾损伤较少；眼底改变少见，与血压高低无平行关系；高原高血压一般预后良好，转回平原 1 ~ 60 天内多数患者血压恢复正常，各种临床症状亦随之消失。根据临床表现和发展过程可分为单纯型和混合型，单纯型指以血压升高为主；混合型指高原高血压、高原红细胞增多症、高原性心脏病并存，形成慢性高原病混合型，即慢性高山病。

高原低血压由于血压低，人体出现低血压症候群，如疲乏无力、头晕、头痛、心悸失眠、记忆力减退，个别重者尚有眩晕、晕厥、胸闷、气促、心前区不适。有的出现消化道症状如恶心、呕吐、腹胀、腹泻、厌食等。

3. 辅助检查　高原高血压患者的 X 线表现多为双室扩大，同时可见肺动脉段隆起和主动脉结突出。超声心动图也可有类似发现。心电图可见：电轴左偏，左、右心室肥厚，完全性左右束支阻滞，左前或左后分支传导阻滞，一度房室传导阻滞，ST-T 改变，U 波、QRS 波低电压及电压交替等。

高原低血压除部分患者有心率慢和窦性心律不齐外，多数患者心电图正常。低血压持续时间较长的患者，心电图可有 Q-T 间期延长、T 波低平或倒置等心肌供血不足的表现。超声心动图检查有肺动脉高压表现者，超声心动图都有不同程度的右室扩大。红细胞计数、血红蛋白测定等以及血细胞比容多数在正常范围，极少数有轻度增高；皮质醇多数偏低，醛固酮正常；肾功能检查除个别患者有轻度尿素氮增高外，余均正常。

二、诊断要点

1. 根据既往无血压异常病史，在移居高原地区后发病，收缩压 ≥ 18.7 kPa（140 mmHg），和（或）舒张压 ≥ 12 kPa（90 mmHg），特别是舒张压增高。除外其他原因引起的血压异常，移居低海拔地区血压恢复正常，即可诊断为高原高血压病。

2. 凡在平原地区血压正常，进入高原后出现头晕、头痛、疲乏无力、胸闷、气促、心悸、失眠、记忆力减退，重者出现眩晕、晕厥、恶心呕吐、腹胀、厌食等，而收缩压 ≤ 12 kPa（90 mmHg），和（或）舒张压≤8 kPa（60 mmHg），或收缩压无明显改变，而舒张压相对较高，收缩压和舒张压之差低于 2.67 kPa（20 mmHg），并排除内分泌疾病及周围血管疾病所引起的症状性低血压者，即可诊断为高原低血压、低脉压。

三、治疗原则

（一）高原高血压的治疗

高原高血压的治疗原则与原发性高血压有所不同，原发性高血压一经确诊，必须坚持终身治疗，不能间断服药，而高原高血压首先应注意着重于高原适应不全症状的治疗，提高患者的适应能力，调整机体对低氧的适应，或是离开低氧环境，注意劳逸结合，加强自我保健意识，血压多可自然下降。

1. 非药物治疗　非药物治疗包括改善生活方式，消除不利于心理和身体健康的行为和习惯，降低高原高血压以及其他心血管病的危险因素。对高原高血压患者进行高原卫生教育，消除精神过度紧张，积极配合治疗。主要措施如下：

（1）减轻体重：尽量将身体质量指数（BMI）控制在 < 25。体重降低对改善胰岛素抵抗、糖尿病、高脂血症和左心室肥厚均有益。

（2）减少钠盐摄入：膳食中 80% 的钠盐来自烹调用盐和各种腌制品，高原地区居民的饮食习惯多喜食腌制类，所以应减少烹调用盐和食用各种腌制品，每人每日食盐量不应超过 6 g。

（3）补充钾盐和钙盐：高原地区蔬菜水果较匮乏，居民蔬菜水果摄入量相对较少，应于日常生活中尽量多食。每人每日吃新鲜蔬菜 400 ~ 500 g，喝牛奶 500 g，可以补充钾 1000 mg，钙 400 mg。

（4）减少脂肪摄入：我国高原地区多盛产牛羊肉，且品质极佳，口感甚好，高原地区居民从小多喜食之，移居者及有些人也多喜食用，易造成脂肪摄入过量，注意膳食中的脂肪量，应控制在总热量的25%以下。

（5）戒烟、限制饮酒：应坚决戒烟，饮酒量每日不可超过相当于50 g乙醇的量。

（6）适量增加运动：运动有利于减轻体重和改善胰岛素抵抗，提高心血管适应调节能力，稳定血压水平。但是高原低氧环境使高原高血压患者运动耐量下降，故不可盲目增加运动量，应在机体逐渐适应高原低氧环境后，在机体可耐受的情况下适量增加运动量。较好的方式有慢跑或者步行，一般以每周3～5次，每次20～60 min为宜。

（7）氧疗：高原高血压患者发病最主要原因多为缺氧，除了改善生活习惯外，氧疗是一种行之有效的非药物治疗方法。由于高原地区高寒、低氧的特殊地理环境，使高压氧治疗成为高原高血压氧疗最有效的方法：①高压氧治疗可有效提高血氧弥散率，既可纠正脑缺氧状态，也可纠正脑损伤后综合征所引起的可逆性、局灶性脑缺血，同时改善细胞代谢，使细胞有足够能量；②高压氧治疗有降低高血红蛋白的作用，从而增加血液向脑组织供氧。

（8）低海拔地区疗养：海拔高，空气中氧分压低，造成机体缺氧，最终导致血压升高。研究表明，海拔每升高1000 m，血压升高（10～20）/（5～10）mmHg，随着海拔的下降，血压也会随着下降。所以对于高原高血压患者，初期血压升高不严重时，可先离开高原低氧环境，转至低海拔地区疗养。低海拔地区，特别是环境优雅、气候宜人的海滨城市，其优美的景观可使大脑皮质出现一个新的、外来的兴奋灶的转移，稳定情绪，改善睡眠和增进食欲，有良好的治疗作用。另外，海滨城市氧分压较高，有类似自然"高压氧舱"的作用，能增加全身各个组织的血氧供应，改善心、肺、脑、肾功能。研究表明，海滨自然疗养还能激活酶系统，促进新陈代谢，加速组织氧化过程，降低血脂和血液黏滞度，纠正高原缺氧造成的血液高凝倾向，促进高原高血压患者的恢复。

2. 药物治疗　高原高血压患者的血压不是持续增高，这就决定了应用降压药的原则，只对血压增高较明显的患者给予降压药物治疗。

（1）利尿剂：利尿剂主要通过排钠、排水，减少细胞外容量，降低外周血管压力实现降压，起效较平稳、缓慢，持续时间相对较长，作用持久，服药 2～3 周后作用达高峰，适用于轻、中度高血压，利尿剂还可以增强其他降压药的疗效。利尿剂的主要副作用是低钾血症（保钾利尿剂可引起高血钾）和影响血脂、血糖、血尿酸代谢，但这往往发生在大剂量使用时，目前推荐小剂量使用，以氢氯噻嗪为例，每日剂量不超过 25 mg。

（2）β 受体阻滞剂：常用的有美托洛尔、阿替洛尔、比索洛尔、卡维地洛、拉贝洛尔，主要为通过 β_1 受体阻滞作用，降低心排血量，继而因全身血流自动调节导致外周血管阻力下降；阻断交感神经末梢释放去甲肾上腺素。β 受体阻滞剂单独或联合其他降压药物适用于各种类型高血压的长期治疗，对于有心肌梗死、冠心病、心律失常或慢性心力衰竭、无症状性左心室功能不全的高危患者，β 受体阻滞剂是首选治疗药物。β 受体阻滞剂对心肌收缩力、房室传导及窦性心律均有抑制，加重气道阻力，急性心力衰竭、支气管哮喘、病态窦房结综合征、房室传导阻滞和外周血管病禁用。

（3）钙通道阻滞剂：又称钙拮抗剂，代表药物有硝苯地平、维拉帕米和地尔硫䓬等，降压作用主要通过阻滞细胞外钙离子经电压依赖 L 型钙通道进入血管平滑肌细胞内，减弱兴奋收缩偶联，降低阻力血管的收缩反应性，还能减轻血管紧张素 Ⅱ 和 α_1 肾上腺素能受体的缩血管效应，减少肾小管钠的重吸收。主要不良反应是开始治疗阶段有反射性交感神经活性增强，引起心率增快、面部潮红、头痛、下肢水肿等。

（4）血管紧张素转化酶抑制剂（ACEI）：常用的有卡托普利、依那普利、贝那普利等。降压机制主要通过抑制周围和组织的 ACE，使血管紧张素 II 生成减少，同时抑制激肽酶，使缓激肽降解减少，降压起效缓慢，逐渐增强，在 3 ～ 4 周时达到最大，限制钠盐摄入和联合利尿剂可使起效迅速并且作用增强。不良反应主要是刺激性干咳和血管性水肿。高钾血症、妊娠妇女和双侧肾动脉狭窄患者禁用。血肌酐超过 3 mg/dl 者使用时需谨慎。

（5）血管紧张素 II 受体拮抗剂（ARB）：常用药物有氯沙坦、缬沙坦、伊贝沙坦、替米沙坦和坎地沙坦。降压作用主要通过阻滞血管紧张素 II 受体亚型 AT1，更充分有效地阻断血管紧张素 II 的水钠潴留、血管收缩与重构作用。降压作用起效缓慢，但作用持久而平稳，一般在 6 ～ 8 周时才达到最大作用，作用持续时间能达到 24 h 以上，限制钠盐摄入和联合利尿剂使用可明显增强疗效。

（二）高原低血压的治疗

对高原低血压的治疗尚无较满意的方法，治疗以增强机体的适应能力、改善心功能、提高心排血量为主。严重者应返回平原。

高原衰退症

一、疾病概要

高原衰退症过去又称为"慢性高原反应""持续性高原反应"，是指机体因缺氧而出现的一系列衰退，表现为难以坚持工作和维持正常生活的病理状态，长期的高原缺氧是其发生的主要原因。高原衰退症主要表现为：①脑力衰退症状：表现为头痛、头晕、眩晕、失眠、记忆力减退、注意力不集中、思维和判断能力降低、情绪不稳（精神淡漠、情绪低沉、容易悲伤，但有时也呈烦躁、易怒等症状）、突然昏厥等。②体力衰退症状：表现为食欲减退、体重减轻、疲乏无力、劳动及工作能力降低、性功能减退、月经失调等。③其他症状：头发和牙齿脱落、血压下降、指甲凹陷、间歇性水肿及肝脾大等。一般来说，长期居住在海拔 2500 m 以上地区的人群中，部分人群容易发生高原衰退症。

1. 发病机制　当机体暴露于高原低氧环境后，机体即通过神经体液的调节使其内环境保持相对稳定，内环境的相对稳定状态使机体摆脱了外界环境的约束而维持正常的生命活动，这部分人在临床上可无任何症状和体征，属于习服良好型；相反，对于高原低氧环境，机体通过长时期不间断的调节过程，机体内环境始终不能保持相对稳定状态，而表现出一系列的功能失调和病理形态上的改变，即发生高原衰退。高原衰退症体现了自进入高原开始，机体就开始通过神经体液调节来保持内环境的相对恒定，但始终不能达到平衡而呈现的一些临床表现。

（1）神经、内分泌功能紊乱：有学者报道，高原海拔越高，记忆力减退越明显，其中短时或瞬时记忆减退尤为显著，就中等海拔高原居民记忆力而言，一般记忆力从40岁开始减退，60岁以后明显减退，记忆力减退的年龄比平原地区提前10年。高原睡眠脑电图主要表现为觉醒反应频繁，深睡期明显减少或消失，多停留在浅睡期和中度睡眠期，由于睡眠质量差，因此易出现疲乏、记忆力下降、注意力不集中、工作效率降低等表现。

主要与高原低氧引起的神经递质和激素的合成、分泌减少有关。据研究证明，长期居住在高海拔低氧下的高原地区人群，血浆皮质醇比平原人分泌减少，表明肾上腺皮质功能减退。血浆皮质醇含量降低的原因，可能是长期低氧时肾上腺皮质直接抑制的结果，同时也反映出慢性缺氧下丘脑－垂体－肾上腺轴调节功能异常。有资料研究表明，高原居民血浆中甲状腺素水平明显低于平原地区人群，有人认为这与高原低氧引起激素的合成和分泌障碍有关。

（2）微循环障碍及免疫功能低下：高原衰退症患者血液流变学研究表明，患者的外周血多显示红细胞增多、全血黏度增加及血小板聚集性增高。由于外周血的这些改变使血流更加缓慢、淤积，不利于组织血流灌注和氧气的运输及交换，进而影响组织、器官的结构和功能，从而使机体多器官发生功能衰退。有学者也注意到，长期生活在高原低氧地区居民存在免疫功能失调，主要表现为细胞免疫水平下降、体液免疫明显下降、循环免疫功能受损，这将会导致机体免疫防御和免疫自稳功能降低，接受外源和内源性抗原机会增多，导致细胞功能失调和代谢障碍进而引起机体的功能衰竭。

2. 临床表现

（1）临床症状

1）脑力衰退症状：表现为头痛、头晕、失眠、记忆力减退、注意力不集中，思维、判断能力降低、情绪不稳和精神淡漠等。记忆力减退主要表现为近记忆力减退，即患者对过去几周、几天经历的事常常难以记起。注意力不集中多表现在阅读时很难集中精力一次读完一篇文章。高原衰退症患者大多表现为失眠，即入睡困难，有时表现为睡眠较浅，极易唤醒，有时表现为早醒，再次入睡相当困难。

2）体力衰退症状：表现为食欲缺乏、体重减轻、疲乏无力、劳动及工作能力降低、性功能减退、月经失调等。

（2）体征：主要表现为血压降低、脱发、牙齿脱落、指甲凹陷、间歇性水肿及肝大等。

1）血压降低：多表现为收缩压降低及脉压缩小，可能同心脏功能下降有关。

2）脱发：多表现为均匀性脱落，完全脱落者少见。开始时，患者会发现头发光泽减退、头发脆性增加而易断，继之头顶及额前双侧头发脱落，患者大多表现为头发稀疏无光泽。

3）水肿：高原衰退症患者一般为晨起颜面和双下肢凹陷性水肿，返回平原后多在短时间内消肿。

4）肝脾大：高原衰退症患者大多有肝脾大，但肝功能多为正常。回到平原后，肿大的肝脾在短时间内恢复至正常大小。

二、诊断要点

1. 进入海拔较高或高原地区发病，临床表现似神经衰弱综合征。

2. 脑力减退。表现为头痛、头晕、失眠、记忆力减退、注意力不集中、思维、判断能力降低、情绪不稳和精神淡漠等。

3. 体力减退。表现为食欲缺乏、体重减轻、疲乏无力、劳动及工作能力降低、性功能减退、月经失调等。

4. 原因不明的肝大。

5. 下肢水肿、指甲凹陷、脱发。

6. 不伴有红细胞增多和肺动脉高压。

7. 转低后症状减轻或消失。

8. 排除其他功能性疾病。

高原衰退是人体在高原环境长期慢性缺氧过程中出现的一系列脑力及体力的衰退现象。对于高原衰退症的诊断，临床上必须注意以下两点：①原"慢性高原反应"的诊断条件过宽，对短时或轻度症状者亦常列入。在高原地区，心理因素、情绪变化或劳累等均易出现头痛、心悸、疲乏、失眠等现象，但激发因素一旦消除，症状亦消失，故不宜将此类现象列入本型的诊断。②高原衰退症的临床症状、体征与其他各型慢性高原病的症状、体征并无特殊不同，因而在诊断高原衰退症时，应持审慎态度，以免掩盖其他型疾病的诊断而延误处置时机。

三、治疗原则

1. 口服保健药物　生活中坚持服用多种维生素、辅酶 Q10、银杏片、复方丹参片、复方党参片以及黄芪胶囊等，提高机体的免疫力和抗衰老能力。

2. 中医治疗　中医将该病分为三型，即：

（1）肺气虚型：精神倦怠，呼吸短促，形寒怕冷，多汗，舌淡苔白，脉细数。亦可兼见厌食、水肿、头晕、心悸。兼有脾虚气陷者，可用补中益气汤；气虚卫表不固者，用玉屏风散。

（2）肺阴虚型：干咳少痰，或带血丝，或鼻出血，口干咽燥，烦躁失眠，舌红少津而干，少苔，脉细数。用百合固金汤等。

（3）气阴两虚型：体倦、气短、懒言、口渴、多汗、咽干、舌燥、虚弱。用生脉饮等。

3. 对症治疗。头痛者用去痛片，失眠者服用安眠药。

4. 脱离高原环境，返回平原治疗。

5. 积极进行适应锻炼，这是根本的有效方法。

四、预防措施

1. 适当的体育锻炼。

2. 避免过度疲劳，劳逸结合。

3. 转入低海拔地区治疗。

（刘永年　杨应忠）

第二章

高原相关性疾病防治（一）

急性气管支气管炎

一、疾病概要

急性气管支气管炎是病毒或细菌感染、物理、化学性刺激或过敏因素对气管支气管黏膜所造成的急性炎症。在高原地区，由于低氧、低温、日温差大、寒冷季节时间长，所以本病一年四季均可发病，主要在秋冬季节或气候突变时发病，也可由急性上呼吸道感染发展而来。高原本病的发病率高于平原。

健康成年人多半由腺病毒或流感病毒引起，儿童则以呼吸道合胞病毒或副流感病毒为多见。病毒感染抑制肺泡巨噬细胞的吞噬和纤毛上皮细胞的活力，使肺炎支原体、肺炎衣原体、流感嗜血杆菌、肺炎链球菌等细菌有入侵的机会。鼻窦炎或扁桃体感染的分泌物吸入后也可引起本病。物理与化学性刺激如冷空气、粉尘、某些刺激性气体等，均易引起本病。对细菌、蛋白质过敏者也可发病。

二、诊断要点

1. 临床表现　起病往往先有上呼吸道感染的症状，如鼻塞、喷嚏、咽痛、声嘶等，全身症状轻微，有轻度畏寒、发热、头痛及全身酸痛等，咳嗽开始不重，呈刺激性，痰少，1～2天后咳嗽加剧，痰由黏液转为黏液脓性。较重的病例往往在晨起、睡觉体位改变、吸入冷空气或体力活动后有阵发性咳嗽，有时甚至终日咳嗽。剧咳时可伴恶心呕吐或胸腹肌痛，当伴发支气管痉挛时，有哮鸣和气急。本病一般呈自限性，发热和全身不适可在3～5天消退，咳嗽有时延至数周方愈。但在高原地区，本病的特点是病情较重，病程较长，一般需2～3周，个别患者1～2个月症状才可控制。黏液分泌物在较大支气管时可有粗的干啰音，咳嗽后消失。稀薄分泌物积留在小支气管时，肺部听到湿啰音。X线片无异常或仅有肺纹理增粗、增多。

2. 实验室检查

（1）病毒感染者血液淋巴细胞可增加，细菌感染或合并细菌感染时白细胞总数和中性粒细胞增高。

（2）病理：气管、支气管黏膜充血、水肿，纤毛上皮细胞损伤脱落，黏液腺体肥大，分泌物增加，并有淋巴细胞和中性粒细胞浸润。炎症消退后，气管、支气管黏膜的结构和功能可恢复正常。

三、治疗原则

开展锻炼及耐寒训练以增强体质，防治感冒常是预防急性气管支气管炎的有效措施。做好劳动保护，防止有害气体、酸雾和粉尘外逸，减少和避免上呼吸道理化因子刺激亦十分重要。有全身症状者应适当休息，注意保暖，多饮水。干咳者可用喷托维林25 mg、右美沙芬10～30 mg，或可待因15～30 mg，一日3次。祛痰剂可用复方甘草口服溶液10 ml、溴己新8～16 mg或盐酸氨溴索30 mg，每日3次。如有支气管痉挛，可用氨茶碱 0.1 g、特布他林 2.5 mg 或沙丁胺醇 2 ~ 4 mg，每日 3 次口服；如有发热、全身酸痛者，可用阿司匹林 0.3 ~ 0.6 g 或酚氨咖敏片 1 片，每日 3 次。如有细菌性感染，可适当选用抗生素如大环内酯类、喹诺酮类或 β- 内酰胺类口服。

四、预防措施

感染呼吸道病毒是诱发急性气管支气管炎的首要影响因素，各种呼吸道疾病和呼吸道病毒、细菌感染等也会诱发急性气管支气管炎。慢性阻塞性肺疾病一旦形成不可逆，有效预防急性气管支气管炎疾病的发生显得尤为重要。预防的措施可有以下几种：饮食结构、生活环境、避免病毒感染和适当运动。

1. 大力开展体育活动且进行耐力锻炼能够增强患者体质，继而积极预防呼吸道感染的发生。

2. 家人也应该加强对急性气管支气管炎患者的关照，叮嘱其按时服药，为其提供清淡、易消化的饮食，忌吃油腻辛辣食物，注意给房间通风。

3. 除此之外，还需积极改善环境，防止空气污染，加强戒烟。对高危人群（如小儿、老人等长期使用激素治疗的人群），在寒冷季节时需注意做好保暖措施，在流感高峰期则需少出门，防止感染。

4. 一旦发现感染病毒，需立即前往医院治疗，尽早使用针对性药物，预防疾病恶化。

支气管扩张

一、疾病概要

支气管扩张的主要发病因素为支气管－肺组织感染和支气管感染引起管腔黏膜的充血、水肿，致管腔狭小，分泌物易阻塞管腔，导致引流不畅而加重感染；支气管阻塞引流不畅会诱发肺部感染。两者互相影响促使支气管扩张发生和发展。先天性发育缺损及遗传因素引起的支气管扩张较少见。

二、诊断要点

其典型症状为慢性咳嗽伴大量脓痰和反复咯血。慢性咳嗽伴大量脓性痰，痰量与体位改变有关，如晨起或入夜卧床时咳嗽痰量增多，呼吸道感染急性发作时黄绿色脓痰明显增加，一日数百毫升，若有厌氧菌混合感染则有臭味。咯血可反复发生，程度不等，从小量痰血至大量咯血，咯血量与病情严重程度有时不一致，支气管扩张咯血后部分患者可无感染中毒症状。

若反复继发感染，支气管引流不畅，痰不易咳出，可感到胸闷不适，炎症扩展到病变周围的肺组织，出现高热、纳差、盗汗、消瘦、贫血等症状。

慢性重症支气管扩张患者的肺功能严重障碍时，劳动力明显减退，稍活动即有气急、发绀伴有杵状指（趾）。

三、治疗原则

支气管扩张的治疗原则是消除病原体，促进痰液排出，控制感染等内科保守治疗，必要时行外科手术。

四、预防措施

1. 增强体质，提高抗病能力，坚持参加适当体育锻炼，如跑步、散步、打太极拳等，有助于预防本病的发作。

2. 预防感冒，积极根治鼻炎、咽喉炎、慢性扁桃体炎等上呼吸道感染，对防治本病有重要意义。

3. 戒烟，避免吸入刺激性气体。

4. 控制继发感染，彻底治疗呼吸道疾病，如小儿麻疹、百日咳、支气管肺炎等，在幼年时期积极防治麻疹、百日咳、支气管肺炎等疾病，并做好传染病的预防接种，以防止支气管腔受损而发展成为支气管扩张。

支气管哮喘

一、疾病概要

支气管哮喘是一种慢性气道炎症性疾病，这种慢性炎症与气道高反应性的发生和发展有关。哮喘的发病是遗传和环境两方面因素共同作用的结果，临床上表现为反复发作的喘息、气急、胸闷、咳嗽等症状，常在夜间和（或）清晨发作、加剧，大多数患者可经药物治疗得到控制。

二、诊断要点

1. 临床表现　反复发作喘息、气急、胸闷、咳嗽等，多与接触变应原过敏原、冷空气、物理、化学性刺激以及上呼吸道感染、运动等有关。双肺可闻及散在或弥漫性以呼气相为主的哮鸣音。上述症状和体征可经治疗缓解或自行缓解。除外其他疾病所引起的喘息、气急、胸闷和咳嗽。

2. 辅助检查

（1）肺功能测定：①肺通气功能测定：是确诊哮喘和评估哮喘控制程度的重要依据之一；②呼气流量峰值（PEF）及变异率：测定 PEF 日变异率，有助于不典型哮喘患者的确诊和病情评估；③支气管激发试验：可判断是否存在气道高反应性，帮助确诊哮喘；④支气管舒张试验：可判断气流受限的可逆性，有助于哮喘确诊。

（2）变应原皮试：通过变应原皮试可证实哮喘患者的变态反应状态，了解导致个体哮喘发生和加重的危险因素，也可帮助筛选适合特异性免疫治疗方法。

三、治疗原则

（一）长期维持治疗

1. 治疗目标　哮喘长期治疗的目标是达到并维持症状控制；维持正常的活动水平；尽可能维持肺功能接近正常；防止哮喘急性发作；防止哮喘药物治疗的不良反应；避免哮喘死亡。

2. 治疗方案的确定和选择

（1）长期维持治疗的方案选择：哮喘的治疗应以患者的病情严重程度为基础，根据其控制水平选择适当的治疗方案。药物选择要考虑药物的疗效及安全性，为每个初诊患者制订治疗和随访计划，定期随访、监测，并根据患者病情变化及时调整治疗方案。

（2）治疗方案调整的原则：对于以往未经规范治疗的初诊轻度患者，可根据哮喘的5级治疗先选择第2级治疗方案，患者症状明显的应直接选择第3级治疗方案，推荐低剂量的吸入性糖皮质激素（ICS）加缓释茶碱的治疗方案。也可选择低剂量的ICS加长效的β_2受体激动剂（LABA）（气雾剂为主）或加白三烯调节剂的治疗方案。第4级的治疗方案中同样先选择中高剂量的ICS加缓释茶碱的治疗方案，从第2级到第5级的治疗方案中都应有以吸入激素为主的哮喘控制药物。在以上每一级中应按需使用缓解药物，以迅速缓解哮喘症状。

（3）升级和降级的时机：如果使用该级治疗方案不能使哮喘得到控

制，治疗方案应该升级，直至达到哮喘控制。当哮喘控制并维持 3 个月后，治疗方案可考虑降级。若患者使用最低剂量控制药物达到哮喘控制 1 年，并且哮喘症状不再发作，可考虑停用药物治疗。

（二）哮喘急性发作的处理

1. 确定诊断和病情评估　患者在就诊或入院时，应做必要的病史询问、体格检查和简单易行的 PEF 及 SaO_2 测定，确定诊断并评估病情。

2. 药物治疗

（1）患者近期未使用过茶碱类药物，可首先使用负荷量氨茶碱缓慢静脉注射，然后给予维持量，多索茶碱不良反应少，对氨茶碱有不良反应者可选用。

（2）氢化可的松琥珀酸钠、泼尼松、泼尼松龙和甲泼尼龙为推荐全身使用的糖皮质激素。

（3）联合吸入 $β_2$ 受体激动剂和抗胆碱能药物能够取得更好的支气管舒张作用，一般推荐使用沙丁胺醇联合异丙托溴铵。

（三）急性重症哮喘的处理

1. 非药物治疗

（1）脱离变应原，加强监护病房治疗，监测生命体征、指脉氧、出入量等。

（2）持续吸氧，尽可能低浓度吸氧使 $PaO_2 > 60$ mmHg，如吸氧浓度 > 60% 仍不能纠正缺氧或伴有二氧化碳潴留且短时间病情无改善者，应果断行机械通气治疗。

（3）当出现以下病情时，应积极行有创机械通气：极度疲劳，无力咳痰者 $PaO_2 < 40$ mmHg 经积极处理无改善；高碳酸血症不断加重，

$PaCO_2 > 60\ mmHg$；意识障碍；并发呼吸心脏骤停或心率 > 140 次 / 分，持续 3 小时以上。

（4）保持患者安静，烦躁及精神过度紧张者可酌情给予小量镇静剂。

（5）加强气道湿化，鼓励患者咳痰。

2. 药物治疗

（1）选择性 β_2 受体激动剂。

（2）糖皮质激素：急性重症哮喘发作时应及早静脉应用激素。

（3）茶碱：对近 24 小时内未用过茶碱类药物的患者，可给予氨茶碱负荷剂量。

（4）抗胆碱能药物：常用异丙托溴铵溶液联合沙丁胺醇经雾化泵吸入。

（5）祛痰剂：对有痰不易咳出或临床表现提示痰栓形成者需用祛痰药物。

（6）补液、纠正酸碱失衡和电解质紊乱：此类患者常因呼吸道失水、大量出汗、不能进食水等出现机体失水，缺水又易致气道痰栓形成，加重病情，故应给予补液。

（7）抗感染：重症哮喘感染常是其不易缓解的诱因，故对伴发热、脓性痰或 X 线检查提示有感染存在时，应积极抗感染治疗。

四、预防措施

1. 避免危险因素　避免或减少接触室内外过敏原、病毒感染、污染物、烟草烟雾、药物等危险因素，以预防哮喘发病和症状加重。

2. 长期管理　在长期随访过程中，按哮喘控制标准评估哮喘控制水平；采用相应分级治疗方案和升降级治疗达到并维持哮喘控制。达到并维持哮喘控制至少 3 个月才可考虑降级治疗，如未达到哮喘控制或急性发作，则升级治疗直至达到哮喘控制。

慢性阻塞性肺疾病

一、疾病概要

慢性阻塞性肺疾病（简称慢阻肺）是一种持续性的呼吸道症状和气流受限为特征的疾病，可以预防和治疗，与气道和肺对有毒颗粒或气体的慢性炎性反应增强有关。

慢阻肺和慢性支气管炎、肺气肿密切相关，慢性支气管炎是指支气管壁的慢性、非特异性炎症。如患者每年咳嗽、咳痰达3个月以上，连续2年或更长，并可除外其他已知原因的慢性咳嗽，可诊断为慢性支气管炎。肺气肿则指肺部终末细支气管远端气腔出现异常持久的扩张，并伴有肺泡壁和细支气管的破坏。当慢性支气管炎和肺气肿的患者肺功能检查出现气流受限并且不能完全可逆时，则诊断为慢阻肺。

慢阻肺目前居全球死亡原因的第4位，世界银行/世界卫生组织公布，至2020年慢阻肺已位居世界疾病经济负担的第5位。一项最新研究成果表示：我国20岁以上人群中慢阻肺的患病率为8.6%，40岁以上人群中慢阻肺的患病率为13.7%，依此估算我国有近1亿慢阻肺患者。

国外对高原居民慢阻肺发病率高低的研究结果不甚一致。青海大学附属医院呼吸科在2006年对青海省（海拔2000～4500 m）15岁及以上共计 24916 人进行调查发现，在国内现有的慢阻肺流调资料中，青海地区慢阻肺患病率最低；青海地区 40 岁以上人群慢阻肺患病率为 1.52%，与近年国内其他地区相比患病率最低，与近年世界各地患病率比较也排在最末位，且随海拔的升高患病率降低。

高原慢阻肺患病率低的原因尚不十分清楚。有学者认为是由于高原低氧环境导致气道内径与肺容积增加，但气道内径的增加多于肺容积的增加，导致第一秒用力呼气容积占用力肺活量百分比（FEV1/FVC）增加；另外，高原地区大气压下降，气体密度下降会影响肺功能检查结果，FVC 轻度降低，FEV1 轻度增高，从而导致高原地区 FEV1/FVC 比值增高，表现为慢阻肺发病率降低。

关于高原地区慢阻肺的病死率与海拔关系的认识较为统一，慢阻肺的病死率随海拔的升高而增高。有研究发现海拔每增加 95 m，慢阻肺的病死率增加 1/10 万。

1. 病因　确切的病因尚不清楚，可能与下列因素有关。

（1）吸烟：目前认为吸烟是导致慢阻肺最重要因素。吸烟者慢性支气管炎的患病率比不吸烟者高 2 ~ 8 倍。烟草中所含的各种化学物质如焦油、尼古丁和氢氰酸等，可损伤气道上皮细胞和影响纤毛运动，促使支气管黏液腺肥大，杯状细胞增生，黏液分泌增多，气道净化能力下降。氧自由基产生增多，诱导中性粒细胞释放蛋白酶，破坏弹力纤维，诱发肺气肿形成。

（2）吸入职业粉尘和化学物质：越来越多的流行病学研究结果表明，某些职业粉尘暴露可以导致慢阻肺的发病，如烟雾、变应原、工业废气及室内空气污染等。近年的研究发现，生物燃料燃烧在农村慢阻肺发病因素中具有重要地位，特别是在发展中国家妇女慢阻肺的发病中起重要作用。燃烧生物燃料使慢阻肺的患病危险增加，可能与吸烟具有协同作用。

（3）空气污染：流行病学的研究显示，长期生活在室外空气污染严重的地区可能是慢阻肺发病的重要因素之一。大气中的有害气体如二氧化硫、二氧化氮、氯气等可损伤气道黏膜上皮，使纤毛清除功能下降，黏液分泌增加，为细菌感染创造条件。

（4）呼吸道感染：对于慢阻肺患者，呼吸道感染是导致疾病急性加重的一个重要因素，可加速病情进展。但是，感染是否是导致慢阻肺发病的直接原因目前尚不明确。

（5）社会经济地位：社会经济地位与慢阻肺的发病之间具有负相关关系，社会经济地位低的人群发生慢阻肺的概率较大，研究发现，贫穷与慢阻肺气流受限相关。原因尚不十分清楚，可能与室内、外空气污染，居室拥挤，营养差等原因有关。

（6）获得性免疫缺陷综合征（acquired immunodeficiency syndrome, AIDS）：近期 Meta 分析研究显示，AIDS 患者较人类免疫缺陷病毒（human immunodeficiency virus, HIV）阴性的人罹患慢阻肺的风险增加。

（7）遗传易感性：慢阻肺患者中近 41.8% 并不吸烟。国外文献报道，吸烟者中有 10% ~ 20% 的人发展为慢阻肺。某些遗传因素可增加慢阻肺发病的危险。目前，α_1 抗胰蛋白酶基因是目前唯一可以确定的与慢阻肺发病密切相关的基因，其等位基因有 M、S、Z 三型，其中 Z 型纯合子为慢阻肺易感者。

（8）年龄和性别：年龄是慢阻肺的危险因素，目前尚不清楚健康老化是否会导致慢阻肺，或者年龄是否反映了一生中累计暴露危险因素，但是气道和肺实质老化与一些慢阻肺有关的结构变化相似。以往多数研究认为男性慢阻肺的发病率和死亡率高于女性，但近年来的研究显示，男、女性慢阻肺的流行病学调查结果相似，还有研究认为，女性对于香烟的刺激更敏感。

（9）肺的生长和发育：在妊娠、分娩、童年和青少年时期接触危险因素的过程会影响肺的生长，任何影响肺生长的因素都增加了慢阻肺发生的风险。

2. 发病机制　慢阻肺的发病机制尚未完全明了。目前普遍认为慢阻肺以气道、肺实质和肺血管的慢性炎症为特征，在肺的不同部位有肺泡巨噬细胞、T淋巴细胞（尤其是CD$^+$8）和中性粒细胞增加，部分患者有嗜酸性粒细胞增多。激活的炎症细胞释放多种介质，包括白三烯B4（LTB4）、白细胞介素-8（IL-8）、肿瘤坏死因子α（TNF-α）和其他介质。这些介质能破坏肺的结构和（或）促进中性粒细胞炎症反应。除炎症外，肺部的蛋白酶和抗蛋白酶失衡、氧化与抗氧化失衡以及自主神经系统功能紊乱等也在慢阻肺发病中起重要作用。吸入有害颗粒或气体可导致肺部炎症；吸烟能诱导炎症并直接损害肺；慢阻肺的各种危险因素都可产生类似的炎症过程，从而导致慢阻肺的发生。高原环境对慢阻肺的影响情况为：

（1）长期居住于高原对慢阻肺的影响：目前关于长期居住于高原的慢阻肺患者的生存状况的研究资料十分有限。由于高原环境寒冷、干燥、冬季长等特点，高原居民罹患慢性支气管炎的机会高于平原，并且由于高原空气稀薄，血氧分压低于平原地区，所以与平原相比肺功能分级相同的慢阻肺患者的动脉血氧分压（PaO$_2$）更低，慢阻肺患者更易出现较严重的低氧血症和呼吸衰竭。慢性肺部疾病再加上高原低氧，与平原相比，高原肺心病患者的发绀、红细胞增加更为严重，肺动脉高压及右心扩大出现早，疗效较差。长期居住于高原环境对慢阻肺的影响结论尚未统一，但对于慢阻肺患者来说，海拔是一个潜在的问题，慢阻肺患者应该避免长期居住于高原。

（2）急进高原和慢阻肺：患有慢阻肺的患者是否能到高原短期旅行

和工作，目前研究资料尚不充分，主要从以下几个方面进行考虑：

1）气体交换：慢阻肺患者由平原进入高原，PaO_2 下降，在运动的状态下 PaO_2 将进一步降低，美国胸科协会的指南提出 PaO_2 高于 50 mmHg 是决定能否到高原的阈值，美国航空医疗协会将这个标准定在 55 mmHg，并且确认在海平面 PaO_2 为 73 mmHg 的慢阻肺患者飞行到 2348 m 是安全的，在到达海拔 2348 m 时 33% 的患者和到达 3048 m 时 66% 的患者 $PaO_2 < 50$ mmHg。由于 PaO_2 的下降，慢阻肺患者可能出现相应的临床表现，如心律失常、呼吸困难、头痛、头晕，但这些症状与低氧的水平又不完全相关，最常出现的是呼吸困难和轻度疲劳。

2）气流受限：除了影响动脉血的氧合外，海拔也会改变气流受限的程度。高海拔对于气流受限的影响，除了低氧的影响外，低气温也是一个影响因素。但对于气流受限的影响目前尚不统一。

3）肺大疱：有严重肺大疱的慢阻肺患者在高原低气压下肺大疱不会扩大或导致气胸。

4）慢阻肺和继发性肺动脉高压：严重的慢阻肺患者低氧导致肺动脉高压，这些患者在高原发生高原肺水肿和急性右心衰竭的风险增加。

5）呼吸功耗：进入高原，正常人通气量增加是很容易的，但是中到重度的慢阻肺患者能否在一段较长的时间里维持通气量的增加和耐受呼吸时的高氧耗，目前缺乏这方面的研究。

二、诊断要点

（一）症状

起病缓慢，病程长。

1. 慢性咳嗽　可能有痰或无痰，反复喘息。

2. 咳痰　咳嗽后通常咳少量黏液性痰，部分患者在清晨较多；合并感染时痰量增多，常有脓性痰，有时可咳血痰或咯血。

3. 呼吸困难　是慢阻肺的标志性症状，早期仅于劳力时出现，后逐渐加重，以至日常活动甚至休息时也感气短。

4. 反复下呼吸道感染。

5. 全身性症状　较重患者可能会发生全身性症状，如体重下降、食欲减退、外周肌萎缩和功能障碍、精神抑郁和（或）焦虑等。

（二）体征

慢阻肺早期体征可不明显。随疾病进展，常有以下体征。

1. 视诊　桶状胸；呼吸变浅，频率增快，重症可见胸腹矛盾运动；患者不时采用缩唇呼吸以增加呼出气量；呼吸困难加重时常采取前倾坐位；低氧血症者可出现黏膜及皮肤发绀，伴右心衰竭者可见下肢水肿、肝大。

2. 触诊　双侧语颤减弱。

3. 叩诊　由于肺过度充气使心浊音界缩小，肺肝界降低，肺叩诊可呈过清音。

4. 听诊　两肺呼吸音可减低，呼气相延长，平静呼吸时可闻及干啰音，两肺底或其他肺野可闻及湿啰音；心音遥远，剑突部心音较清晰响亮。

（三）辅助检查

1. 肺功能检查　肺功能检查是判断气流受限的客观指标，对慢阻肺的诊断、严重程度评价、疾病进展、预后及治疗反应等均有重要意义。不完全可逆的气流受限是慢阻肺诊断的必备条件。吸入支气管扩张剂后 FEV1/FVC < 70% 者，可确定为不能完全可逆的气流受限，再根

据 FEV1 占预计值的百分比（FEV1%）对慢阻肺进行肺功能的程度分级（表 2-1）。

表 2-1　慢性阻塞性肺疾病肺功能分级标准

GOLD肺功能分级	FEV1占预计值的百分比
1级：轻度	FEV1≥80%
2级：中度	50%≤FEV1<80%
3级：重度	30%≤FEV1<50%
4级：极重度	FEV1<30%

2. 胸部 X 线检查　慢阻肺早期 X 线片可无明显变化，以后出现肺纹理增多、紊乱等非特征性改变；主要 X 线的表现为肺气肿，如肺过度充气，肺容积增大，胸腔前后径增长，肋骨走向变平，肺野透亮度增高，横膈位置低平，心脏悬垂狭长，肺门血管纹理呈残根状，肺野外周血管纹理纤细稀少等，有时可见肺大疱形成。并发肺动脉高压和肺源性心脏病时，除右心增大的 X 线表现外，还可有肺动脉圆锥膨隆，肺门血管影扩大及右下肺动脉增宽等。

3. 胸部 CT 检查　高分辨率 CT 对辨别小叶中心型或全小叶型肺气肿及确定肺大疱的大小和数量有很高的敏感性和特异性，对预计肺大疱切除或外科减容手术等的效果有一定价值。

4. 动脉血气分析　FEV1<40% 预计值或具有呼吸衰竭或右心衰竭表现的慢阻肺患者，均应做血气检查。血气异常首先表现为轻、中度低氧血症。随疾病进展，低氧血症逐渐加重，并出现高碳酸血症。高原慢阻肺患者 PaO_2 显著低于海平面同等程度慢阻肺患者。

5. 其他实验室检查　低氧血症，即 PaO_2<55 mmHg 时，血红蛋白及红细胞可增高，血细胞比容>55% 可诊断为红细胞增多症。并发感染时痰涂片可检出致病菌。

三、治疗原则

（一）长期居住于高原慢阻肺患者的治疗

1. 教育和劝导患者戒烟。

2. 预防呼吸道感染　加强体育锻炼，提高耐寒、耐低氧能力，每年接种流感疫苗。

3. 长期家庭氧疗（LTOT）指征　①$PaO_2 \leqslant 55$ mmHg 或动脉血氧饱和度（SaO_2）$\leqslant 88\%$，有或没有高碳酸血症。②PaO_2 为 55 ~ 60 mmHg，或 $SaO_2 < 89\%$，并有肺动脉高压、心力衰竭所致水肿或红细胞增多症（血细胞比容 > 55%）。长期家庭氧疗一般是经鼻导管吸入氧气，流量 1.0 ~ 2.0 L/min，吸氧持续时间每天大于 15 小时。高原环境低压、低氧，所以高原慢阻肺患者低氧要重于平原，更应重视氧疗。

4. 稳定期药物治疗　根据慢阻肺严重程度不同，选用治疗药物（表2-2）。

表2-2　慢阻肺患者稳定期初始药物选择

患者综合评估分组	肺功能分级	首选治疗药物
A组	GOLD 1~2级	支气管扩张剂
B组	GOLD 1~2级	一种长效的支气管扩张剂（LABA/LAMA）
C组	GOLD 3~4级	LAMA
D组	GOLD 3~5级	LAMA或LAMA+LABA[※]或LABA+ICS[※※]

LAMA：长效的抗胆碱能药物；LABA：长效的 β_2 受体激动剂；ICS：吸入性糖皮质激素；[※] 症状较多时考虑（如 CAT > 20 分）；[※※] 嗜酸细胞数 > 300×10^6/L 时考虑

5. 急性加重期治疗

（1）治疗地点的选择：根据病情的严重程度决定门诊或住院治疗。

（2）抗菌治疗：慢阻肺症状加重、痰量增加特别是呈脓性时，应给予抗菌药物治疗。应根据病情严重程度，结合当地常见致病菌类型、耐药趋势和药敏情况，尽早选择敏感抗菌药物，并根据痰培养结果调整治疗。

（3）支气管扩张剂：同稳定期，如有严重喘息症状可给予较大剂量的雾化吸入治疗。

（4）糖皮质激素：全身使用糖皮质激素对急性加重期患者病情缓解和肺功能改善有益。如患者的基础 FEV1 < 50% 预计值，除应用支气管扩张剂外，可考虑口服糖皮质激素，如泼尼松龙每日 30 ~ 40 mg，连用7 ~ 10 日。

（5）祛痰剂：应用盐酸氨溴索、溴己新、羧甲司坦等药物。

（6）并发症治疗：出现呼吸衰竭、心力衰竭及其他并发症，给予相应治疗。

（7）康复治疗：适用于中度以上慢阻肺患者。其中呼吸生理治疗包括正确咳嗽、排痰和缩唇呼吸等；肌肉训练包括全身性运动及呼吸肌锻炼，如步行、踏车、腹式呼吸锻炼等；科学的营养支持与加强健康教育亦为康复治疗的重要方面。

（8）外科手术治疗：如肺大疱切除术、肺减容术和肺移植术等。

（二）急进高原慢阻肺患者的治疗

1. 所有在高原生活或到高原旅行的慢阻肺患者，都应维持基本医疗，如雾化吸入用的支气管扩张剂和激素。到高原旅行的患者还应携带泼尼松，以防急性加重。

2. 基础 FEV1 < 1.5 L 的慢阻肺患者在去高原前应评估是否需补充氧气。

3. 有肺大疱的患者可以到高原旅行、生活，但是新近发生的自发性气胸的患者应该等放射线上气胸吸收超过 2 周后才能到高原。

4. 慢阻肺患者合并肺动脉高压不宜到高原，如果必须要到高原，应预防性服用尼氟地平 20 mg，2 次 / 日。

肺炎及社区获得性肺炎

一、肺炎

(一)疾病概要

肺炎是高原地区的多发病。由于高原地理、自然条件的影响,高原肺炎存在诸多特点。寒冷、干燥与低氧是高原地区气候的三大基本特点。人体在受凉以后,呼吸系统的抵抗力即削弱,从而极易遭受病毒感染,呼吸道黏膜被破坏,屏障作用减弱。由于冷空气的刺激,呼吸道腺体分泌增加,痰量增加。由于高原空气干燥,痰液变得黏稠甚至呈胶冻状,难以咳出,为大多数细菌的繁殖创造了条件。缺氧能使机体的免疫功能降低,吞噬细胞在呼吸系统的正常作用发生障碍,细菌到达肺部后将很难被迅速全部清除,而是充分繁殖并引起感染,造成组织损害。初入高原者,免疫功能减退更为明显。鉴于上述因素对人体呼吸系统的影响,虽然高原细菌数量相对较少,但肺炎的发病率仍然较高,尤其初入高原者更易罹患。

(二)诊断要点

多数起病急骤,常有受凉淋雨、劳累、病毒感染等诱因,约1/3患者病前有上呼吸道感染。

1. 寒战、高热　典型病例以突然寒战起病，继之高热，体温可高达39～40℃，呈稽留热型，常伴有头痛、全身肌肉酸痛，食量减少。抗生素使用后热型可不典型，年老体弱者可仅有低热或不发热。

2. 咳嗽、咳痰　初期为刺激性干咳，继而咳出白色黏液痰或带血丝痰，1～2天后可咳出黏液血性痰或铁锈色痰，也可呈脓性痰，进入消散期痰量增多，痰黄而稀薄。

3. 胸痛　多有剧烈性胸痛，常呈针刺样，随咳嗽或深呼吸而加剧，可放射至肩或腹部。如为下叶肺炎，可刺激膈胸膜引起剧烈腹痛，易被误诊为急腹症。

4. 呼吸困难　由于肺实变通气不足、胸痛以及毒血症而引起呼吸困难、呼吸快而浅。病情严重时影响气体交换，使动脉血氧饱和度下降而出现发绀。

5. 其他症状　少数有恶心、呕吐、腹胀或腹泻等胃肠道症状。严重感染者可出现神志模糊、烦躁、嗜睡、昏迷等。

（三）治疗原则

1. 一般治疗　保持室内空气新鲜，供给易消化、营养丰富的食物及足够的液体。保持口腔卫生及呼吸道通畅，拍背、变换体位，促进分泌物排出，必要时可适当吸痰，清除黏稠分泌物。对病情严重有缺氧表现者，或气道梗阻现象严重者，应及时给氧。其目的在于提高动脉血氧分压，改善因低氧血症造成的组织缺氧。给氧方法与一般肺炎相同，即间断或持续低流量吸氧。

2. 对症处理

（1）祛痰：目的在于使痰液变稀薄，易于排出，否则易增加细菌感染机会。除加强翻身、拍背、雾化、吸痰外，可选用祛痰剂。

（2）平喘：对于喘憋严重者，可选用支气管扩张剂等。

3. 抗生素的应用　选用合适的抗生素，把痰培养作为选择抗生素的依据。

（四）预防措施

增强体质，提高自身的免疫力是预防肺炎的有效途径。1988 年 3 月，世界卫生组织在哥本哈根召开的"老年人肺炎球菌疫苗免疫咨询会议"上建议，对所有老年人和所有高危人群均给予肺炎疫苗接种。美国 2000 年的卫生目标中规定，包括 65 岁以上老年人在内容易并发肺炎球菌感染的高危人群，肺炎球菌疫苗的接种率应达 60% 以上。1996 年底，我国卫生部批准肺炎球菌疫苗进入中国，目前已在全国各地卫生防疫部门广泛使用。该疫苗注射于上臂外侧皮下，只需注射 1 次，保护期可达 5 年以上。疫苗接种后，少数人可在注射局部有轻微肿痛，极少数人（少于1%）可出现低热，均可在 2 ~ 3 天恢复。

二、社区获得性肺炎

（一）疾病概要

社区获得性肺炎（community acquired pneumonia，CAP）是指在医院外罹患的感染性肺实质炎症，包括具有明确潜伏期的病原体感染而在入院后平均潜伏期内发病的肺炎。

随着人口老龄化、免疫受损宿主增加、病原体的变迁和抗生素的耐药性上升，CAP 面临许多问题和挑战。

寒冷、干燥与低氧是高原地区气候的特点。人体受凉后，呼吸系统抵抗力削弱，容易遭受病毒感染，导致呼吸道黏膜被破坏，屏障作用减弱。在冷空气的刺激下，呼吸道腺体分泌增加，痰量增加，高原空气干燥，痰液变得黏稠难以咳出，为大多数细菌的繁殖创造了条件。缺氧能使机体的免疫功能降低，吞噬细胞在呼吸系统的正常作用发生障碍，细菌到达肺部后难以被迅速全部清除，进一步繁殖引起感染。

目前缺乏高原社区获得性肺炎的流行病学的数据，有报告显示高原地区肺炎住院者占内科住院患者的 10% 以上。CAP 发病率有随海拔升高而增高的趋势。每年 11 月份至次年 5 月份为疾病的高发季节。

肺炎支原体和肺炎链球菌是我国成人 CAP 的重要致病原。其他常见病原体包括流感嗜血杆菌、肺炎衣原体、肺炎克雷伯菌及金黄色葡萄球菌。

高原 CAP 的病原学研究较少，有研究发现海拔 2260 ~ 2800 m 地区老年肺炎的病原体中革兰氏阳性菌占 44.5%，依次为肺炎链球菌、化脓性链球菌、溶血性链球菌、金黄色葡萄球菌；革兰氏阴性菌占 44.1%，主要为肺炎克雷伯菌、产气肠杆菌、褪色沙雷菌及大肠埃希菌；真菌占 11.4%，主要为热带假丝酵母菌及近平滑假丝酵母菌。

（二）诊断要点

1. 临床表现

（1）社区发病。

（2）肺炎的临床表现：①新出现的咳嗽、咳痰或原有呼吸道疾病症状加重，并出现脓性痰，伴或不伴胸痛、咯血、呼吸困难；②发热；③肺实变体征和（或）湿啰音；④外周血白细胞 $> 10 \times 10^9$/L 或 $< 4 \times 10^9$/L，伴或不伴核左移。

（3）胸部影像学检查：显示新出现的斑片状浸润影、叶或段实变影、磨玻璃影或间质性改变，伴或不伴胸腔积液。

符合上述（1）、（3）及（2）中任何1项，并除外肺结核、肺部肿瘤、非感染性肺间质性疾病、肺水肿、肺不张、肺栓塞、肺嗜酸粒细胞浸润症及肺血管炎等，可确定临床诊断。

2. CAP 严重程度判断

（1）CAP 住院标准：建议使用 CURB-65 评分（共5项指标，满足1项得1分：①意识障碍；②尿素氮＞7 mmol/L；③呼吸频率≥30次/分；④收缩压＜90 mmHg 或舒张压≤60 mmHg；⑤年龄＞65岁）作为判断 CAP 患者是否需要住院治疗的标准，评分0～1分：原则上门诊治疗即可；2分：建议住院或在严格随访下的院外治疗；3～5分：应住院治疗。

（2）重症 CAP 的诊断标准：符合下列1项主要标准或3项及以上次要标准者可诊断为重症肺炎，需密切观察，积极救治，有条件时收住 ICU 治疗。

主要标准：①需要气管插管行机械通气治疗；②脓毒症休克经积极液体复苏后仍需要血管活性药物治疗。次要标准：①呼吸频率≥30次/分；②氧合指数≤250 mmHg；③多肺叶浸润；④意识障碍和（或）定向障碍；⑤血尿素氮≥7.14 mmol/L；⑥收缩压＜90 mmHg 需要积极的液体复苏。

3. 病原学诊断

（1）痰标本采集、送检和实验室处理

痰液：①采集：需在抗生素治疗前采集标本，嘱患者先漱口，并指导或辅助患者深咳嗽，留取脓性痰送检，无痰患者可用高渗盐水雾化导痰；②送检：要求在2 h 内送检；③实验室处理：挑取脓性部分涂片做革兰染色，镜检筛选合格标本（鳞状上皮细胞＜10个/低倍视野、多核白细胞＞25个/低倍视野，或两者比例＜1∶2.5）。

（2）其他标本的送检

1）肺炎合并胸腔积液：通过胸腔穿刺抽液行胸腔积液病原学检查。

2）接受机械通气治疗的患者：可经支气管镜留取下呼吸道标本或通过经皮肺穿刺活检留取肺组织标本进行病原学检查；血培养：初始治疗效果欠佳，考虑菌血症的可能，可行血培养。

（3）检测结果诊断意义的判断

确定：①血或胸腔积液培养到病原菌；②经支气管镜或人工气道吸引的标本培养的病原菌浓度≥ 105 CFU/ml（半定量培养 ++），肺泡灌洗液标本≥ 10 CFU/ml（ + ~ ++），防污染毛刷或防污染肺泡灌洗液标本≥ 103 CFU/ml（ + ）；③呼吸道标本培养到肺炎支原体、衣原体、嗜肺军团菌；④肺炎支原体、衣原体、嗜肺军团菌抗体滴度≥ 4 倍，同时肺炎支原体抗体滴度≥ 1：64，肺炎衣原体抗体滴度≥ 1：32，嗜肺军团菌抗体滴度≥ 1：128；⑤嗜肺军团菌Ⅰ型尿抗原检测阳性；⑥血清流感病毒、呼吸道合胞病毒等抗体滴度呈 4 倍或 4 倍以上变化；⑦肺炎链球菌尿抗原检测阳性（儿童除外）。

有意义：①合格痰标本培养优势菌中度以上生长（ ≥ +++ ）；②合格痰标本细菌少量生长，但与涂片镜检结果一致；③ 3 日内多次培养到相同细菌；④血清肺炎衣原体 IgG 抗体滴度≥ 1：512 或 IgM 抗体滴度达 1：16；⑤血清嗜肺军团菌试管凝集试验抗体滴度升高达 1：320 或间接荧光试验 IgG 抗体≥ 1：1024。

（三）治疗原则

1. 初始经验性抗菌治疗

（1）首剂抗感染治疗：首剂抗感染药物争取在诊断 CAP 后尽早使用，以改善疗效，降低病死率，缩短住院时间。

（2）药物的选择

1）门诊轻症 CAP 患者：可口服阿莫西林或阿莫西林克拉维酸治疗；青年无基础疾病患者或考虑支原体、衣原体感染患者可口服多西环素或米诺环素；我国肺炎链球菌及肺炎支原体对大环内酯类药物耐药，在耐药率较低地区可用于经验性抗感染治疗；喹诺酮类可用于上述药物耐药率较高地区或药物过敏或不耐受患者的替代治疗。

2）需要住院的 CAP 患者：推荐单用 β- 内酰胺类或联合多西环素、米诺环素、大环内酯类或单用喹诺酮类。

3）对于需要入住 ICU 的无基础疾病罹患重症 CAP 的青壮年患者：推荐青霉素类 / 酶抑制剂复合物、三代头孢菌素、厄他培南联合大环内酯类或单用喹诺酮类静脉治疗，而老年人或有基础病患者推荐联合用药。

4）有误吸风险的 CAP 患者：应优先选择氨苄西林舒巴坦、阿莫西林克拉维酸、莫西沙星、碳青霉烯类等有抗厌氧菌活性的药物，或联合应用甲硝唑、克林霉素等。

5）年龄 ≥ 65 岁或有基础疾病的住院 CAP 患者，要考虑肠杆菌科细菌感染的可能。

6）在流感流行季节，对怀疑流感病毒感染的 CAP 患者，推荐常规进行流感病毒抗原或核酸检查，并应积极应用神经氨酸酶抑制剂抗病毒治疗，不必等待流感病原检查结果，即使发病时间超过 48 h 也推荐应用。还需注意流感继发细菌感染的可能，其中肺炎链球菌、金黄色葡萄球菌及流感嗜血杆菌较为常见。

（3）初始经验抗感染治疗疗效的判断：一般在经验性治疗 48 ~ 72 h 后应对疗效做出评估。

如果体温下降、呼吸道症状改善，被视为有效，可继续原有治疗，抗感染治疗一般可于热退 2 ~ 3 日且主要呼吸道症状明显改善后停药，但疗程应视病情严重程度、缓解速度、并发症以及不同病原体而异，不必以肺部阴影吸收程度作为停用抗菌药物的指征。通常轻、中度CAP患者治疗疗程为5～7日，重症以及伴有肺外并发症患者可适当延长抗感染疗程。非典型病原体治疗反应较慢者疗程延长至10～14日。金黄色葡萄球菌、铜绿假单胞菌、克雷伯菌属或厌氧菌等容易导致肺组织坏死，抗菌药物疗程可延长至14～21日。

治疗72 h症状无改善或一度改善再恶化，被认为无效。通常要考虑与所用药物未能覆盖致病菌或存在耐药、非普通细菌（包括结核分枝杆菌、真菌、病毒等）感染、出现脓胸等并发症或非感染性疾病等有关。应积极行病原学检查甚至创伤性的诊断技术，然后根据病原学结果调整用药。

2. CAP目标性抗感染治疗　一旦获得CAP病原学结果，就可以参考体外药敏试验结果进行目标性治疗。

3. 其他治疗　除了抗感染治疗外，中、重症CAP患者补液、保持水电解质平衡、营养支持以及物理治疗等辅助治疗。合并低血压的CAP患者早期液体复苏是降低严重CAP病死率的重要措施。低氧血症患者的氧疗和辅助通气也是改善患者预后的重要治疗手段。此外，雾化、体位引流、胸部物理治疗等也被用于CAP的治疗，重症CAP的辅助药物还包括糖皮质激素、静脉注射丙种球蛋白等。

（四）预防措施

戒烟、避免酗酒有助于预防肺炎的发生。预防接种肺炎链球菌疫苗和（或）流感疫苗可减少某些特定人群罹患肺炎的机会。适当锻炼身体，增强免疫力。

肺结核病

一、疾病概要

肺结核（pulmonary tuberculosis，PTB）是由结核分枝杆菌引发的肺部感染性疾病，是严重威胁人类健康的疾病，主要通过呼吸道传播。健康人感染结核分枝杆菌并不一定发病，只有在机体免疫力下降时才发病。我国是世界上结核病高负担国家之一。本病在高原地区的特点是在高原环境下，尤其是在交通不发达地区存在大量易感者，由于缺乏特异性免疫力，一旦感染结核分枝杆菌，容易发病。结核病在西藏的特点是"一低两高"，即感染率低、患病率和排菌率高。

二、诊断要点

1. 全身症状　肺结核患者常有一些结核中毒症状，其中发热最常见，一般为午后低热，可持续数周，热型不规则，部分患者伴有脸颊、手心、脚心潮热感。急性血行播散性肺结核、干酪性肺炎、空洞形成或伴有肺部感染时等可表现为高热。夜间盗汗亦是结核患者常见的中毒症状，其他全身症状还有乏力、胃纳减退、消瘦、失眠、月经失调甚至闭经等。

2. 咳嗽　常是肺结核患者的首诊主诉，咳嗽 3 周或以上，伴痰血，要高度怀疑肺结核可能。肺结核患者以干咳为主，如伴有支气管结核，常有较剧烈的刺激性干咳；如伴纵隔、肺门淋巴结结核压迫气管、支气管，可出现痉挛性咳嗽。

3. 咳痰　肺结核患者咳痰较少，多为白色黏痰，合并感染、支气管扩张常咳黄脓痰；干酪样液化坏死时也有黄色脓痰，甚至可见坏死物排出。

4. 咯血　当结核坏死灶累及肺毛细血管壁时，可出现痰中带血，如累及大血管，可出现量不等的咯血。若空洞内形成的动脉瘤或者支气管动脉破裂时可出现致死性的大咯血。肺组织愈合、纤维化时形成的结核性支气管扩张可在肺结核痊愈后反复、慢性咯血或痰血。

5. 胸痛　胸痛并不是肺结核的特异性表现，靠近胸膜的病灶与胸膜粘连常可引起钝痛或刺痛，与呼吸关系不明显。肺结核并发结核性胸膜炎会引起较剧烈的胸痛，与呼吸相关。胸痛不一定是结核活动或进展的标志。

6. 呼吸困难　一般初发肺结核患者很少出现呼吸困难，只有伴有大量胸腔积液、气胸时会有较明显的呼吸困难。支气管结核引起气管或较大支气管狭窄、纵隔、肺门、气管旁淋巴结结核压迫气管支气管也可引起呼吸困难。晚期肺结核，两肺病灶广泛引起呼吸功能衰竭或伴右心功能不全时常出现较严重的呼吸困难。

7. 胸部 X 线表现　即浸润型、结核球、干酪性肺炎、纤维空洞。

8. 抗结核治疗有效。

9. 临床可排除其他结核性肺部疾患。

10. PPD（5IU）试验强阳性，血清抗结核抗体阳性。

11. 痰结核菌 PCR 和探针检测呈阳性。

12. 肺外组织病理证实结核病变。

13. 支气管肺泡灌洗（BAL）液中检出抗酸结核分枝杆菌。

14. 支气管或肺部组织病理证实结核病变。

具备症状 7 ~ 12 中 3 项或 13 ~ 14 中任何 1 项可确诊。

三、治疗原则

肺结核的治疗以化学药物为主，其原则为早期、规律、全程、适量、联合。

1. 早期　肺结核病早期，肺内病灶血液供应好，有利于药物的渗透和分布，同时巨噬细胞活跃，可吞噬大量结核分枝杆菌，有利于促进组织修复和有效杀灭结核分枝杆菌，所以应尽可能早地发现和治疗肺结核。

2. 规律　按照化学药物治疗方案，规律投药可保持相对稳定的血药浓度，以达到持续的杀菌作用。反之，血药浓度不稳定，在低浓度时达不到最低抑菌浓度，反而会诱导细菌的耐药性。

3. 全程　肺结核患者服用抗结核药物后，短期内症状会显著改善，2 个月左右大部分敏感菌被消灭，但部分非敏感菌和细胞内的结核分枝杆菌仍然存活，只有坚持用药才能最终杀灭这部分细菌，达到减少复发的目的。

4. 适量　过量使用抗结核药物会增加药物的不良反应，用量不足则可诱导耐药产生。因此，在治疗过程中必须根据患者的年龄、体重，给予适当的药物剂量。

5. 联合　联合不同机制的抗结核药物，可以利用多种药物的交叉杀菌作用，不仅能提高杀菌灭菌效果，还能防止产生耐药性。

四、预防措施

1. 建立完善的结核病防治体系　各级卫生行政部门统一监督管理，各级结核病防治机构具体实施国家结核病防治规划，对结核病进行预防和治疗并进行执法监督；将结核病纳入初级基层卫生保健，使防治工作在广大农村和社区得到落实。

2. 控制传染源　是控制结核病流行的关键环节。主要是通过肺结核病例的早期发现、早期进行强有效的药物治疗，加强肺结核的化学药物治疗管理，使排菌的肺结核患者失去传染性，保护健康人群免受结核分枝杆菌感染。

3. 卡介苗接种　卡介苗是一种无毒牛型结核菌的活菌疫苗，接种后人体获得一定的免疫力，对结核病有一定的特异性抵抗力。

4. 化学预防　主要是针对感染结核分枝杆菌并存在发病高危因素的人群进行药物预防。

肺血栓栓塞症

一、疾病概要

肺栓塞（pulmonary embolism，PE）是以各种栓子阻塞肺动脉系统为其发病原因的一组疾病或临床综合征的总称，包括肺血栓栓塞症（pulmonary thromboembolism，PTE）、脂肪栓塞综合征、羊水栓塞、空气栓塞等。

PTE 为来自静脉系统或右心的血栓阻塞肺动脉或其分支所致的疾病，以肺循环和呼吸功能障碍为其主要临床和病理生理特征。PTE 为 PE 最常见的类型，占 PE 中的绝大多数，通常所称的 PE 即指 PTE。引起 PTE 的血栓主要来源于深静脉血栓形成（deep venous thrombosis，DVT）。

急性 PTE 造成肺动脉较广泛阻塞时，可引起肺动脉高压，至一定程度导致右心失代偿、右心扩大，出现急性肺源性心脏病。肺动脉发生栓塞后，若其支配区的肺组织因血流受限或中断而发生坏死，成为肺梗死（pulmonary infarction，PI）。由于肺组织的多重供血与供氧机制有关，PTE 中仅约不足 15% 发生 PI。

PET 和 DVT 已经构成了世界性的重要医疗保健问题。其发病率较高，病死率亦高。西方国家 DVT 和 PET 的发病率分别为 1.0‰ 和

0.5‰。未经治疗的 PTE 的病死率为 25% ~ 30%。由于 PTE-DVT 发病和临床表现的隐匿性和复杂性，对其漏诊和误诊率普遍较高。PTE 不仅发生在长期居住在高原环境的人群，在短时间内进入高原的人群也有报道。高原肺水肿（HAPE）是急进高原不适应人群发生的以胸闷、呼吸困难、咳嗽、咳粉红色泡沫痰为特征的疾病，PTE 与 HAPE 症状相似，且高海拔地区多地处偏远，PTE 诊断所需的肺动脉造影、肺通气/灌注扫描等可能不可获得，导致漏诊可能。高原地区疾病状态下合并血栓的机会明显增高。静脉血栓栓塞症（VTE）是烧伤的常见并发症。慢阻肺患者低氧血症和肺动脉高压较平原更重，发生 VTE 的可能性更高。

DVT 和 PTE 具有共同的危险因素，即 DVT 的危险因素，包括任何可以导致静脉血液淤滞、静脉系统内皮损伤和血液高凝状态的因素。危险因素包括原发性和继发性两类。

原发性危险因素由遗传变异引起，包括 V 因子突变、蛋白 C 缺乏、蛋白 S 缺乏和抗凝血酶缺乏等，常以反复静脉血栓形成和栓塞为主要临床表现。如患者特别是 40 岁以下的年轻患者无明显诱因反复发生 DVT 和 PTE，或发病呈家族聚集倾向，应注意做相关原发性危险因素的检查。

继发性危险因素是指后天获得的易发生 DVT 和 PTE 的多种病理和病理生理改变，包括骨折、创伤、手术、恶性肿瘤和口服避孕药等。上述危险因素既可以单独存在，也可以同时存在、协同作用。年龄是独立的危险因素，随着年龄的增长，DVT 和 PTE 的发病率逐渐增高。

高原环境导致的血栓栓塞性疾病的原因尚不十分清楚。根据现有的文献，高原所致的肺栓塞的危险因素可能包括以下几个方面。

（一）高原环境对血液凝固性的影响

低氧导致机体血液成分发生改变，血液呈高凝状态。

1. 红细胞及血红蛋白　高原低氧刺激低氧诱导因子表达增加，激活下游的促红细胞生成素（EPO）基因，EPO 合成增多。早期研究显示，进入高原 2 h，EPO 水平即会升高，在 24 ~ 48 h 达高峰，红细胞数量在几周后升高，在 6 个月左右达到稳态。20 世纪 70 年代研究者发现，安第斯高原的居民红细胞数量比海平面居民高 83%，之后国内外较多研究显示红细胞数随海拔的升高而增加。高原低氧环境对红细胞数量的影响还与高原居住的时间、种族、性别等多种因素有关。高原暴露时间越长，红细胞增加的程度可能越高。世居高原的藏族居民红细胞数量、血红蛋白、血细胞比容均低于久居高原的南美安第斯人和移居汉族，女性的相应指标低于男性。红细胞数目增加，在一定程度上增加了血红蛋白量，对低氧起到代偿作用，如果红细胞过度增生，可导致血液黏滞度增高，血栓形成的机会增加。高原低氧不仅影响红细胞的数量，还可影响红细胞的形态、结构和功能。从平原进入高原，红细胞平均体积增大，并随高原居住时间延长而进一步增大。以往研究显示，红细胞变形性随居住高原时间的延长而显著增高，血液黏度在进住高原的早期明显升高，后期恢复正常，红细胞的聚集性在进住高原的早期显著升高，后期则下降。也有研究发现，健康男性在急性低氧条件下红细胞的变形性降低。新近一项研究显示，低氧导致红细胞与内皮及内皮下的成分纤连蛋白、层粘连蛋白的黏附性增加。

2. 血小板　早期研究显示，人类急进高原和长期居住于高原血小板变化不同，急进高原 24 h，血小板数目显著减少，超过 48 h 以后，血小板数目逐渐增加。长居平原人群进入高原，随时间延长血小板数目减少。高原环境下血小板聚集、黏附功能增强。长期居住不同海拔的健康居民，随着海拔的升高，血小板数目逐渐降低，血小板 α 颗粒膜蛋白 -140（GMP-140）、血栓素 B2 及血小板聚集率逐渐升高，说明久居高原的居民仍存在血小板活化增加。

3. 凝血参数　高原环境下凝血参数是否发生变化尚有争议。久居高原人群凝血酶原时间、活化部分凝血活酶时间、纤维蛋白原及凝血酶时间均延长。

4. 血浆容量（plasma volume，PV）　急进高原的健康人 PV 减少，其原因主要有：①经呼吸道和皮肤水分丢失，进入高原，低氧通气反应增加，导致呼吸加深加快，呼吸道水分丢失增加，且高原气候干燥，也导致呼吸和皮肤缺水增多；②水摄入不足，进入高原会有典型或不典型的高原反应，如恶心、呕吐，可能还有部分患者发生腹泻，同时影响食欲和饮水，导致水摄入不足；③高原运动时皮肤和骨骼肌收缩，也会导致水分丢失；④高原环境下导致调节 PV 的激素释放发生改变。

久居高原的人 PV 变化研究较少且不完全一致。相关研究发现，尽管高原居民的细胞容量是增大的，但 PV 与平原对照相比无显著差异。

（二）高原环境下血流状态的改变

进入高原，很多因素可能导致血流速度减慢。高原低氧，缩血管物质增多，导致血管收缩，血管管腔减小；细胞容量增加，PV 减少，血液黏滞度增加，血流减慢；长途旅行制动，血流缓慢；高原气候恶劣，室内久坐时间延长都可能影响血流状态。

（三）内皮功能紊乱

血管内皮细胞是覆盖于血管表面的一层单核细胞，通过合成和分泌 NO、内皮素、前列环素等血管活性物质，调节血管的收缩和舒张、抗血栓形成、抑制平滑肌细胞增殖及血管壁炎症反应等。低氧通过缩血管物质释放增多、舒血管物质减少、氧化应激及炎症反应增强等途径损伤血管内皮功能。相关文献发现，暴露于高原的人循环造血干细胞、循环内皮细胞及循环内皮祖细胞均显著减少。低压低氧下调人静脉内皮细胞结合蛋白复合体的表达，内皮细胞受损，可能是急性高原病血管高通透性的机制。内皮细胞功能损伤影响凝血功能。在高原环境下内皮功能发生障碍，D-二聚体和活化的蛋白 C 抵抗会增加，机体呈促凝血状态。

（四）遗传因素

个体的遗传背景也与血栓的形成有关。Leiden V 因子和凝血素20210A 基因突变、蛋白 C、蛋白 S 等缺乏均可能增加促凝活性。

二、诊断要点

（一）临床症状

PTE 的症状多种多样，但均缺乏特异性。症状的严重程度亦有差别，可以从无症状、隐匿到血流动力学不稳定，甚至发生猝死。

1. 不明原因的呼吸困难及气促　尤以活动后明显，为 PTE 最多见的症状。

2. 胸痛　包括胸膜炎性胸痛或心绞痛样疼痛。

3. 晕厥　可为 PTE 的唯一或首发症状。

4. 烦躁不安、惊恐甚至濒死感。

5. 咯血　常为小量咯血，大咯血少见。

6. 咳嗽、心悸等。

7. 其他　可伴发热，多为低热，少数患者有 38℃ 以上的发热。

临床上有时出现所谓"三联征"，即同时出现呼吸困难、胸痛及咯血，但仅见于 20% 的患者。各病例可出现以上症状的不同组合。

（二）体征

1. 呼吸系统体征　呼吸急促最常见；发绀；肺部有时可闻及哮鸣音和（或）细湿啰音，肺野偶可闻及血管杂音；合并肺不张和胸腔积液时出现相应的体征。

2. 循环系统体征　心动过速；血压变化，严重时可出现血压下降甚至休克；颈静脉充盈或异常波动；肺动脉瓣区第二心音亢进或分裂，三尖瓣区收缩期杂音。

（三）辅助检查

1. 心电图　多表现右心负荷过重、电轴右偏、SIQⅢTⅢ型、完全性或不完全性右束支传导阻滞。

2. 动脉血气分析　低氧血症、低碳酸血症、肺脑动脉血氧分差增大。

3. 胸部 X 线　敏感性及特异性较低，可有血流减少、栓塞近端动脉增粗。

4. 肺通气/肺灌注扫描　一侧肺灌注不显影，而肺通气正常，大片放射性缺损区域稀疏区。

5. CT 或 MRI　可显示左右肺动脉及其分支的血栓。

6. 肺动脉造影　诊断肺栓塞的金指标。

7. 超声心动图　可见到直接征象（血栓）或间断征象（右室扩张、右室壁运动减弱、室间隔运动异常、RV/LV > 0.5）。

8. 血浆 D- 二聚体的测定。

（四）诊断

1. 根据临床情况疑诊 PTE（疑诊）　如患者出现上述临床症状、体征，特别是存在前述危险因素的病例出现不明原因的呼吸困难、胸痛、晕厥、休克，或伴有单侧或双侧的不对称性下肢肿胀、疼痛等，应进行如下检查：血浆 D- 二聚体、动脉血气分析、心电图、X 线片、超声心动图和下肢深静脉超声检查。

2. 对疑诊病例进一步明确诊断（确诊） 在临床表现和初步检查提示 PTE 的情况下，应安排 PTE 的确诊检查，包括以下 4 项：螺旋 CT、放射性核素肺通气 / 血流灌注扫描、磁共振成像（MRI）和肺动脉造影。其中 1 项阳性即可明确诊断。

三、治疗原则

1. 一般处理与呼吸循环支持治疗。

2. 溶栓治疗 溶栓治疗主要用于危重 PTE 病例（出现休克），对于中危和低危 PTE，以抗凝治疗为主。

3. 抗凝治疗 为 PTE 和 DVT 的基本治疗方法，可以有效防治血栓再形成和复苏，为机体发挥自身的纤溶机制溶解血栓创造条件。抗凝血药物主要有普通肝素、低分子肝素、华法林及新型口服抗凝药。

4. 外科手术 肺动脉血栓摘除术；肺动脉导管碎解和抽吸血栓；放置腔静脉滤器等。

5. 从平原进入高原抗凝治疗

（1）有静脉血栓史的患者到高原应继续应用在海平面所用的抗凝治疗，到高原前和之后应对患者的凝血状态（国际标准化比值，INR）进行追踪。

（2）如果一个患者在到高原之前已经完成了一个阶段的抗凝治疗，没有必要继续进行抗凝治疗，除非到高原有特殊的血栓风险存在。

（3）具有潜在高凝因素和口服避孕药的妇女在到高原期间应强烈建议停服避孕药。

（4）在长时间飞行、乘坐公交车或其他长时间不动、脱水或静脉闭塞等情况存在时，以往有静脉血栓的患者应采取措施避免这些危险因素（补水、定时活动、小腿腓肠肌活动等）或在此期间口服低剂量的阿司匹林。

高血压及高原性高血压

一、高血压

（一）疾病概要

高血压分为原发性高血压和继发性高血压两种。原发性高血压（primary hypertension）是以血压升高为主要临床表现伴或不伴有多种心血管危险因素的综合征，通常简称为高血压，占90%以上。继发性高血压（secondary hypertension）是由某种器质性疾病引起，有特定的病因。高血压是多种心脑血管疾病的重要病因和危险因素，影响重要器官的结构和功能，如心、肾、脑，最终导致这些器官的功能衰竭，迄今它仍是心血管疾病死亡的主要原因之一。血压水平分类和定义见表2-3。

表2-3 血压水平分类和定义

分类	收缩压（mmHg）		舒张压（mmHg）
正常血压	<120	和	<80
正常高值	120~139	和（或）	80~89
高血压	≥140	和（或）	≥90
1级高血压（轻度）	140~159	和（或）	90~99
2级高血压（中度）	160~179	和（或）	100~109
3级高血压（重度）	≥180	和（或）	≥110
单纯收缩期高血压	≥140	和	<90

（二）诊断要点

1. 症状

（1）常见症状有头晕、头痛、颈项板紧、疲劳、心悸等，也可出现视物模糊、鼻出血等较重症状，典型的高血压头痛在血压下降后即可消失。

（2）高血压患者可以同时合并其他原因的头痛，往往与血压水平无关，例如精神焦虑性头痛、偏头痛、青光眼等。

（3）高血压患者还可以出现受累器官的症状，如胸闷、气短、心绞痛、多尿等。另外，有些症状可能是降压药的不良反应所致。

2. 体征

（1）周围血管搏动、血管杂音：常见且应重视的部位是颈部、背部两侧肋脊角、上腹部脐两侧、腰部的血管杂音。血管杂音往往表示管腔内血流紊乱，与管腔大小、血流速度、血液黏度等因素有关，提示存在血管狭窄、不完全性阻塞或代偿性血流量增多、加快，如肾血管性高血压、大动脉炎、主动脉狭窄、粥样斑块阻塞等。

（2）心脏杂音：心脏听诊可有主动脉瓣区第二心音亢进、收缩期杂音或收缩早期喀喇音。

（3）有些体征常提示继发性高血压的可能，如腰部肿块提示多囊肾或嗜铬细胞瘤；股动脉搏动延迟出现或缺如，并且下肢血压明显低于上肢，提示主动脉缩窄的可能；向心性肥胖、紫纹与多毛，提示有库欣综合征的可能。

3. 诊断方法

（1）诊断依据

1）高血压诊断主要根据诊室测量的血压值，采用经核准的汞柱式或电子血压计，测量安静休息坐位时上臂肱动脉部位血压，一般需非同日测量三次血压值，收缩压均 ≥ 140 mmHg 和（或）舒张压均 ≥ 90 mmHg 可诊断高血压。

2）患者既往有高血压史，正在使用降压药物，血压虽然正常，也诊断为高血压。

3）家庭自测血压收缩压 ≥ 135 mmHg 和（或）舒张压 ≥ 85 mmHg 和 24 h 动态血压收缩压平均值 ≥ 130 mmHg 和（或）舒张压 ≥ 80 mmHg，白天收缩压平均值 ≥ 135 mmHg 和（或）舒张压平均值 ≥ 85 mmHg，夜间收缩压平均值 ≥ 120 mmHg 和（或）舒张压平均值 ≥ 70 mmHg 需进一步评估血压。

4）一般来说，左、右上臂的血压相差 < 1.33 ~ 2.66 kPa（10 ~ 20 mmHg）。如果左、右上臂血压相差较大，要考虑一侧锁骨下动脉及远端有阻塞性病变。

5）如疑似直立性低血压的患者，还应测量平卧位和站立位血压。

（2）鉴别诊断：原发性高血压需与继发性高血压相鉴别。

1）肾实质性高血压：肾实质性高血压的发生主要是由于肾单位大量丢失，导致水、钠潴留和细胞外容量增加，以及 RAAS 激活与排钠减少。高血压又进一步升高肾小球内囊压力，形成恶性循环，加重肾病。

2）肾血管性高血压：肾血管性高血压是单侧或双侧肾动脉主干或分支狭窄引起的高血压。由于肾血管狭窄导致肾缺血，激活 RAAS。

3）原发性醛固酮增多症：是肾上腺皮质增生或肿瘤分泌过多醛固酮所致，临床上以长期高血压伴低血钾为特征。

（三）治疗原则

1. 原则

（1）生活方式干预：适用于所有高血压患者。①减轻体重：将BMI尽可能控制在24以下；体重降低对改善胰岛素抵抗、糖尿病、血脂异常和左心室肥厚均有益。②减少钠盐摄入：膳食中约80%钠盐来自烹调用盐和各种腌制品，所以应减少烹调用盐，每人每日食盐量以不超过5g为宜。③补充钾盐：每日吃新鲜蔬菜和水果。④减少脂肪摄入：减少食用油摄入，少吃或不吃肥肉和动物内脏。⑤戒烟限酒。⑥增加运动：运动有利于减轻体重和改善胰岛素抵抗，提高心血管调节适应能力，稳定血压水平。⑦减轻精神压力，保持心态平衡。⑧必要时补充叶酸制剂。

（2）降压药物治疗：①高血压2级或以上患者；②高血压合并糖尿病，或者已经有心、脑、肾靶器官损害或并发症患者；③血压持续升高，改善生活方式后血压仍未获得有效控制者。高危和很高危患者必须使用降压药物强化治疗。

（3）血压控制目标值：目前一般主张血压控制目标值应低于140/90 mmHg。糖尿病、慢性肾病、心力衰竭或病情稳定的冠心病合并高血压患者，血压控制目标值低于130/80 mmHg。对于老年收缩期高血压患者，收缩压控制于150 mmHg以下，如果能够耐受可降至140 mmHg以下。应尽早将血压降低到上述目标血压水平，但并非越快越好。大多数高血压患者，应根据病情在数周至数个月内将血压逐渐降至目标水平。年轻、病程较短的高血压患者，可较快达标。但老年人、病程较长或已有靶器官损伤或并发症的患者，降压速度宜适度缓慢。

（4）多重心血管危险因素协同控制：各种心血管危险因素之间存在关联，大部分高血压患者合并其他心血管危险因素。降压治疗后尽管血压控制在正常范围，其他危险因素依然对预后产生重要影响，因此降压治疗应同时兼顾其他心血管危险因素控制。降压治疗方案除了必须有效控制血压外，还应兼顾对血糖、血脂、尿酸和同型半胱氨酸等多重危险因素的控制。

2. 降压药物治疗

（1）降压药物应用基本原则：①小剂量；②优先选择长效制剂；③联合用药；④个体化。

（2）降压药物种类：①钙通道阻滞剂（CCB）；②血管紧张素转化酶抑制剂（ACEI）；③血管紧张素受体拮抗剂（ARB）；④利尿剂；⑤β受体阻滞剂。

（3）药物选择见图2-1。

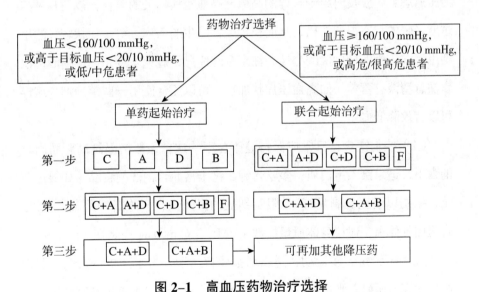

图 2-1 高血压药物治疗选择

注：A：ACEI 或 ARB；B：β受体阻滞剂；C：二氢吡啶类 CCB；

D：利尿剂；F：复方制剂

（四）高原对高血压的影响和防治

1. 影响　在高原，因海拔升高，空气中氧气含量降低，导致体内氧气供应相对不足。而急、慢性缺氧会造成机体各系统器官功能发生不同程度的紊乱，从而出现一系列的症状，医学上将这种表现称为高原反应。青藏高原具有气压大、氧分压低等特点，该特点导致长期或短期暴露于高海拔的生物活性氧产生增加，氧化应激反应增强。相关文献报道，高原地区高血压患者体内氧化应激水平明显高于平原高血压患者，导致内皮功能下降，这是高原高血压炎症和内皮功能障碍的重要促进因素。

2. 防治　对于高原性高血压病的预防，可以通过在日常生活中积极锻炼，改善长期的不良生活方式，消除不利于心理和身体健康的行为和习惯，达到减少高原性高血压以及其他心血管病的发病危险。对于高原性高血压病患者，应及时给予合理的高原性高血压病相关的教育，以使其精神过度紧张的状态得到放松，从而积极配合医生的治疗。对于症状较轻的早期患者，应当保持愉快的心情，注意合理休息，避免寒冷和抽烟喝酒，饮食注意清淡有营养。如高血压症状加重，可以配合使用一些镇静剂，这样可以有效降低血压。

（1）控制饮食：日常应保持健康合理的饮食，严格限制高脂肪肉类的食用，适量摄入蛋白质，多吃含钾、钙丰富而含钠低的食品（如绿色蔬菜、牛奶以及豆类制品等），限制钠盐的摄入量，多吃新鲜蔬菜、水果。合理控制体重，建议身体质量指数（BMI，kg/m^2）应控制在 24 以下。

（2）多锻炼、多运动：适当增强体育运动。为了预防进入高原时得高原性高血压病，则更应该适时加强体育运动，对于本身患有高血压的人来说还能有效降低血压；在海拔较高的地区，高原反应是不会自发消失的，因此进入高原地区的人们应注意劳逸结合，严格控制运动时间和强度，循序渐进。

（3）戒烟限酒。

（4）保持心情平稳。

（5）进入高原地区前应做的准备：在进入高原前一个星期的时间，可以通过服用乙酰唑胺 0.25 g，3 次／日，或者螺内酯 20 mg，3 次／日，以防治高原性高血压病。

（6）降压药物治疗：血管紧张素转换酶抑制药的降压效果较强，还可以预防甚至逆转肾小球基底膜的硬化，也可以改善胰岛素的抵抗效果，从而达到改善患者的预后情况。因此，血管紧张素转换酶抑制药是治疗轻、中度高原性高血压病的首选用药。利尿剂和 β 受体阻滞剂应用于高原性高血压会影响血糖的代谢，最好小剂量使用。这两种药物组合起来应用于高原性高血压的防治，具有良好的降压效果，并且价格低廉，十分适合于高原地区使用。

二、高原性高血压

高原性高血压是指在平原血压正常，进入 2500 m 以上的高原地区后，体循环动脉压增高至 ≥ 140/90 mmHg，持续存在并伴有一定临床症状，返回平原后血压恢复至原来水平，且排除其他原因所致的高血压状态。这是高原低氧导致的高原常见病，可同其他高原病并存，也可单独存在。与原发性高血压和其他继发性高血压不同，它主要发生于移居人群。

（一）疾病概要

国内外文献关于高原性高血压的发病率报道不一致，可能与发病者的年龄、到达地的海拔高度、时间、季节、民族的差异等有关。

1. 病因

（1）气候－氧化应激因素：氧化应激是指体内组织或细胞内氧自由基产生增多和（或）清除能力降低，导致活性氧家族在体内或细胞内蓄积而引起的氧化损伤过程。长期生活在高原低氧地区的高血压患者，气候特征引起的氧化应激水平的升高更为明显，同平原地区高血压患者比较，其氧化应激水平的升高可能是动脉硬化、冠状动脉粥样硬化性心脏病及脑卒中等心脑血管疾病风险的主要原因之一。

（2）环境－饮食因素：高原地区因其特别的地理环境等因素影响外周血管收缩，加之血红细胞代偿性增多，血流阻力增加，血压升高。而且在寒冷刺激下儿茶酚胺分泌增多，易导致心脑血管痉挛，斑块破裂，血小板聚集而形成血栓，导致心脑血管疾病发生。

（3）遗传因素：已经明确血管紧张素原（AGT）、血管紧张素转换酶（ACE）基因多态性与原发性高血压易感性有密切关系，而且在高原低氧与 RAAS 的作用下高原性高血压病患者体内脑钠肽（BNP）、血浆肾素活性（PRA）、血管紧张素Ⅱ（AngⅡ）水平明显增高。

2. 发病机制　进入高原后，机体对急性缺氧产生应激反应，交感－肾上腺系统活性增强，血中促使血压增高的生物活性物质儿茶酚胺类增多，心排血量增加，周围小血管收缩，引起血压升高。这就加强了血液对组织的灌注，有一定的适应作用。少数人由于中枢神经对缺氧的调节功能紊乱，交感活动依然维持在高水平，全身细小动脉痉挛，肾缺血引起分泌肾素，进一步使小动脉收缩而形成恶性循环。主要与以下因素有关：

（1）神经系统：神经系统对缺氧极为敏感，加之高原独特的地理环境因素如低温、干燥、强烈日辐射等，可引起精神紧张及情绪波动，致使大脑皮质功能紊乱，失去了对皮质下血管舒缩中枢的调节作用，血管运动中枢交感神经过度兴奋，去甲肾上腺素分泌增加，引起周身小动脉痉挛、收缩，致使血压增高。

（2）肾：由于缺氧，使神经系统及肾功能代谢紊乱，致去甲肾上腺素分泌增加，从而使肾血管发生病变，引起肾缺血，当肾的血流量减少或受到刺激后，可产生肾素。肾素是一种蛋白水解酶，它可以与血液中的血管紧张素原起作用，形成血管紧张素，血管紧张素使周身血管组织收缩，致血压增高。

（3）外周血管：高原低氧环境下，动脉血氧饱和度下降，刺激颈动脉窦和主动脉体化学感受器，致使周围血管阻力增加和心率加速，血压上升。

（4）血液系统：由于缺氧，致使红细胞增多血液黏稠度增高，阻力增强，心脏血液输出量与周围阻力的相互关系紊乱，导致血压增高。

3. 病理改变　高原性高血压病理改变和普通高血压病理改变基本一致，分为良性高血压和恶性高血压。

（1）良性高血压：又称缓进型高血压，早期多数无症状，开始表现为全身细、小动脉间断性痉挛，血压波动。其后血压持续升高，有血管并发症者病情进展加快，如动脉粥样硬化、糖尿病等。晚期常因心、脑等并发病而致死。

1）动脉系统病变

①细动脉：是指中膜仅 1 ~ 2 层平滑肌细胞的细动脉及直径约 1 mm 及以下的最小动脉。常累及腹腔器官、视网膜、肾上腺包膜的细动脉，肾入球小动脉最严重。由于细动脉反复痉挛，内压持续升高，内皮细胞间隙扩大，血浆蛋白渗入内皮下间隙。局部中膜平滑肌细胞坏死，释放溶酶体酶，引起局部蛋白溶解，以致该处管壁通透性升高，渗出的血浆蛋白连同平滑肌细胞产生的胶原纤维使细动脉壁细胞越来越少，陷于玻璃样变，形成细动脉硬化。镜下，管壁胶原化，均质化，呈红染，均质样物。随病变发展，管壁变厚、变硬，管腔变小，高血压病细动脉硬化。

②肌型器官动脉（小动脉）：主要累及冠状动脉、脑动脉及肾动脉（弓形及小叶间动脉常受累），表现为中膜平滑肌细胞肥大、增生，产生胶原纤维、弹力纤维，使中膜增厚。内膜亦有血浆蛋白渗入，产生胶原、弹力纤维，内弹力膜分裂，管腔可有某种程度狭窄。

2）心脏病变：主要表现为左心室肥大，这是心肌压力负荷增加的适应性反应。在心脏代偿期时，心脏重量增加，乳头肌和肉柱增粗称为向心性肥大。失代偿期时心肌收缩力降低，心腔扩张，称为离心性肥大，严重者可出现心力衰竭。

3）肾病：表现为原发性颗粒性固缩肾，为双侧对称性、弥漫性病变。肉眼观，肾体积缩小，重量减轻，质地变硬，表面均匀细小颗粒状。临床上，早期无症状，晚期出现肾功能不全症状。

4）脑部病变：血压增高时，脑内血管和组织可发生不同程度的病变，①脑动脉病变：细小动脉纤维化、玻璃样变，严重者可有纤维素样坏死，并发血栓及微动脉瘤。②脑软化：由于动脉硬化，造成局部缺氧，脑组织内可出现多数小软化灶。③脑出血：易发生于内囊、基底部，其次为大脑白质、脑桥、小脑。局部脑组织完全破坏，形成囊腔，其内充满血液。引起脑出血的原因一方面由于细、小动脉本身硬化，另一方面脑出血多发生于基底节区域，供养该区的豆纹动脉从大脑中动脉直角分出，受到高压力血流冲击，易使血管破裂出血。临床上，患者突然发生昏迷、呼吸加深、大小便失禁、肢体偏瘫、失语等，甚至死亡。

5）视网膜病变：视网膜中央动脉亦常发生硬化。眼底镜检查可见血管迂回，色苍白，反光增强，呈银丝样改变。动 - 静脉交叉处静脉受压，严重者视盘水肿，视网膜渗出、出血等。

（2）恶性高血压：又称急进型高血压，特点：①起病急，病程短，多在半年至 1 年内因尿毒症、脑出血等而死亡。②症状明显、严重，血

压 ≥ 230 mmHg/130 mmHg，可出现高血压脑病、高血压危象等症状。③血管病变严重，细动脉多为纤维素样坏死，小动脉呈增生性动脉内膜炎。④血管纤维素坏死基础上常可伴发血栓、出血等。⑤肾可见多处出血点，肾小球毛细血管丛节段性坏死等。⑥脑病变：常并发脑梗死、出血等。

（二）诊断要点

一般症状为头痛、头晕、心悸、胸闷、气短、乏力、耳鸣、口干、易怒、多梦、失眠等，可伴有面部及肢体麻木，消化道症状如恶心、呕吐、食欲减退也常见。

1. 移居高原1年以上，血压仍高，伴有头痛、头晕、失眠、心悸、气短，少数患者有恶心、呕吐、水肿等，眼底检查视网膜动脉痉挛变细，心电图及 X 线检查心室肥大。

2. 血压 ≤ 160/95 mmHg，≥ 140/90 mmHg，是临界高血压。血压波动较大，须仔细观察，约 1/3 患者可自动恢复正常。

3. 并发症

（1）脑出血：脑内小动脉的肌层和外膜均不发达，管壁薄弱，发生硬化的脑内小动脉若再伴有痉挛，便易发生渗血或破裂性出血（即脑出血）。脑出血是晚期高血压最严重的并发症。出血部位多在内囊和基底节附近，临床上表现为偏瘫、失语等。

（2）心力衰竭：心脏（主要是左心室）因小动脉硬化所导致外周阻力增大而增加后负荷，心肌发生代偿性肥大。左心室肌壁逐渐肥厚，心脏重量增加，当代偿功能不足时，心腔显著扩张，形成高血压性心脏病，心肌收缩力严重减弱引起心力衰竭。由于高血压病患者常伴有冠状动脉粥样硬化，负荷加重的心脏处于缺血、缺氧状态，更易发生心力衰竭。

（3）肾功能不全：肾入球小动脉的硬化，肾单位（即肾小球和肾小管）因慢性缺血而发生萎缩，并继以纤维组织增生（这种病变称为高血压性肾硬化）。残存的肾单位则发生代偿性肥大、扩张，尿中可出现蛋白质和红细胞。疾病的晚期，大量肾单位遭到破坏，以致肾排泄功能障碍，体内代谢终末产物如非蛋白氮等排出体外受阻，导致代谢产物体内淤积、水盐代谢和酸碱平衡紊乱，出现尿毒症。

4. 辅助检查

（1）血常规：红细胞和血红蛋白在短期内进入高原一般无异常，而血红蛋白高者血液黏度增加，易有血栓形成（包括脑梗死）。

（2）尿常规：早期患者尿常规可正常，当肾功能受损时尿比重逐渐下降，可出现尿蛋白、红细胞，偶见管型。管型主要是透明和颗粒型。

（3）肾功能：早期患者检查血尿素氮和肌酐并无异常，肾实质受损到一定程度可开始升高。成人肌酐 > 114.3 μmol/L，老年人和妊娠者 > 91.5 μmol/L 时提示有肾损伤。酚红排泄试验、尿素廓清率、内生肌酐清除率等可低于正常。

（4）胸部 X 线检查：早期可无异常，随着病期的延长可见升主动脉弓部迂曲延长、升主动脉弓或降部可扩张，左心室增大、左心衰竭，全心衰竭时则可左右心室都增大，并有肺淤血征象。

（5）心电图：多数患者无异常，病期长的患者心电图示左心室肥大和（或）劳损。P 波增宽、切凹、Pv1 的终末电势负值增大等，心律失常如室性期前收缩、房性期前收缩、心房颤动等。

（6）超声心动图：通过检查可发现左心室、左心房扩大，左心室壁收缩活动减弱。室间隔和（或）左心室后壁厚度增加 > 13 mm，室间隔和左室后壁厚度比 > 1.3。

（7）眼底检查：测量视网膜中心动脉压可见增高，在病情发展的不同阶段可见下列眼底变化：

  Ⅰ级：视网膜动脉痉挛；

  Ⅱ级：A：视网膜动脉轻度硬化；

     B：视网膜动脉显著硬化；

  Ⅲ级：视网膜出血或渗出；

  Ⅳ级：视盘水肿。

  （8）其他检查：可有血糖增高和高尿酸血症。患者血浆肾素活性、血管紧张素Ⅱ的水平升高。

  5. 诊断

  （1）根据患者症状，排除原发性高血压及肾性、药物性等原因所致高血压。

  （2）在平原血压为正常，进入高原后血压持续增高。在短时间内不能下降，并有高血压症状者。

  （3）符合上述症状者，并结合实验室检查，如红细胞增多等。

  （4）询问病史时应注意以下内容：①接触高原的状况：是否初次进入高原或回到平原居住一段时间后重返高原，或从高原至另一更高海拔地区；②发病地区的海拔高度；③从进入高原到发病经历的时间；④发病有无明显的诱因，如登高速度过急、体力活动过大、寒冷或气候改变、饥饿、疲劳、失眠、晕车、情绪紧张、上呼吸道感染等因素；⑤病后有无经吸氧或转往低海拔处（2500 m以下）病情自然好转史；⑥进入高原前或发病前有无类似症状发作。

  6. 鉴别诊断　高原性高血压的临床表现与原发性高血压病有许多相似之处，但有以下不同点：

  （1）高原性高血压以青年患者较多，原发性高血压病40岁以后多见。

  （2）高原性高血压患者的临床表现除头痛、失眠等多见外，其恶心、呕吐、水肿、气促、心悸等症状较原发性高血压病多。

（3）高原性高血压患者体征上常有心脏轻度增大，心尖区可闻及轻度收缩期杂音，肺动脉瓣听诊区第二音亢进或分裂，心率快，发绀等。

（4）高原性高血压主要表现为舒张压升高多见。

（5）高原性高血压患者多属轻度高血压，合并心、脑、肾损伤者少见且轻微，治疗效果好，而原发性高血压病患者多严重，降压效果不佳，且到中晚期，不同程度合并有心、脑、肾等器官的损伤。

（6）高原性高血压患者眼底改变少见，与血压高低无平行关系。

（7）高原性高血压一般预后良好，转回平原 1 ~ 60 天内，多数患者血压恢复正常，各种临床症状亦随之消失。

本病应与原发性高血压鉴别，在高原地区鉴别两者不易，但患者一旦转至低地，不需特殊处理，血压可于数日或一两个月内逐渐降至正常，重返高原后血压又升高，此为诊断高原性高血压的有力佐证。

（三）治疗原则

1. 病程短，症状轻，无明显心、脑、肾受损表现者，可对症处理。适当锻炼，增强适应能力。必要时适当应用镇静剂，保证足够的睡眠。

2. 血压增高较显著、症状明显者，应给予降压药治疗。如 β 受体阻滞剂、钙通道阻滞剂、血管紧张素转换酶抑制剂等。具体治疗如下。

（1）β 受体阻滞剂：在高原地区，缺氧可引起交感神经兴奋，舒缩血管中枢传出的冲动增多，以缩血管占优势，从而使小动脉收缩，周围血管阻力上升，血压升高。β 受体阻滞剂可抑制交感神经兴奋、降低心率、降血压。奈必洛尔是一种强效、高选择性的第三代 β 受体阻滞剂，它在降低心率的同时，也可以显著降低外周血管阻力，达到降低血压目的。奈必洛尔不会引起支气管平滑肌和血管平滑肌收缩，没有内源性拟交感活性，也没有负性肌力作用，因此对于高血压合并哮喘、慢性阻塞性肺疾病的患者也可选用。

（2）钙通道阻滞剂：平原地区的人在刚进入高原地区时，收缩压、舒张压均会升高，以舒张压升高为主。钙通道阻滞剂通过减弱兴奋收缩耦联，降低阻力血管的收缩反应，从而降低血压。因此，钙通道阻滞剂对于以舒张压升高为主的高原性高血压尤为适用。

（3）血管紧张素Ⅱ受体拮抗剂（ARB）：高原地区，慢性缺氧可引起血液重新分布，肾血流量减少，肾灌注不足，激活肾素－血管紧张素－醛固酮系统，引起血压升高。ARB 类药物阿齐沙坦酯是一种前体药物，它在胃肠道中被水解为阿齐沙坦，阿齐沙坦通过选择性阻断血管紧张素Ⅱ与 AT1 受体的结合，达到降低血压的作用。由于它并不抑制 ACE，故不会影响缓激肽水平，也不会结合并阻断其他与血管调节作用相关的受体或离子通道。

（4）血管紧张素转换酶抑制剂（ACEI）：通过抑制血管紧张素转换酶及缓激肽降解酶，减少血管紧张素Ⅰ转化为血管紧张素Ⅱ和减慢有扩血管作用的缓激肽的降解，促进有扩血管作用的前列环素的释放，最终导致血管扩张，血压降低。ACEI 类作为一线降压药，它对高血压患者具有良好的靶器官保护和心血管终点事件预防作用。ACEI 类降压作用明显，且平稳降压，对糖脂代谢无不良影响，

（5）血管紧张素受体－脑啡肽酶双重阻滞剂：LCZ696 是一类全新的降压药物，具有双效血管紧张素受体－脑啡肽酶抑制剂作用。它通过 AHU377 抑制脑啡肽酶对肽类的降解来提高利钠肽的水平，还能通过缬沙坦来抑制有害的肾素－血管紧张素－醛固酮系统，两者协同舒张血管，促进尿钠排泄，从而达到降低血压的目的。

（6）利尿剂：利尿剂的作用主要通过排钠、排水，减少细胞外容量，

降低外周阻力，降压效果较平稳、缓慢，持续时间相对较长，作用持久。值得注意的是，由于高原地区慢性缺氧，致血管收缩，红细胞继发性增多，引起血液黏稠，一般不推荐过多使用利尿剂，以防栓塞的发生。

（7）内皮素受体 A 拮抗剂：由于慢性缺氧、吸烟、强紫外线照射等诸多因素的影响，血管活性物质的合成与释放失去平衡，如一氧化氮分泌减少及活性减低、内皮素分泌增多、内皮依赖性血管相关活性因子异常、内皮结构受损，导致血管的收缩及舒张功能障碍，以及引起血管重塑，促使血管阻力的增加，血压升高。分布于血管平滑肌细胞上的 ET-1 与靶细胞膜上的 ET-A 结合，激活鸟苷酸环化酶、磷酸肌醇系统和钙离子通道，通过增加胞质内钙离子浓度而介导血管收缩。内皮素受体 A 拮抗剂通过阻断 ET 与 ET-A 的结合而降低血压。达卢生坦是一种选择性内皮素受体 A 拮抗剂，它作用时间长，可平稳降低血压。此外，达卢生坦还有肾保护作用。

（8）肾交感神经消融术：高血压的发生、发展与交感神经密切相关，肾交感神经消融术是指消融位于肾动脉外膜的交感神经，在一定程度上可抑制交感神经的活性，从而达到降压的目的。

3. 病程长、血压高、出现高血压脑病者，除用药物降低血压和颅内压以外，可给高浓度氧吸入治疗，有条件者可用高压氧舱治疗。

4. 病情重、经积极治疗效果不明显者，建议尽快转回平原治疗。

（四）预防措施

1. 合理饮食　控制能量的摄入，限制钠盐、肉类的摄入，适量摄入蛋白质，多吃含钾、钙丰富的食品、新鲜蔬菜、水果。

2. 适量运动　适量运动除了可以促进血液循环外，还能增加食欲、促进肠胃蠕动、预防便秘、改善睡眠。要养成持续运动的习惯，进入高海拔地区，部分人会出现急、慢性高原病；血氧饱和度降低，应尽可能减轻高强度活动，注意休息，保暖。

3. 戒烟限酒。

4. 保持心理平衡　紧张、易怒、情绪不稳是血压升高的诱因。克服恐惧心理，保证乐观向上的心态。

5. 高原性高血压患者自我管理的建议

（1）定期测量血压，1～2天至少测量1次。

（2）注意劳逸结合、日常饮食、适当运动、情绪稳定、睡眠充足。

（3）定时服用降压药，不随意减量或停药，在医师指导下调整药物和剂量。

（4）老年人降压要平稳，不可骤降，收缩压宜控制在140～160 mmHg，以减少心脑血管病的发生。

（5）服用去甲肾上腺素能神经末梢阻断药的老年患者应防止直立性低血压。

心律失常

正常情况下，心脏以一定范围的频率发生有规律的搏动。心搏的冲动（impulse）起源于窦房结（sinoatrial node，SAN），它以一定的顺序和速率传播至心房和心室各处，协调心脏各部位同步收缩，形成一次心搏，周而复始，为正常节律（rhythm）。凡由于心脏内冲动发生与传播的不正常而使整个心脏或部分活动变得过快、过慢或不规则，或者各部分活动的顺序发生紊乱，即形成心律失常（arrhythmia）。心律失常发生的机制包括冲动起源异常、冲动传导异常或两者兼而有之。

一、窦性心动过缓

正常情况下，窦房结的频率为 60～100 次 / 分，窦性心动过缓（sinus brady cardia）是指窦房结的自律性低于 60 次 / 分，多见于健康人群，尤其是运动员、年轻人或睡眠状态时。

（一）病因

1. 迷走神经张力过高

（1）生理性：主要发生于年轻人、运动员或睡眠状态。绝大部分健康人在睡眠时心率≤ 60 次 / 分，部分人群为 40 次 / 分，多属生理情况。

（2）病理性：当神经系统疾病如脑膜炎、脑出血、脑肿物、脑外伤等引起颅内压升高时，可引起中枢性迷走神经兴奋性升高，导致心动过缓发生。少部分出现家族性窦性心动过缓。

（3）反射性迷走亢进：如在终止室上速时采取的压迫眼球、按压颈动脉窦、刺激咽喉部引起恶心呕吐等、屏气、剧烈咳嗽、急性胃扩张、肠梗阻、尿路结石或胆结石疼痛发作时等，均可引起反射性迷走亢进诱发心动过缓。

2. 窦房结功能受损　如急性心肌梗死时可合并窦性心动过缓，多发生在心肌梗死早期，尤其是下壁心肌梗死更多见。其他如炎症、缺血缺氧、中毒及老年退行性变造成窦房结功能受损也可引起心动过缓，多见于急性心肌炎、心包炎、心内膜炎、心肌病等。

3. 药物所致　如 β 受体阻滞剂、胺碘酮、普罗帕酮、非二氢吡啶类钙拮抗剂、洋地黄类、奎尼丁、利血平、呱乙啶、普鲁卡因胺、苯妥英钠、镇静剂、拟胆碱药及麻醉剂等均可抑制窦房结导致心动过缓。

4. 代谢紊乱　重度黄疸、甲状腺功能减退、严重缺氧、低温、高钾血症、尿毒症及酸碱失衡等也可诱发心动过缓。

5. 其他　严重的神经症、精神分裂症等也可引起迷走神经兴奋，导致窦房结自律性降低从而诱发窦性心动过缓。

（二）诊断要点

1. 临床表现

（1）生理性的窦性心动过缓因血流动力学改变不大，所以一般无症状，也没有特殊的临床意义。严重心动过缓者可有头晕、乏力、气短、易疲劳等症状。

（2）病理情况下可有心悸、胸闷，严重时可有头晕、黑矇、晕厥，甚至可诱发心绞痛，多见于合并器质性心脏病患者。没有器质性心脏病的人群中，有部分心率低于 40 次 / 分的患者并无明显临床症状。

2. 心电图表现

（1）窦性 P 波：频率低于 60 次 / 分，24 h 动态心电图监测总心搏小于 8 万次。

（2）P-P 间期或者 R-R 间期超过 1 s。

（3）P-R 间期为 0.12 ~ 0.25 s。

（4）QRS 波正常。

（5）窦性心动过缓常伴有窦性心律不齐，即不同的 P-P 间期相差在 0.12 s 以上（图 2-2）。

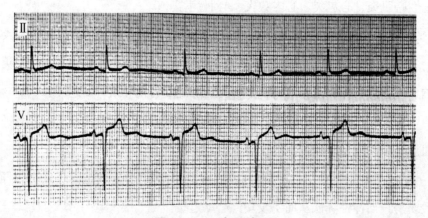

图 2-2　心电图表现

3. 辅助检查　除心电图以外，还可进行如下检查以明确其病因。

（1）动态心电图：可了解临床症状与窦性心动过缓是否一致、最高窦性心率、最低窦性心率、平均心率、是否有长间歇及其程度，借此可以对窦性心动过缓进行综合评估，帮助后续诊断及治疗。

（2）阿托品试验：老年患者应谨慎进行该试验，因阿托品静脉推注可诱发冠状动脉痉挛。

（3）运动试验：可观察运动时心率的变化，但应根据患者的具体情况量力而行。

（4）必要时可行心脏电生理检查。

（三）治疗原则

窦性心动过缓的治疗主要是病因治疗，特别是老年患者，一定要分清是否是病理性的。

1. 无症状者无需治疗。

2. 如已出现心排血量不足的症状，可据情况予以阿托品、沙丁胺醇、麻黄碱、异丙肾上腺素静脉滴注或口服治疗。

3. 对老年患者疗效往往是暂时的，同时这些治疗有诸多的副作用，如阿托品可引起尿潴留、诱发冠状动脉痉挛，拟交感药可引起快速性的心律失常等。如已明确是病理性的，有症状、药物疗效不佳者应予以人工心脏起搏器治疗。

二、病态窦房结综合征

广义地说，病态窦房结综合征（简称病窦）是窦房结（sinus node）本身及其周围组织的器质性病变，或者由于各种外在因素的影响导致窦房结冲动形成或冲动传出障碍而产生多种心律失常和临床症状的综合征。

（一）病因

一般而言，临床上常见的病因有以下三类疾病。

1. 冠状动脉性心脏病　向窦房结供血的窦房结动脉是一条单一动

脉，其贯穿于窦房结中央，窦房结 P 细胞通过结缔组织直接附着于窦房结动脉上，所以，窦房结功能极易受到缺血的影响。临床上许多病窦患者同时有隐性或显性冠状动脉供血不足，或发生在心肌梗死的急性期，且病窦的多发年龄与冠心病的多发年龄相符合，目前认为冠心病是病窦的最常见病因。

2. 非特异性退行性纤维化　随着年龄的增长，窦房结内 P 细胞减少，而纤维组织增加，窦房结功能减退。此种纤维化常累及窦房结及结周区，甚而累及心房、房室结、希氏束及束支系统，造成全传导系统病变。

3. 炎症性疾病　也是临床上较常见的病因。无论何种病因所致的急性或慢性心肌炎、心包炎均可能累及窦房结，有的在炎症治愈后窦房结功能可以恢复，但也有不少病例窦房结功能障碍可能持续存在。

一般而言，临床上凡年龄大的病窦患者病因多考虑冠心病、退行性纤维化，年龄小的患者病因多考虑炎症。

（二）诊断要点

1. 症状

（1）头晕、黑蒙和晕厥是病窦综合征的主要症状，也是患者就诊常见的原因。这些症状通常是由缓慢型心律失常引起的，晕厥则是病窦综合征最严重的症状。

（2）病窦综合征患者也可出现心悸症状。尽管从理论上，心动过缓、心动过速和心律不齐均可引起心悸，但心悸往往是快速心律失常造成的。此时，病窦综合征患者缓慢心律失常和快速心律失常交替出现，临床也称为慢－快综合征，因此病窦综合征患者述心悸提示存在慢－快综合征。

（3）出现慢性心房颤动时，心动过缓和慢－快综合征引起的症状会得到缓解。少数病窦综合征患者还可主诉乏力、心绞痛等症状，一般是由心力衰竭或心排血量减少引起的。

（4）脑卒中（中风）和栓塞是病窦综合征的常见并发症，好发于病窦综合征伴有快速性心律失常的患者（慢－快综合征），尤其是伴心房颤动者。

（5）临床也见到部分患者有严重心动过缓，而无明显症状。

2. 体格检查　体格检查时患者往往表现为明显的心动过缓，或漏搏（窦房传导阻滞）或有更长的心跳暂停，体位改变和 Valsalva 动作对心动过缓没有影响。

3. 心电图表现　病窦综合征的心电图表现主要取决于窦房结功能受损的部位及严重程度，其中以严重而持久的窦缓最多，同时常伴发快速室上性心律失常，如房性心动过速、心房扑动、心房颤动和阵发性室上性心动过速。部分病窦综合征患者可能合并房内阻滞、房室阻滞及室内阻滞。

4. 诊断

（1）病窦综合征的诊断主要依靠临床表现，静息体表心电图和动态心电图，窦房结功能的电生理检查和药物试验。由于病窦综合征病程较长，症状表现迥异，心电图表现多样，故诊断不能仅根据某一项表现，必须综合分析。

（2）临床诊断还须鉴别病窦综合征是由窦房结本身病变还是由外源性自主神经影响或某些药物所造成，即除外外源性因素对窦房结功能的影响。

1）窦房结本身病变者，迷走神经阻断后，窦房结恢复时间（校正窦房结恢复时间）延长，内源性心率异常。

2）当迷走神经阻断后，窦房结恢复时间（SNRT）和窦房传导时间（SACT）正常，内源性心率亦正常，提示是迷走神经的功能亢进或药物影响而不是窦房结本身病变，多见于儿童和年轻人先天性心脏病术后。

3）在阻塞性睡眠呼吸暂停的患者，睡眠中也会出现心脏停搏，并常被诊断为"病窦综合征"，其窦房结恢复时间和窦房传导时间正常，迷走神经作用阻断后内源性心率也正常，提示是由于迷走神经张力改变造成的。

（三）治疗原则

1. 病因治疗　许多病窦患者多有因可寻，如急性心肌梗死累及窦房结动脉、某些药物的影响、电解质失衡、甲状腺功能减退，这些情况都可以通过纠正病因使窦房结功能恢复正常。

2. 对症治疗

（1）对于轻度心动过缓或窦房结功能异常而次级起搏点逸搏功能良好、症状不明显的患者，可以定期随诊观察，不需特殊治疗，即使这类患者检查发现 SNRT、SACT 延长，但只要无症状，均不是安装起搏器的适应证，因为起搏治疗的主要目的在于控制症状。尚无足够的统计资料证明起搏治疗能够延长患者的寿命。

（2）对于有症状的患者，在某些急性病窦综合征时，可以应用一些提高心率的药物以改善临床症状和维持心脏供血功能。

1）阿托品：通过抗胆碱能作用使心率增快。

2）山莨菪碱：与阿托品作用相似而弱。

3）异丙肾上腺素：非选择 β 肾上腺素能受体激动剂，作用于 β 受体使心率加快。

3. 起搏治疗适应证见表 2-4。

表 2-4　病窦综合征植入永久性心脏起搏器的适应证

分类	适应证
Ⅰ类	症状性心动过缓其病因不可逆，或由于需要用药物控制快速心律失常而需起搏器保驾
Ⅱ类	有窦房结功能障碍（心率<40次/分），但无明确证据证明症状与此相关
Ⅲ类	虽有窦房结功能障碍，但无症状

注：Ⅰ类：公认为植入起搏器的指征；Ⅱ类：对植入起搏器的必要性有争论；Ⅲ类：植入起搏器的反指征

4. 抗凝治疗　在慢-快综合征的人群中，栓塞的发生率较高，可能导致脑卒中等严重后果，因而必须考虑抗凝治疗。华法林已被公认能够预防脑卒中发生，而对阿司匹林的疗效仍有争议，但一般认为对于那些禁忌应用华法林、心房颤动为孤立性而无基础心脏病的患者，可考虑单独使用阿司匹林。

三、房室传导阻滞

目前心电学所定义的房室传导阻滞的部位是指房室结、希氏束及束支的阻滞，它可以是单一部位的阻滞，也可以是多部位的阻滞。阻滞的实质是不应期的异常延长，使冲动自心房向心室传导的过程中出现传导延缓或冲动不能下传心室的现象。阻滞可以是一过性、间歇性或持久性的。

（一）病因

引起房室传导阻滞的病理因素有以下几种。

1. 冠心病，包括急、慢性心肌缺血和下壁心肌梗死，可伴有不同程度的传导阻滞，心肌缺血纠正后可缓解。

2. 房室交接区的退行性变、心肌浸润性疾病，如淀粉样变。

3. 各种具有心肌抑制作用药物的应用，如普罗帕酮、莫雷西嗪、胺碘酮、β受体阻滞剂、钙通道阻滞剂等抗心律失常药物，洋地黄过量也会引起房室传导阻滞，尤其原有房室结潜在性病变者。

4. 心肌炎、心肌病、风湿性心脏病、高血压等也可引起。

5. 先天性心脏病及风湿性心脏病的外科治疗、心律失常的射频消融、先天性心脏病介入治疗等均可能损伤房室结和希氏束，引起不同程度的房室传导阻滞。

上述病因作用于房室交接区，使之出现缺血缺氧，或出现变性、纤维化、灶样坏死或出现水肿，引起房室传导阻滞。

（二）诊断要点

在临床心电学中通常把房室传导阻滞分为三度。

1. 一度房室传导阻滞　房室传导时间延长，即 P-R 间期延长，但每个来自心房的冲动都能下传心室（图 2-3）。

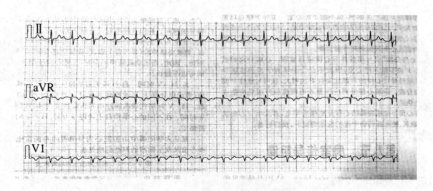

图 2-3　一度房室传导阻滞

2. 二度房室传导阻滞　心房冲动间歇被阻不能下传心室，通常被阻的只有一个心搏。二度房室传导阻滞根据 P-R 间期的特点又分为莫氏

（Mobitz）Ⅰ型和Ⅱ型。莫氏Ⅰ型也称为文氏（Wenckebach）型。二度房室传导阻滞的最小传导比是2∶1房室传导。在二度房室传导阻滞时出现连续2个P波未下传心室的现象称为高度房室传导阻滞。高度房室传导阻滞可以是莫氏Ⅰ型或Ⅱ型演变，往往出现被动心律（图2-4）。

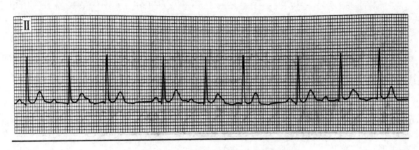

图 2-4　二度房室传导阻滞

莫氏Ⅰ型：①窦性频率基本匀齐；②P-R间期逐渐延长，直到心室漏搏；③R-R间期进行性缩短（P-R间期增量逐渐减少）；④长间歇后第一个R-R间期大于长间歇前的R-R间期；⑤长R-R间距小于短R-R间距的两倍；⑥R-P与P-R呈反比关系；⑦周而复始（图2-5）。

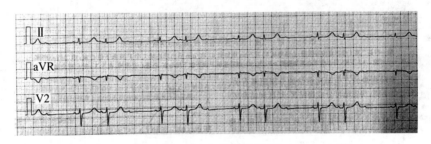

图 2-5　莫氏Ⅰ型

莫氏Ⅱ型：（P-R间期恒定，P波后有QRS波脱落）（图2-6）。

3. 三度房室传导阻滞　所有来自心房的冲动都不能传至心室，心室的冲动由房室结以下的被动心律产生，即逸搏心律，因此又称为完全性房

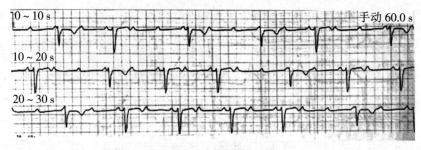

图 2-6　莫氏Ⅱ型

室传导阻滞（图 2-7）。

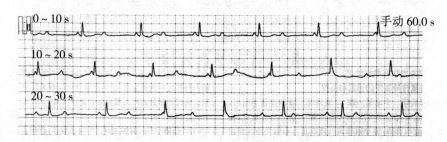

图 2-7　三度房室传导阻滞

（三）治疗原则

1. 病因治疗　不论是一度、二度还是三度房室传导阻滞病因治疗很重要，在去除病因后可能恢复，如急性心肌梗死，在急性心肌缺血改善后，传导阻滞就可能恢复。心肌炎急性期治疗及时，传导阻滞也可能恢复。介入治疗所致的一度和二度传导阻滞，通过激素的冲击治疗几乎都能恢复，射频消融所致的三度传导阻滞恢复的可能性较小。

2. 药物治疗　静脉滴注异丙肾上腺素、阿托品。

3. 起搏器治疗　对于二度Ⅱ型及三度房室传导阻滞的患者，如有明显的血流动力学改变，治疗主要是安装人工心脏起搏器。

四、高原环境对心率的影响

高原人群在独特的自然环境中，由于受到以低氧、低气压为主的诸多因素的影响，在缺氧适应的过程中，全身各系统从器官水平到分子水平，从功能到组织结构都发生一系列变化，其中心率、血压异常是常见的问题。移居高原，心率随海拔高度的增加而增快，即使在平静休息时也是如此。

但也有相关研究表明，高原藏族成人的心电图检查有心率偏慢现象。心率变异性（HRV）分析是唯一能够定量反映自主神经活性以及调节功能的检测方法。时域分析中的 RMSSD 和 PNN 50% 均为衡量迷走神经对心率调控作用大小的指标，RMSSD 的数值越大代表迷走神经的张力越高。相关研究表明，高原世居藏族的 RMSSD 和 PNN 50% 两项代表迷走神经张力的指标均高于西宁地区藏、汉族，说明高原世居藏族的迷走神经张力略高，由此可以解释高原世居藏族成人的心率偏慢的现象。也表明了高原世居藏族对高原低氧环境有着极好的适应。经研究证实，在机体对低氧适应过程中青藏高原藏族世居人群与汉族移居人群间的适应机制存在差异，移居者主要依靠功能适应，如以通气增强、心率增快、心排血量增加、红细胞增多等来弥补缺氧。世居者呼吸循环功能的增强并不占主导地位，而更多地依靠组织适应。循环携氧能力增强，对氧的利用更经济有效，其心率偏慢的机制可能就基于此。

慢性胃炎

一、疾病概述

　　慢性胃炎是由多种原因引起的胃黏膜慢性炎症病变。其发病率随年龄而增加，我国多数是以胃窦为主的全胃炎，后期以胃黏膜腺体萎缩和肠腺化生为主要病理特点。1990 年在悉尼世界胃肠病会议上提出了新的胃炎分类法，以炎症的部位为核心，将组织学与内镜部分结合，确定三种基本诊断：①急性胃炎；②慢性胃炎；③特殊类型胃炎。

（一）病因和发病机制

　　1. 急性胃炎的继续发展　长期摄食粗糙、刺激性食物，烫食、酗酒、膳食中某些化学刺激剂、长期服用非甾体类消炎镇痛药。长期反复损伤胃黏膜，造成炎症持续不愈。鼻咽口腔部存在慢性感染灶，上腹部肿瘤作深部放射治疗等。

　　2. 幽门螺杆菌感染（Hp）　Hp 为革兰氏阴性菌，微需氧，通过污染水或食物经口感染，存在于胃黏膜表面和胃小凹中上皮细胞表面，细菌的外壁含有凝集素，能和黏液或上皮细胞表面的糖蛋白糖基结合，Hp 对胃黏膜损伤机制：① Hp 能分泌很多酶，其中尿素酶（一种具有抗原活性的大分子）脱落到细胞组织上，产生局部炎症；②诱发机体免疫反应，使中性粒细胞与淋巴细胞侵袭；③部分细胞产物，可产生空泡的细胞毒直接作用于胃黏膜表面；④干扰正常胃酸分泌途径而产生过量的胃酸。

3. 免疫机制　胃体萎缩性胃炎伴恶性贫血者，自体免疫反应明显，其胃底腺黏膜呈弥漫性萎缩变薄，壁细胞和主细胞几乎消失，血中可检测出壁细胞抗体（PCA）和内因子抗体（IFA），因此认为胃部病变与自身免疫有关。内因子是壁细胞所分泌的一种糖蛋白，食物中的维生素 B_{12} 必须与内因子结合后才能被末端回肠吸收。IFA 也是自身抗体，分为阻滞抗体（Ⅰ型），和内因子结合后，可阻止内因子和维生素 B_{12} 结合，结合抗体（Ⅱ型），和内因子维生素 B_{12} 复合体结合后阻止其和回肠黏膜上的受体结合。IFA 存在于患者血清和胃液中，胃液中的 IFA 与恶性贫血有关，血中 IFA 作用弱，IFA 具有特殊性，几乎仅见于萎缩性胃炎伴恶性贫血者。

此外，还发现萎缩性胃炎患者有延迟型变态反应参与。各种有害因素造成胃黏膜损伤，释放抗原并致敏免疫细胞引起免疫反应，造成胃黏膜慢性炎症。继而通过体液免疫产生 PCA，PCA 在壁细胞内形成抗原抗体免疫复合物使壁细胞受损。因为细胞的不断破坏抗原不断释放，于是抗体也就不断产生，如果反应持续进行最终因胃黏膜萎缩（胃萎缩）抗原消耗殆尽，免疫反应终止。

4. 十二指肠液的反流　十二指肠液反流入胃也是一个重要的致病因素。胆汁、肠液和胰液中的磷脂与胆汁和胰消化酶，能溶解黏液，破坏胃黏膜屏障，促使 H^+ 及胃蛋白酶反弥散入黏膜，使胃黏膜遇到消化液的作用，产生炎症、糜烂和出血等。H^+ 刺激肥大细胞，使组胺分泌增加，引起胃壁血管扩张，炎症渗出增多和毛细血管淤血，使慢性炎症持续存在，而长期慢性炎症使屏障功能进一步降低，造成恶性循环，因此形成慢性胃炎难治的原因之一。

5. 年龄和胃黏膜营养因子缺乏　慢性胃炎发病率随年龄而增加。肠化、幽门腺化生和萎缩性改变也随年龄而加重、范围扩大，但炎症细胞浸润程度与年龄关系不大。该病变可能是老年人小动脉硬化、胃黏膜生理性的退行性变，黏膜营养不良，分泌功能下降、胃黏膜屏障功能低下所致，成为老年人发生萎缩性胃炎的重要因素。

胃黏膜营养因子缺乏，如胃泌素、表皮生长因子、尿抑胃素等，或胃黏膜感觉神经对这些因子不敏感亦可引起胃黏膜萎缩。

6. 长期高原缺氧环境　高原地区慢性胃炎尤其是萎缩性胃炎发病率明显高于平原地区。胃黏膜血流量的改变是导致胃黏膜病变的重要因素之一。研究表明，组织缺氧是刺激内皮细胞合成与释放内皮素（ET）的重要因素，而内皮素是已知体内最强的缩血管物质。ET1作为体内最强烈缩血管活性因子，是通过其强烈的收缩血管作用导致胃黏膜循环障碍、胃黏膜血流量（GMBF）显著下降进而介导胃黏膜损伤。一氧化氮（NO）具有扩张血管的作用，适当的局部浓度可保持组织的正常血液灌注。目前已有大量研究表明内皮素对胃黏膜具有损害作用而NO有保护作用，高原缺氧环境中，氧自由基水平显著升高。超氧自由基在金属离子，特别是铁离子存在情况下，和过氧化氢互相作用产生毒性更大的羟自由基，进而造成对胃组织的损害。临床研究发现萎缩性胃炎患者血浆与组织中脂质过氧化物含量明显高于对照组，氧自由基清除剂对胃黏膜损伤具有保护作用。经过动物实验已证实，它们具有良好的减轻氧自由基介导的胃黏膜损伤的保护作用。

2007年青海省进行慢性胃炎流行病学调查，旨在了解该地区慢性胃炎发病率及流行病学特征。结果发现，青海地区慢性萎缩性胃炎（chronic atrophic gastritis，CAG）发病率显著高于平原地区，高原地区世居汉族人群胃组织中的丙二醛（脂质过氧化物MDA）与平原地区相同，是因为氧自由基清除剂超氧化物歧化酶（SOD）活力显著升高，清除过多 MDA 所致，是高原习服所致，因此反映出高原缺氧地区胃组织中氧自由基与氧自由基清除剂失衡明显，也说明高原地区慢性胃黏膜病变高发是高原缺氧环境所致的重要证据之一。高原地区世居汉族人群由于长期处于缺氧环境中，一氧化氮（NO）含量显著降低，而 NO 引起胃黏膜血管扩张的保护机制受到长期损害，是导致高原地区慢性胃黏膜病变高发的原因之一。

（二）病理特征

慢性胃炎的病理变化是由于胃黏膜的损伤和修复相互作用所引起的，组织学特点是炎症、萎缩和化生。在慢性炎症过程中，胃黏膜也有反应性增生变化，如胃小凹上皮过度形成，黏膜肌增厚，淋巴滤泡形成、纤维组织和腺管的增生等。

浅表性胃炎：炎症限于胃小凹和黏膜固有层的表层。肉眼见黏膜充血、水肿或伴有渗出物，主要见于胃窦，也可见于胃体，有时见少量糜烂及出血。镜下见黏膜浅层有中性粒细胞、淋巴细胞和浆细胞浸润，深层的腺体保持完整。部分患者在胃窦部有较多的糜烂灶，或伴有数目较多的疣状突起，称慢性糜烂性或疣状胃炎。

萎缩性胃炎：炎症深入黏膜固有层时影响胃腺体，使之萎缩，称为萎缩性胃炎。胃黏膜层变薄。黏膜皱襞平坦或消失，可为弥漫性，也可呈局限性，镜下见胃腺体部分消失，个别者可完全消失，黏膜层、黏膜下层淋巴细胞和浆细胞浸润。有时黏膜萎缩可并发胃小凹上皮细胞增生，致使局部黏膜层反而变厚，称萎缩性胃炎伴过形成，如炎症蔓延广泛，破坏大量腺体，使整个胃体黏膜萎缩变薄，称胃萎缩。

随着慢性胃炎萎缩性病变进展可出现胃黏膜肠上皮化生和假幽门腺

化生。在增生的胃小凹和肠上皮化生的基础上可发生异型增生。异型增生又称非典型增生，表现为细胞的异型性和腺体结构紊乱。肠化和非肠化黏膜均可发生异型增生，固有胃型和肠型异型增生之分，根据异型程度分为轻、中、重三级。轻度常可逆转为正常；中度可能是重要的癌前病变，应定期复查胃镜和活检；重度拟似癌变，应密切观察，如不能除外癌变则建议手术。

二、诊断要点

（一）临床表现

慢性胃炎患者症状与炎症活动性有关，症状转变与病变程度（浅表、萎缩）无必然联系。本病进展缓慢，常反复发作，症状无特异性，部分有消化不良的表现。

浅表性胃炎可有不规则的上腹隐痛、腹胀、嗳气等，尤以饮食不当时明显，部分患者可有反酸，少数可有上消化道出血，此类患者胃镜证实糜烂性及疣状胃炎居多。

萎缩性胃炎的不同类型、不同部位，其症状亦不相同。胃体胃炎一般消化道症状较少，有时可出现明显厌食、体重减轻、舌炎、舌乳头萎缩，可伴有贫血，在我国发生恶性贫血者罕见。萎缩性胃炎影响胃窦时胃肠道症状较明显。特别是有胆汁反流时，常表现为持续性上中腹部疼痛，于进食后出现，可伴有含胆汁的呕吐物和胸骨后疼痛及烧灼感，有时可有反复小量上消化道出血，甚至呕吐，此系胃黏膜屏障遭受破坏而发生急性胃黏膜糜烂所致。

（二）胃镜和实验室检查

1. 胃镜和活组织检查　是诊断慢性胃炎的主要方法。浅表性胃炎以胃窦部最为明显，多为弥漫性，也可局限而分散。胃黏膜呈边缘界限模糊、充血、水肿。反光度增强。充血区和水肿区可共存，形成红白相间，并以充血的红色为主，也可呈花斑样，似麻疹样改变，有时有糜烂。黏液分泌增多，常有灰白色或黄白色渗出物。活检示浅表炎细胞浸润，腺体完整。

萎缩性胃炎黏膜多呈苍白色或灰白色，可为弥漫性，也可呈局限性斑块分布，胃黏膜呈红白相间但以灰白色为主，皱襞变细或平坦，黏膜变薄可见黏膜内血管网或紫蓝色黏膜下血管，病变可全胃弥漫性或主要在胃窦部。伴有腺体增生性改变者，黏膜表面呈颗粒状或微小结节状突起，严重胃萎缩时黏液量极少或无，称"干胃"。活检示典型的腺体减少伴不同程度的炎细胞浸润，严重者可伴有不同程度肠上皮化生、腺体异型增生。

2. X线钡餐检查　通过气钡双重对比造影可以很好地显示胃黏膜相。胃黏膜萎缩时可见胃皱襞相对平坦、减少。胃窦胃炎X线表现为胃窦痉挛黏膜呈钝锯齿状黏膜皱襞粗乱等。疣状胃炎X线钡餐特征改变为胃窦部有结节状局限粗大皱襞，某些皱襞结节的中央有钡斑。

3. 胃液分析　测定基础胃酸分泌量（BAO）及增大组织胺法或五肽胃泌素法测定最大泌酸量（MAO）和高峰泌酸量（PAO）。以判断胃泌酸功能，有助于萎缩性胃炎的诊断及指导临床治疗。浅表性胃炎胃酸多正常；广泛而严重的萎缩性胃炎胃酸降低，尤以胃体胃炎更为明显，胃窦炎一般正常或有轻度障碍，浅表性如疣状胃炎也可有胃酸增高。

4. 血清胃泌素、自身抗体测定　采用放射免疫法测定血清胃泌素含量，正常值为 < 10 ng/L。萎缩性胃体炎时常中度升高，是因胃酸缺乏、

G 细胞分泌胃泌素功能增高之故，伴有恶性贫血的胃萎缩患者空腹血清胃泌素明显增高，可达 1000 ng/L 或以上，甚至 > 5000 ng/L，与胃泌素瘤相似，但后者是高胃酸。胃窦黏膜有严重萎缩时，空腹血清胃泌素正常或降低。自身抗体测定，血清胃壁细胞抗体（PCA）在胃体萎缩时胃炎时常呈阳性（75% 以上）；慢性胃窦胃炎时，血清 PCA 也有一定的阳性率（30% ~ 40%）。血清中抗胃壁细胞抗体（IFA）阳性率比 PCA 低，但胃液中检测到 IFA 对诊断恶性贫血帮助很大。血清维生素 B_{12} 吸收有赖于内因子，胃体萎缩性胃炎时内因子生成减少或缺如，可发生维生素 B_{12} 吸收障碍，血清维生素 B_{12} 含量降低。放射免疫法测定正常人空腹血清维生素 B_{12} 浓度为 300 ~ 900 ng/L，若低于 200 ng/L 为维生素 B_{12} 缺乏，提示维生素 B_{12} 吸收不良。

5. Hp 检测　目前有 6 种方法检测 Hp：①胃黏膜直接涂片，革兰氏染色后镜检；②胃黏膜组织切片，以 HE 或 Warthin-starry 或 Giemsa 染色或免疫组织化学法染色；③胃黏膜培养，需特殊培养基和微需氧环境，培养 3 ~ 7 天；④尿素酶快速检测；⑤血清 Hp 抗体测定，是间接检查 Hp 感染的方法，适合于流行病学调查；⑥尿素呼气试验，是一种非侵入性诊断法，口服 ^{13}C 或 ^{14}C 标记的尿素后，检测患者呼气中的 CO_2 量，结果准确。

（三）诊断

病史和症状无特异性，体征很少，X 线检查一般只有助于排除其他胃部疾病，故确诊要依赖胃镜检查和胃黏膜活检（在我国有 50% ~ 80% 慢性胃炎患者在胃黏膜中可找到幽门螺杆菌）。

（四）鉴别诊断

1. 胃癌　慢性胃炎的症状如食欲缺乏、上腹不适、贫血等，少数胃窦胃炎的 X 线征象与胃癌颇相似，需特别注意鉴别。胃镜及活检有助于鉴别。

2. 消化性溃疡　两者均有慢性上腹痛，但消化性溃疡以上腹部规律性、周期性疼痛为主，而慢性胃炎疼痛很少有规律性并以消化不良为主。鉴别依靠 X 线钡餐透视及胃镜检查。

3. 慢性胆道疾病　如慢性胆囊炎、胆石症常有慢性右上腹痛、腹胀、嗳气等消化不良的症状，易误诊为慢性胃炎。因慢性胃炎十分常见、治疗效果不好，应考虑合并胆石症，胆囊造影及超声异常可最后诊断。

4. 其他　如肝炎、肝癌及胰腺疾病亦可出现食欲缺乏、消化不良等症状而延误诊治，全面细微的查体及有关检查可防止误诊。

三、预防措施

大部分浅表性胃炎可逆转，少部分可转为萎缩性胃炎。萎缩性胃炎随年龄逐渐加重，但轻症亦可逆转。因此，对慢性胃炎治疗应及早从浅表性胃炎开始，对萎缩性胃炎也应该坚持治疗。

1. 消除病因　祛除各种可能致病的因素，如避免进食对胃黏膜有刺激的饮食及药品，戒烟忌酒。注意饮食卫生，防止暴饮暴食，积极治疗口、鼻、咽部的慢性疾患。

2. 高原缺氧环境　长期缺氧造成人体早衰，原因是氧自由基代谢失衡，造成高原地区慢性胃炎高发，治疗上就应从饮食角度积极预防，多进食新鲜蔬菜、水果，富含维生素 C 和维生素 B 族的食物。

3. 药物治疗　依据具体情况选择药物。

（1）根除幽门螺杆菌：根据 Hp 感染，对 Hp 阳性的慢性活动性胃炎、萎缩性胃炎合并肠上皮化生、异型增生者，应对 Hp 根除治疗。依据全国第四次共识意见，建议采用含铋剂的经典的四联根除方案：质子泵抑制剂（PPI 抑制剂）、铋剂、两种抗生素。如果根除治疗失败，则采用补救措施，或加服荆花胃康胶丸等中成药。

（2）强固屏障功能，促进上皮生长药物：可选用硫糖铝、麦滋林 -S（含水溶性菌）、米索前列醇、丙谷胺、血活素注射液等。

（3）促进胃蠕动，减少肠液反流：多潘立酮、新络纳、甲氧氯普胺。适合于伴有胃下垂、幽门张力降低、胆汁反流者，亦可缓解恶心、腹胀等消化不良症状。

（4）制酸剂，消化酶类：H2 受体拮抗剂、PPI 抑制剂适用于胃酸增高者及急性胃黏膜糜烂性病变，以减少胃酸分泌和促进胃泌素（胃黏膜局部营养作用）释放作用。我国萎缩性胃炎多是胃窦胃炎，主要是幽门腺数量减少，胃底腺受影响较小，由于胃黏膜屏障功能减退引起 H^+ 向胃壁弥散，影响消化功能，各种消化酶制剂可以改善胃腔内环境，有助消化、消除腹胀。

（5）吸附剂：铝碳酸镁（胃达喜）为铝碳酸咀嚼片，能迅速中和胃酸，并吸附十二指肠反流的胆盐，且可增强胃黏膜防御功能。

（6）其他：缺铁性贫血者可补充铁剂，有恶性贫血者需终生维生素 B_{12} 注射治疗。

（7）中医中药：我国有较多方剂成药用于本病，如黄芪建中汤加减，对缓解上消化道症状有一定效果。

乙型病毒性肝炎

一、疾病概述

乙型病毒性肝炎是由乙型肝炎病毒（HBV）感染引起的传染病，根据发病缓急和临床表现不同，可分为急性、慢性和重型肝炎。

HBV 感染呈世界性流行，但不同地区 HBV 感染的流行强度差异很大，以非洲及亚洲最为高发。据世界卫生组织报道，全球约 20 亿人曾感染 HBV，其中 2.4 亿人为慢性 HBV 感染者，中国慢性 HBV 感染者达 6.1%，约 8600 万人，而慢性乙型肝炎患者约 3200 万人。青藏高原是我国乙型病毒性肝炎的高发区，有研究提示青海地区藏族 HBV 感染率显著高出国内平均水平（10%），且藏、汉之间 HBV 感染率亦有明显差异。乙型肝炎主要通过血液或注射途径传播，凡含有 HBV 的血液或体液（唾液、乳汁、羊水、精液和分泌物等）直接进入或通过破损的皮肤、黏膜进入体内，均可造成传播。此外，母婴和性途径亦可传播。

慢性乙型肝炎的进展可分为以下五种临床阶段：① HBeAg 阳性慢性 HBV 感染，以血清 HBeAg 阳性为特征，伴有高水平的 HBV DNA 和 ALT 在正常范围内，肝组织学没有明显异常，或轻度炎症坏死，无或仅有缓慢纤维化。由于 HBV DNA 水平显著增高，此阶段具有很强的传染性。

②HBeAg 阳性慢性 HBV 感染，伴有 HBV DNA 和 ALT 升高，肝组织学表现为中度或严重炎症坏死，肝纤维化可快速进展。大多数患者可以实现 HBeAg 血清学转换及 HBV DNA 抑制进入 HBeAg 阴性感染阶段。③HBeAg 阴性慢性 HBV 感染，以 HBeAb 阳性为特征，伴有 HBV DNA 检测不到或低于 2000 IU/ml，ALT 在正常范围内，肝组织学没有或仅有轻度炎症，此阶段患者发生肝硬化及肝癌的风险相对较低。④HBeAg 阴性慢性 HBV 感染，通常伴有 HBeAb 阳性，HBV DNA 处于高水平并且 ALT 持续升高或反复异常，肝组织学可见炎症坏死及纤维化。⑤HBsAg 阴性，伴或不伴有 HBsAb 阳性为特点，此阶段 ALT 多正常，HBV DNA 低于检测下限。

（一）病因

HBV 属嗜肝 DNA 病毒科（hepadnaviridae），基因组长约 3.2 kb，为部分双链环状 DNA。其基因组编码 HBsAg、HBcAg、HBeAg、病毒多聚酶和 HBx 蛋白。HBV 的抵抗力较强，65℃ 10 小时、煮沸 10 分钟或高压蒸气、环氧乙烷、戊二醛、过氧乙酸和聚维酮碘对 HBV 有较好的灭活效果。

（二）发病机制

慢性乙型肝炎（CHB）发病机制较为复杂，迄今尚未完全阐明。研究表明，除了 HBV 对肝细胞直接损害外，还主要通过宿主的免疫应答以及病毒与宿主的相互作用引起肝细胞的病理改变。炎症反复存在是 CHB 患者进展为肝硬化甚至肝癌（HCC）的重要因素。固有免疫在 HBV 感染初期发挥作用，并诱导后续的特异性免疫应答。慢性 HBV 感染者的非特异免疫应答受到损伤。CHB 患者常表现为髓样树突状细胞（mDc）、浆细胞样树突状细胞（pDc）在外周血中频数低，mDC 存在成熟障碍，pDc 产生 IFN-a 的能力明显降低，机体直接清除病毒和诱导 HBV 特异性 T 淋巴细胞功能产生的能力下降，不利于病毒清除。慢性感染时，HBV 特异性 T 淋巴细胞易凋亡，寡克隆存在，分泌细胞因子功能和增殖能力显著降低，T 淋巴细胞功能耗竭，HBV 持续复制。

二、诊断要点

（一）临床表现

1. 急性肝炎　持续 6 周至 6 个月内无其他原因可解释的乏力、食欲减退、恶心等症状，病初可伴有发热、肝大并有压痛和肝区叩击痛，血清丙氨酸转氨酶（ALT）显著升高。可分为黄疸型和无黄疸型。如血清总胆红素 ≥ 17.1 μmol/L，或尿胆红素阳性，为急性黄疸型肝炎，否则为急性无黄疸型肝炎。

2. 慢性肝炎　急性肝炎病程超过半年；原有乙型肝炎或有 HBSAg 携带者，本次又以同一病原再次出现肝炎症状、体征和肝功能异常者；发病日期不明或虽无肝炎病史，但根据症状、体征、实验室检查、B 超检查，综合分析符合慢性肝炎特征者；肝组织病理学检查符合慢性肝炎者，均可诊断为慢性肝炎。

慢性肝炎按症状轻重又可分为轻度、中度和重度。

（1）轻度：症状、体征轻微或缺如者，肝功能指标仅 1 或 2 项轻度异常者。

（2）中度：症状、体征和检查居轻度和重度之间者。

（3）重度：①有明显或持续的肝炎症状，如乏力、食欲减退、腹胀、尿黄、便溏等，伴有肝病面容、肝掌、蜘蛛痣、脾大并排除其他病因，但无门脉高压症状；②血清 ALT 和（或）门冬氨酸转氨酶（AST）反复或持续升高，白蛋白降低或 A/G 比值异常，丙种球蛋白明显升高等；③具备上述重度慢性肝炎的临床症状、体征，而实验室检测白蛋白 ≤ 32 g/L，胆红素大于 5 倍正常值上限，凝血酶原活动度为 40% ~ 60%，以上 3 项检测中有 1 项达上述水平，均可诊断为重度慢性肝炎。

3. 重型肝炎（肝衰竭）分为急性、亚急性、慢加急性及慢性肝衰竭。

（1）急性重型肝炎：以急性重型肝炎起病，2 周内有极度乏力，明显消化道症状，迅速出现Ⅱ度（按Ⅳ度划分）或Ⅱ度以上肝性脑病。肝浊音界进行性缩小，黄疸急剧加深，或尚未出现黄疸但有上述表现。凝血酶原活动度（PTA）低于 40%，并排除其他原因者。

（2）亚急性重型肝炎：以急性黄疸型肝炎起病，黄疸迅速加深，15日至 24 周之间有极度乏力及明显消化道症状，出现Ⅱ度或Ⅱ度以上肝性脑病或腹水，血清胆红素大于 10 倍正常值上限，凝血酶原活动度低于40% 并排除其他原因者。

（3）慢加急性肝炎：在慢性肝病基础上，出现急性（通常在 4 周内）肝功能失代偿的临床表现，出现极度乏力，有明显消化道症状，黄疸迅速加深，血总胆红素（Tbil）超出正常值上限 10 倍或每日上升 ≥17.1 μmol/L，出血倾向明显，PTA ≤ 40%（或 INR ≥ 1.5），并排除其他原因者，失代偿性腹水，伴或不伴肝性脑病。

（4）慢性重型肝炎：临床表现同亚急性重型肝炎，但其发病基础有慢性肝炎或肝硬化；或慢性乙型肝炎病毒、或丙型肝炎病毒携带史；或虽无上述病史，但有慢性肝病体征如肝掌、蜘蛛痣、脾大等，以及生化检测改变如丙种球蛋白升高、白 / 球蛋白比值下降或倒置；或肝组织病理学检查符合慢性重型肝炎者。

亚急性、慢性重型肝炎的分期：

（1）早期：有严重乏力及消化道症状，黄疸迅速加深，血清胆红素大于10倍正常值上限，凝血酶原活动度为30%～40%，未发现明显肝性脑病，亦未出现腹水。

（2）中期：有Ⅰ度肝性脑病或明显腹水、出血倾向（出血点或瘀斑），凝血酶原活动度为20%～30%。

（3）晚期：有难治性并发症，如肝肾综合征、消化道大出血、严重出血倾向，如注射部位有瘀斑、严重的继发感染、难以纠正的电解质紊乱，或Ⅱ度以上肝性脑病、脑水肿等，凝血酶原活动度≤20%。

4. 淤胆型肝炎　分为急性、慢性两型。

（1）急性淤胆型肝炎：起病似急性黄疸型肝炎，消化道症状常较轻，但有皮肤瘙痒及大便灰白。常有明显肝大。黄疸持续3周以上，并排除其他原因引起的肝内、外梗阻性黄疸。血清胆红素常明显升高，以直接胆红素增高为主，伴有血清胆汁酸、α-谷氨酰胺转肽酶、碱性磷酸酶及胆固醇升高。

（2）慢性淤胆型肝炎：在慢性肝炎基础上发生上述淤胆的临床表现。

5. 肝炎肝硬化

（1）代偿性和失代偿性肝硬化

1）代偿性肝硬化：一般属Child-Pugh A级（表2-5）。可有轻度乏力、食欲减退或腹胀症状，ALT和AST可异常。但尚无明显肝功能失代偿性表现。可有门静脉高压症，如脾功能亢进及轻度食管、胃底静脉曲张，但无食管、胃底静脉曲张破裂出血，无腹水和肝性脑病等。

2）失代偿性肝硬化：一般属Child-Pugh B、C级。患者常发生食管、胃底静脉曲张破裂出血、肝性脑病、腹水等严重并发症。多有明显的肝功能失代偿性表现，如血清白蛋白 < 35 g/L，胆红素 > 35 μmol/L，ALT和AST不同程度升高，凝血酶原活动度（PTA）< 60%。

表2-5 Child-Pugh 分级

参数	1分	2分	3分
肝性脑病	无	1~2级	3~4级
腹水	无	轻度	中重度
总胆红素（μmol/L）	<34	34~51	>51
白蛋白（g/L）	>35	28~35	<28
PT延长（s）	<4	4~6	>6

分级：A级 5~6分，B级 7~9分，C级 10~15分。

（2）按肝炎症活动情况：分为活动性肝硬化和静止性肝硬化。

1）活动性肝硬化：有上述肝炎症状。进行性脾大。血清 ALT 及胆红素升高，白蛋白水平下降。

2）静止性肝硬化：无明显黄疸，ALT 基本正常，血清白蛋白低水平。

（二）实验室检查及辅助检查

1. HBV 血清学检测 HBV 血清学标志物包括 HBsAg、抗 -HBs、HBeAg、抗 -HBe、抗 -HBc 和抗 -HBc-IgM。HBsAg 阳性表示 HBV 感染，在急性 HBV 感染中，接触 HBsAg 后 1~10 周出现，在感染痊愈后 4~6 个月消失；抗 -HBs 为保护性抗体，其阳性表示对 HBV 有免疫力，见于乙型肝炎康复及接种乙型肝炎疫苗接种者；HBeAg 为乙肝高复制期发现的蛋白，其阳性通常为病毒复制的标志，但不是病毒复制的必要条件。抗 -HBe 阳性表示 HBV 低水平复制。抗 -HBc-IgM 为过去和当前感染中发现的亚型，抗 -HBc-IgM 阳性多见于急性乙型肝炎及 CHB 急性发作；抗 -HBc 总抗体主要是 IgG 型抗体，只要感染过 HBV，无论病毒是否被清除，此抗体多为阳性。在 HBeAg 阳性的 CHB 患者中，基线抗 -HBc 定量对聚乙二醇化干扰素（Peg-IFN）和 NAs 治疗的疗效有一定的预测价值。血清 HBsAg 定量检测可用于预测疾病进展、抗病毒疗效和预后。

2. HBV DNA、基因型和变异检测

（1）HBV DNA 定量检测：主要用于判断慢性 HBV 感染的病毒复制水平，可用于抗病毒治疗适应证的选择及疗效的判断。准确定量需采用实时定量聚合酶链反应（real-time quantitative PCR）法。

（2）HBV 基因分型和耐药突变株检测：HBV 基因型可能影响疾病的进展、肝癌的发生以及对治疗的反应。常用的监测方法有：①基因型特异性引物聚合酶链反应（PCR）法；②基因序列测定法；③线性探针反向杂交法。

3. 生物化学检查　评估肝病的严重程度的生化指标包括 AST、ALT、γ- 谷氨酸转肽酶（GGT）、碱性磷酸酶（ALP）、凝血酶原时间（PT）和血清白蛋白。血清白蛋白水平的逐渐下降和 PT 的延长，是肝硬化发展的特点。

（1）血清 ALT 和 AST：血清 ALT 和 AST 为细胞内酶，多在肝细胞损伤或坏死后被释放，因此血清 ALT 和 AST 水平一般可反映肝细胞损伤程度，通常 ALT 升高程度较 AST 高，但当疾病进展至肝硬化时，AST/ALT 的比率可以逆转。

（2）血清胆红素：血清胆红素水平与胆汁代谢、排泄程度有关，胆红素升高主要原因为肝细胞损伤、肝内外胆道阻塞和溶血。肝衰竭患者血清胆红素可呈进行性升高，每天上升 ≥ 1 倍正常值上限（ULN），且出现胆红素升高与 ALT 和 AST 下降的"胆酶分离"分离现象。

（3）血清白蛋白和球蛋白：血清白蛋白和球蛋白反映肝合成功能，CHB、肝硬化和肝衰竭患者可有血清白蛋白下降。

（4）凝血酶原时间（PT）及凝血酶原活动度（PTA）：PT 是反映

肝凝血因子合成功能的重要指标，常用国际标准化比值（INR）表示，对判断疾病进展及预后有较大价值。

（5）γ-谷氨酰转肽酶（GGT）：正常人血清中GGT主要来自肝。此酶在急性肝炎、慢性活动性肝炎及肝硬变失代偿时仅轻中度升高。各种原因导致的肝内外胆汁淤积时可以显著升高。

（6）血清碱性磷酸酶（ALP）：ALP经肝胆系统进行排泄。所以当ALP产生过多或排泄受阻时，均可使血中ALP发生变化。临床上常借助ALP的动态观察来判断病情发展、预后和临床疗效。

（7）总胆汁酸（TBA）：健康人的周围血液中血清胆汁酸含量极低，当肝细胞损伤或肝内、外阻塞时，胆汁酸代谢就会出现异常，TBA就会升高。

（8）胆碱酯酶：可反映肝合成功能，对了解肝应急功能和贮备功能有参考价值。

（9）甲胎蛋白（AFP）：血清AFP及其异质体是诊断HCC的重要指标。应注意AFP升高的幅度、动态变化及其与ALT和AST的消长关系，并结合临床表现和肝影像学检查结果进行综合分析。

（10）维生素：维生素K缺乏或拮抗剂-Ⅱ诱导蛋白（protein induced by vitamin K absence or antagonist-Ⅱ，PIVKA-Ⅱ），又名脱γ羧基凝血酶原（des-gamma-carboxyprothrombin，DCP），是诊断HCC的另一个重要指标，可与AFP互为补充。

4. 肝纤维化非侵袭性诊断　瞬时弹性成像（transient elastography，TE）作为一种较为成熟的无创检查，其优势为操作简便、可重复性好，能够比较准确地识别出轻度肝纤维化和进展性肝纤维化或早期肝硬化；但其测定成功率受肥胖、肋间隙大小以及操作者的经验等因素影响，其测定值受肝炎症坏死、胆汁淤积以及脂肪变等多种因素影响。由于胆红素异常对 TE 诊断效能有显著影响，应考虑在胆红素正常情况下进行 TE 检查。TE 结果判读需结合患者 ALT 水平等指标，将 TE 与其他血清学指标联合使用可以提高诊断效能。

5. 影像学诊断　影像学检查的主要目的是监测 CHB 的临床进展、了解有无肝硬化、发现占位性病变和鉴别其性质，尤其是监测和诊断 HCC。

（1）腹部超声（US）检查：因操作简便、直观、无创性和价廉，US 检查已成为肝检查最常用的重要方法。该方法可以协助判断肝和脾的大小和形态、肝内重要血管情况及肝内有无占位性病变，但容易受到仪器设备、解剖部位、操作者的技术和经验等因素的限制。

（2）电子计算机断层成像（CT）：目前是肝病变诊断和鉴别诊断的重要影像学检查方法，用于观察肝形态，了解有无肝硬化，及时发现占位性病变和鉴别其性质，动态增强多期扫描对于 HCC 的诊断具有高度敏感性和特异性。

（3）核磁共振（MRI 或 MR）：无放射性辐射，组织分辨率高，可以多方位、多序列成像，对肝的组织结构变化如出血坏死、脂肪变性及肝内结节的显示和分辨率优于 CT 和 US。动态增强多期扫描及特殊增强剂显像对鉴别良、恶性肝内占位性病变优于 CT。

6. 病理学诊断　建议对转氨酶升高和（或）HBV DNA 阳性患者进行肝活检以确定其坏死炎症及纤维化程度，排除其他肝疾病、判断预后和监测治疗应答。慢性 HBV 感染病理学特点主要是汇管区及其周围炎症、界面肝炎、小叶内肝细胞变性、坏死、纤维间隔及肝硬化，但肝活检为有创检查，因此非侵入性评估肝纤维化、肝硬化方法得到发展。

（三）诊断及鉴别诊断

根据 HBV 感染者的血清学、病毒学、生物化学试验及其他临床和辅助检查结果，可将慢性 HBV 感染分为：

1. 慢性 HBV 携带者　多为年龄较轻的处于免疫耐受期的 HBsAg、HBeAg 和 HBV DNA 阳性者，1 年内连续随访 3 次，每次至少间隔 3 个月，均显示血清 ALT 和 AST 在正常范围，HBV DNA 通常处于高水平，肝组织学检查无病变或病变轻微。

2. HBeAg 阳性 CHB　血清 HBsAg 阳性，HBeAg 阳性，HBV DNA 阳性，ALT 持续或反复异常或肝组织学检查有肝炎病变。

3. HBeAg 阴性 CHB　血清 HBsAg 阳性，HBeAg 持续阴性，HBV DNA 阳性，ALT 持续或反复异常，或肝组织学有肝炎病变。

4. 非活动性 HBsAg 携带者　血清 HBsAg 阳性、HBeAg 阴性、抗 -HBe 阳性或阴性，HBV DNA 低于检测下限，1 年内连续随访 3 次以上，每次至少间隔 3 个月，ALT 和 AST 均在正常范围。肝组织学检查显示无明显异常或轻度炎症坏死。

5. 隐匿性 CHB　血清 HBsAg 阴性，但血清和（或）肝组织中 HBV DNA 阳性，并有 CHB 的临床表现。除 HBV DNA 阳性外，患者可有血清抗 -HBs、抗 -HBe 和（或）抗 -HBc 阳性，但约 20% 隐匿性 CHB 患者的血清学标志物均为阴性。诊断主要通过 HBV DNA 检测，尤其对抗 -HBc 持续阳性者。

6. 乙型肝炎肝硬化　HBV 相关肝硬化临床诊断的必备条件包括：①组织学或临床提示存在肝硬化的证据；②病因学明确的 HBV 感染证据。通过病史或相应的检查予以明确或排除其他常见引起肝硬化的病因如 HCV 感染、乙醇和药物等。

临床上常根据有无主要并发症将肝硬化分为代偿期及失代偿期。代偿性肝硬化影像学、生物化学或血液学检查有肝细胞合成功能障碍或门静脉高压症证据，或组织学符合肝硬化诊断，但无食管胃底静脉曲张破裂出血、腹水或肝性脑病等症状或严重并发症；失代偿性肝硬化患者可以出现食管胃底静脉曲张破裂出血、肝性脑病、腹水等其他严重并发症。为更准确地预测肝硬化患者的疾病进展，判断死亡风险，可按五期分类法评估肝硬化并发症情况。

三、治疗原则

乙型肝炎治疗的目标是最大限度地长期抑制 HBV，减轻肝细胞炎症坏死及肝纤维化，延缓和减少肝功能失代偿、肝硬化、HCC 及其他并发症的发生，改善生活质量和延长存活时间。治疗过程中，对于部分患者尽可能达到慢性乙型肝炎的临床治愈，即停止治疗后持续的病毒学应答、HBsAg 消失、并伴有 ALT 恢复正常和肝组织病变改善。治疗方法主要有抗病毒、免疫调节、抗炎抗氧化、抗纤维化和对症治疗。治疗终点：①理想的终点：HBeAg 阳性与 HBeAg 阴性患者，停药后获得持久的 HBsAg 消失，可伴或不伴 HBsAg 血清学转阴。②满意的终点：HBeAg 阳性患者，停药后获得持续的病毒学应答，ALT 恢复正常，并伴有 HBeAg 血清学转阴；HBeAg 阴性患者，停药后获得持续的病毒学应答和 ALT 恢复正常。③基本的终点：如无法获得停药后持续应答，抗病毒治疗期间长期维持病毒学应答（HBV DNA 检测不到）。

1. 一般治疗 急性乙型肝炎时，暂不考虑抗病毒治疗，一般采取休息、营养支持及对症治疗即可，多能自愈。慢性乙肝治疗目标在于抑制病毒，减少病毒对肝的损伤及进展至肝硬化、肝癌，从而提高患者总生存率。目前批准治疗慢性乙型肝炎抗病毒治疗的药物主要有核苷（酸）类似物（NAs）和干扰素两类。干扰素类药物包括普通干扰素 α（IFN-α）和聚乙二醇干扰素 α（Peg IFN-α），核苷和核苷酸类似物包括恩替卡韦（ETV）、替诺福韦酯（TDF）、拉米夫定（LAM）、替比夫定（LdT）和阿德福韦酯（ADV）。

2. 慢性乙型肝炎的抗病毒治疗

（1）HBeAg 阳性 CHB：在 HBV 感染自然史中，部分 ALT 升高的 HBeAg 阳性 CHB 患者在随访过程中随着肝内炎症活动的减轻，可出现自发的 HBeAg 血清学转阴，ALT 恢复正常。因此，对于 ALT 升高的 HBeAg 阳性 CHB 患者建议先观察 3～6 个月，如未发生自发性的 HBeAg 血清学转阴且 ALT 持续升高，再考虑开始抗病毒治疗。

药物选择：对初治患者优先推荐选用 ETV、TDF 或 Peg IFN-α。对于已经开始服用 LAM、LdT 或 ADV 治疗的患者，如果治疗 24 周后病毒定量 > 300 copies/ml，改用 TDF 或加用 ADV 治疗。

推荐疗程：NAs 的总疗程建议至少 4 年，在达到 HBV DNA 低于检测下限、ALT 恢复正常、HBeAg 血清学转阴后，再巩固治疗至少 3 年（每隔 6 个月复查 1 次）仍保持不变者，可考虑停药，但延长疗程可减少复发。IFN-α 和 Peg IFN-α 的推荐疗程为 1 年，若经过 24 周治疗 HBsAg 定量仍 > 20 000 IU/ml，建议停止治疗。

（2）HBeAg 阴性 CHB：HBeAg 阴性患者抗病毒治疗具体疗程不明确，且停药后肝炎复发率高，因此治疗疗程宜长。

药物选择：对初治患者优先推荐选用 ETV、TDF 或 Peg IFN。对于已经开始服用 LAM、LdT 或 ADV 治疗的患者：如果治疗 24 周后病毒定量 > 300 copies/ml，改用 TDF 或加用 ADV 治疗。

推荐疗程：NAs 治疗建议达到 HBsAg 消失且 HBV DNA 检测不到，

再巩固治疗1年半（经过至少3次复查，每次间隔6个月）仍保持不变时，可考虑停药。IFN-α和PegIFN-α的推荐疗程为1年。若经过12周治疗未发生HBsAg定量的下降，且HBV DNA较基线下降< 2 Log 10 IU/ml，建议停用IFN-α，改用NAs治疗。

（3）代偿期和失代偿期乙型肝炎肝硬化的抗病毒治疗：对于病情已经进展至肝硬化的患者，需要长期抗病毒治疗。

药物选择：对初治患者优先推荐选用ETV或TDF。IFN-α有导致肝衰竭等并发症的可能，因此禁用于失代偿性肝硬化患者，对于代偿性肝硬化患者也应慎用。

（4）乙型肝炎导致的HCC：对于HBV相关的HCC患者，外科手术切除、肝动脉化疗栓塞、放射治疗或消融等治疗可导致HBV复制活跃。HCC肝切除术时HBV DNA水平是预测术后复发的独立危险因素之一，且抗病毒治疗可显著延长HCC患者的无复发生存期及提高总体生存率。因此，对HBV DNA阳性的HCC患者建议应用NAs抗病毒治疗，并优先选择ETV或TDF治疗。

（5）应用化疗和免疫抑制剂治疗的患者：慢性HBV感染患者在接受肿瘤化疗或免疫抑制治疗过程中，有20%～50%的患者可以出现不同程度的乙型肝炎再活动，重者出现急性肝衰竭甚至死亡。高病毒载量是发生乙型肝炎再活动最重要的危险因素，预防性抗病毒治疗可以明显降低乙型肝炎再活动，并建议选用强效低耐药的ETV或TDF治疗。对于接受化疗或免疫抑制剂治疗的患者，在起始治疗前都应常规筛查HBsAg、抗HBc和HBV DNA，并评估接受免疫抑制剂的风险程度。在开始免疫抑制剂及化疗药物前一周开始应用抗病毒治疗。对HBsAg阴性、抗HBc阳性者，若使用B细胞单克隆抗体等，可以考虑预防使用抗病毒药物。在化疗和免疫抑制剂治疗停止后，应当继续NAs治疗6个月以上。NAs

停用后可出现复发，甚至病情恶化，应注意随访和监测。

（6）HBV 和 HCV 合并感染患者的治疗：HBV 合并 HCV 感染要综合患者 HBV DNA 水平、HCV RNA 水平以及 ALT 情况，采取不同治疗方案。对 HBV DNA 低于检测下限，HCV RNA 可检出者参照抗 HCV 治疗方案。HBV DNA 和 HCV RNA 均可检出，应先用标准剂量 Peg IFN-α 和利巴韦林治疗 3 个月，如 HBV DNA 下降 < 2 Log 10 IU/ml 或升高，建议加用 ETV 或 TDF 治疗；或换用抗 HCV 直接作用抗病毒药物并加用 ETV 或 TDF 治疗。

（7）HBV 和 HIV 合并感染患者的治疗：符合 CHB 抗病毒治疗标准的患者，建议使用 PegIFN-α 或 ADV 抗 HBV 治疗。对一过性或轻微 ALT 升高（1 ~ 2 倍 ULN）的患者，建议肝组织活检或无创肝纤维化评估。CD_4^+ T 淋巴细胞 ≤ 500/μl 时，无论 CHB 处于何种阶段，均应开始抗反转录病毒治疗（antiretroviral therapy，ART），优先选用 TDF 加 LAM，或 TDF 加恩曲他滨（FTC）。对于正在接受 ART 且治疗有效的患者，若 ART 方案中无抗 HBV 药物，则可加用 NAs 或 PegIFN-α 治疗。当需要改变 ART 方案时，除非患者已经获得 HBeAg 血清学转阴、并完成了足够的巩固治疗时间，不应当在无有效药物替代前中断抗 HBV 的有效药物。

（8）乙型肝炎导致的肝衰竭：对 HBsAg 阳性或 HBV DNA 阳性的急性和亚急性肝衰竭患者应尽早应用 NAs 抗病毒治疗，建议选择 ETV 或 TDF。抗病毒治疗应持续至发生 HBsAg 血清学转阴。对于慢性加急 / 亚急性肝衰竭及慢性肝衰竭患者，只要 HBV DNA 阳性就应抗病毒治疗。肝衰竭患者抗病毒治疗中应注意监测血浆乳酸水平。

（9）肝移植患者：对于 HBV 相关疾病接受肝移植的患者，推荐尽早使用抑制 HBV 作用强且耐药发生率低的 NAs 治疗，以获得尽可能低的病毒载量，防止移植肝再感染。对于移植肝 HBV 再感染低风险患者，即移植前患者 HBV DNA 不可测，可在移植前直接予以 ETV 或 TDF 治疗，术后无需使用乙肝免疫球蛋白（HBIG）。对于移植肝 HBV 再感染高风险患者，术中无肝期即给予 HBIG，移植后主要抗病毒方案为 NAs 联合低剂量 HBIG，其中选择 ETV 或 TDF 联合低剂量 HBIG 能更好地抑制肝移植术后乙型肝炎复发。对于已经使用其他 NAs 药物的患者需密切监测耐药发生，及时调整治疗方案。HBV 相关肝移植患者需要终身应用抗病毒药物以预防乙型肝炎复发。

（10）妊娠相关情况处理：有生育要求的 CHB 患者若有治疗适应证，应尽量在孕前应用 IFN 或 NAs 治疗，以期在孕前 6 个月完成治疗。在治疗期间应采取可靠避孕措施。对于妊娠期间 CHB 患者，ALT 轻度升高可密切观察，肝病变较重者，在与患者充分沟通并权衡利弊后，可以使用 TDF 或 LdT 抗病毒治疗。对于抗病毒治疗期间意外妊娠的患者，如应用 IFN-α 治疗，建议终止妊娠。如应用口服 NAs 药物：若应用的是妊娠 B 级药物（LdT 或 TDF）或 LAM，在充分沟通、权衡利弊的情况下，可继续治疗；若应用的是 ETV 和 ADV，在充分沟通、权衡利弊的情况下，需换用 TDF 或 LdT 继续治疗，可以继续妊娠。

（11）儿童患者：儿童 HBV 感染者常处于免疫耐受期，通常不考虑抗病毒治疗。对于进展期肝病或肝硬化患儿，应及时抗病毒治疗，但需考虑长期治疗安全性及耐药性问题。IFN-α 用于儿童患者的推荐剂量为每周 3 次，每次 3 ~ 6 MU/m^2，最大剂量不超过 10 MU/m^2。但 IFN-α 不能用于 1 岁以下儿童治疗。在充分知情同意的基础上，2 ~ 11 岁也可选用 ETV 治疗，12 ~ 17 岁可选用 ETV 或 TDF 治疗，剂量参照美国 FDA 和世界卫生组织（WHO）推荐意见。

（12）肾损伤患者：NAs 抗病毒治疗是 HBV 相关肾小球肾炎治疗的

关键，推荐使用强效、低耐药的药物。NAs多数以药物原形通过肾清除，用药时需根据患者的肾功能受损程度进行给药间隔和（或）剂量调整。对于已经存在肾疾患及其高危风险的CHB患者，应尽可能避免应用ADV或TDF。LdT可能具有改善估算肾小球滤过率（estimated glomerular filtration rate，eGFR）的作用，对于存在肾损伤风险的CHB患者，推荐使用LdT或ETV治疗。

四、预后及预防措施

（一）预后

慢性乙肝的治疗非常艰难，期待疗效更好的药物问世。但目前只要把握治疗时机，可追求更高的临床治愈率，预后与慢性乙肝的病情进展和并发症密切相关。探索建立医患互动新型慢病管理模式，提高患者依从性；开展卫生经济学研究、探索降低药物价格、提高治疗可行性的有效途径；探索清除HBsAg的新疗法及HBsAg清除后的长期临床转归。

（二）乙型肝炎的预防

1. 乙型肝炎疫苗预防　接种乙型肝炎疫苗是预防HBV感染最有效的方法。乙型肝炎疫苗全程需接种3针，按照0、1和6个月程序进行注射。

2. 意外暴露后预防　当有破损的皮肤或黏膜意外感染HBV者的血液和体液后，可按照以下方法处理：

（1）血清学检测：应立即检测HBV DNA、HBsAg、抗-HBs、HBeAg、抗-HBe、抗-HBc和肝功能，酌情在3个月和6个月内复查。

（2）主动和被动免疫：如已接种过乙型肝炎疫苗，且已知抗-HBs阳性者，可不进行特殊处理。如未接种过乙型肝炎疫苗，或虽接种过乙型肝炎疫苗，但抗 –HBs < 10 mIU/ml 或抗 –HBs 水平不详者，应立即注射 HBIG 200 ～ 400 IU，并同时在不同部位接种乙型肝炎疫苗（20μg）1 次，于 1 个月和 6 个月后分别接种第 2 和第 3 次乙型肝炎疫苗（各 20μg）。

（3）对患者和携带者的管理：对已经确定的 HBsAg 阳性者，建议对患者的家庭成员进行血清 HBsAg、抗 –HBc 和抗 –HBs 检测，并对其中的易感者（该三种标志物均阴性者）接种乙型肝炎疫苗。

3. 切断传播途径　大力推广安全注射（包括针灸的针具），并严格遵循医院感染管理中的预防原则。服务行业所用的理发、刮脸、修脚、穿刺和文身等器具也应严格消毒。注意个人卫生，杜绝共用剃须刀和牙具等用品。若性伴侣为 HBsAg 阳性者，应接种乙型肝炎疫苗或采用安全套；在性伙伴健康状况不明的情况下，一定要使用安全套，以预防乙型肝炎及其他血源性或性传播疾病。对 HBsAg 阳性的孕妇应避免羊膜腔穿刺，保证胎盘的完整性，尽量减少新生儿暴露于母血的机会。

（李　琳　曹成珠　关　巍）

第三章

高原相关性疾病防治（二）

短暂性脑缺血发作

一、疾病概述

短暂性脑缺血发作（transient ischemic attack，TIA）是指脑、脊髓或视网膜局灶性缺血、尚未发生急性脑梗死的短暂性神经功能障碍，临床症状持续 10 ~ 15 分钟，多在 1 小时内恢复，一般不超过 24 小时。不遗留神经功能缺损症状和体征，影像学检查无明确病灶。《中国急性缺血性脑卒中诊治指南》中指出：目前国际上已经达成共识，如神经影像学显示有缺血病灶时，无论症状／体征持续时间长短都可诊断脑梗死，但在没有影像学缺血病灶证据时，仍以症状／体征持续超过 24 h 为时间界限诊断脑梗死。相关荟萃分析指出，TIA 患者发病后第 2 天、第 7 天、第 30 天和第 90 天内的卒中复发风险分别为 3.5%、5.2%、8.0% 和 9.2%，证实 TIA 是急性缺血性脑血管病之一，是完全性缺血性卒中的危险信号。2010 年我国 TIA 流行病学调查显示，我国成人 TIA 患病率为 2.27%，知晓率为 3.08%，只有 5.02% 的患者接受了治疗，仅 4.07% 的患者接受了指南推荐的规范化治疗。

（一）病因

TIA 的常见病因：心房颤动、动脉粥样硬化性疾病或其他原因。罕见原因有：高凝状态、药品滥用和纤维肌性发育异常，低血糖、慢性硬膜下血肿、颅内肿瘤、静脉窦血栓形成、脑出血、偏瘫型偏头痛、蛛网膜下腔出血、动脉夹层，血液系统疾病（如镰刀形细胞病、原发性血小板增多症），血管炎（如颞动脉炎），高同型半胱氨酸血症以及心源性因素（如卵圆孔未闭）等均可能出现 TIA；其发病机制与血液高凝状态或血管的损伤以及心源性栓塞有关。高原环境中最重要的特点是缺氧，缺氧可造成全身器官、组织一系列的影响，尤以中枢神经系统最为明显、缺氧症状出现较早。轻度缺氧时（一般在海拔 4000 m 以下），大脑皮质的功能紊乱首先表现为兴奋性增高，如缺氧进一步加重，则大脑皮质的功能可由兴奋转为抑制。初入高原时脑内血流的变化与动脉血 O_2 和 CO_2 分压对脑血管的调节以及脑内扩血管物质增多有关。

（二）发病机制

1. 血流动力学改变　在脑血管壁动脉粥样硬化狭窄的基础上，当出现低血压或血压波动时，引起病变血管的血流减少，发生一过性脑缺血症状，当血压回升后，局部脑血流恢复正常，TIA 的症状消失。另外，血液成分的改变，如高原红细胞增多血液中有形成分在脑部微血管中淤积、阻塞微血管，也可导致 TIA。高原红细胞增多症是高原地区危害健康较大的常见病，认为其与慢性缺氧、促红细胞生成素形成增加，使造血功能加强有关。由于红细胞的增多，血液黏稠度增加、血流速度缓慢甚至停滞，凝血功能改变，提供了微血栓形成的有利条件，促使栓子栓塞引起TIA。其他血液系统疾病如贫血、白血病、血小板增多症、异常蛋白血症、血纤维蛋白原含量增高和各种原因所致的血液高凝状态等多引起的血流动力学异常也可引起 TIA。

2. 微栓塞　来源于颈部和颅内大动脉，尤其是动脉分叉处动脉粥样硬化斑块、附壁血栓或心脏的微栓子脱落，随血液流入脑中，可引起颅内相应动脉栓塞，产生临床症状，而当微栓子崩解或向血管远端移动后，局部血液恢复，症状便消失。

3. 血管因素　长期居住在高原的人群血液黏滞度高，血流速度减慢，加之脑动脉的顺应性和弹性比平原人群有所降低，外周阻力增高，易发生管腔阻塞、血管壁损伤，且侧支循环不足以代偿供血，缺血性脑血管病的发生率高于平原地区。

4. 其他　颅内动脉炎和脑动脉盗血综合征也会引起一过性脑缺血发作。当无名动脉和锁骨下动脉狭窄或闭塞时，上肢活动可引起椎动脉的锁骨下动脉盗血现象，导致椎－基地动脉系统的 TIA。脑血管痉挛或受压也可引起脑缺血发作。还有临床病例报道反常栓塞、皮质静脉和静脉窦血栓形成、颅内血管畸形以及头臂静脉血栓形成可继发出现 TIA 发作，具体机制不完全清楚，可能与静脉回流受阻，大脑皮质传递抑制有关。

二、诊断要点

（一）临床表现

一般特点：TIA 好发于中老年人（50～70岁），男性多于女性，患者多伴有高血压、动脉粥样硬化、糖尿病或高脂血症等危险因素。起病突然，迅速出现局灶性神经功能或视网膜的功能缺损，持续10～15分钟，多在1小时内恢复，最长不超过24小时。不遗留神经功能缺损症状、体征，多有反复发作的病史，每次发作时的临床表现基本相同。

1. 颈内动脉系统 TIA

（1）常见症状：病变对侧无力、笨拙或轻偏瘫（病变对侧单肢或偏身麻木），可伴有面部轻瘫（大脑中动脉皮质支缺血）。

（2）特征性症状：同侧单眼一过性黑矇或失明，对侧偏瘫及感觉障碍（眼动脉交叉瘫）；Horner 征交叉瘫：病侧 horner 征，对侧偏瘫；外侧裂周围失语综合征：包括 Broca 失语、Wernicke 失语及传导性失语（大脑中动脉皮质支缺血累计大脑外侧裂周围区）；分水岭区失语综合征：出现皮质运动性、感觉性及混合性失语（大脑前 - 中动脉皮质支或大脑中 - 后动脉皮质支分水岭区缺血）。非优势半球受损可出现空间定向障碍。

（3）其他症状：对侧偏身麻木或感觉减退（大脑中动脉供血区或大脑中 - 后动脉皮质支分水岭区缺血）；对侧同向性偏盲（大脑中 - 后动脉皮质支或大脑前 - 中 - 后动脉皮质支分水岭区缺血，导致顶 - 枕 - 颞交界区受累）。

2. 椎 - 基底动脉系统 TIA

（1）常见症状：眩晕、恶心和呕吐，平衡障碍，不伴有耳鸣，多数是脑干前庭系统缺血，少数伴有耳鸣是迷路动脉缺血的症状。

（2）特征性症状：脑干网状结构缺血可引起跌倒发作（drop attack），表现为转头或仰头时跌倒，整个过程中无意识丧失，可自行站起。短暂性全面性遗忘（transient global amnesia，TGA）：TGA 是一种突然起病的一过性记忆丧失，伴时间、空间定向力障碍，无意识丧失，患者的自知力存在。但复杂的皮质高级活动如谈话、书写及计算力正常，症状持续数分钟或数小时后缓解，大多数不超过 24 小时，可有完全的或部分的对发作期事件的遗忘（颞叶、海马等部位的缺血所致）；双侧大脑后动脉距状支缺血累及枕叶视皮质可出现一侧或双侧视力障碍或视野缺损。

（3）其他症状：椎 - 基底动脉闭塞使脑干缺血，导致真性延髓性麻痪时出现吞咽困难、饮水呛咳及构音障碍；椎动脉及基底动脉小脑分支缺血，导致小脑或小脑与脑干联系纤维受损导致小脑共济失调、平衡障碍；高位脑干网状结构缺血累及网状激活系统及交感神经纤维损害可出现意识障碍，伴或不伴瞳孔缩小；一侧、双侧或交替性面、口周麻木及交叉性感觉缺失，包括感觉异常，为病侧三叉神经脊束核与对侧已交叉的脊髓丘脑束受损，多见于延髓背外侧综合征（小脑后下动脉或椎动脉缺血）；眼外肌麻痹及复视（中脑或脑桥旁正中动脉缺血累及动眼、滑车及展神经核）；交叉性瘫痪（一侧脑干缺血的典型表现）可因脑干缺血的部位不同出现Weber、Foville 综合征等，以及双侧或交替性无力、笨拙或轻瘫。

除上述常见的症状外，颈内动脉系统及椎基底动脉系统 TIA 还可表现为精神症状、意识障碍、半侧舞蹈样发作或偏身投掷等。

（二）辅助检查

1. 头部 CT 和 MRI 检查　可正常；SPECT 和 PET 检查可发现局部脑血流量减少和脑代谢率降低；神经心理学检查可发现轻微的脑功能损伤。

2. 临床和实验室评估　包括病史询问、体格检查及心电图、血常规、生化检查如血糖、血脂及电解质、凝血功能、同型半胱氨酸等。

3. 侧支循环代偿及脑血流储备评估　应用 DSA、脑灌注成像和（或）经颅彩色多普勒超声（TCD）检查等评估侧支循环代偿及脑血流储备。

4. 易损斑块的检查　是判断易损斑块动脉栓子的重要来源。颈部血管超声、血管内超声、MRI 及 TCD 微栓子监测有助于对动脉粥样硬化的易损斑块进行评价。

5. 心脏评估　疑为心源性栓塞时，推荐进行经胸超声心动图

（TTE）和（或）经食管超声心动图（TEE）检查，便于发现心脏附壁血栓、房间隔的异常（房室壁瘤、卵圆孔未闭、房间隔缺损）、二尖瓣赘生物以及主动脉弓粥样硬化等微栓子来源。

6. 其他检查　如基因检测等，可为明确病因提供帮助。

（三）诊断

TIA 患者就诊时临床症状已消失，故诊断主要依靠病史。中老年患者突然出现局灶性脑功能损害症状，符合颈内动脉或椎－基底动脉系统及其分支缺血表现，并在短时间内症状完全恢复，应高度怀疑为 TIA。PWI/DWI、CTP 和 SPECT 有助于 TIA 的诊断。

（四）鉴别诊断

1. 癫痫的部分性发作　特别是单纯部分性发作，常表现为持续数秒至数分钟的肢体抽搐或麻木针刺感，从躯体的一处开始向周围扩展，可有脑电图异常，CT/MRI 检查可能发现脑内局灶性病变。

2. 梅尼埃病（Meniere disease）　发作性眩晕、恶心、呕吐与椎－基底动脉 TIA 相似，但发作持续时间往往超过 24 小时，常伴有耳鸣、耳阻塞感，反复发作后听力减退等症状，除眼球震颤外，无其他神经系统定位体征。发病年龄多在 50 岁以下。

3. 心脏疾病　阿－斯综合征（Adams-Stokes syndrome），严重心律失常如频发多源性室性期前收缩、室性心动过速或心室颤动、病态窦房结综合征等，可因一过性脑供血不足出现头晕、晕倒和意识丧失，但常无神经系统局灶性症状和体征，动态心电图监测可发现异常。

4. 其他　颅内肿瘤、脓肿、慢性硬膜下血肿、脑内寄生虫等亦可出现类似 TIA 发作症状。原发或继发性自主神经功能不全亦可因血压或心律的急剧变化出现短暂性全脑供血不足，出现发作性意识障碍。基底动脉型偏头痛常有后循环缺血发作，应注意排除。

三、治疗原则

TIA 的治疗目标是消除病因、减少及预防复发、保护脑功能。

（一）病因治疗

针对病因进行治疗，如高血压患者应控制高血压，使 BP < 140/90 mmHg，糖尿病患者伴高血压者血压宜控制在 BP < 130/85 mmHg，有效控制糖尿病（HbA1c < 7% 为宜）、高脂血症（LDL-C 下降 ≥ 50% 或 LDL ≤ 1.8 mmol/L 或 70 mg/dl）、血液系统疾病及心律失常，尤其是高原红细胞增多症，应给予间歇吸氧、血液稀释、药物等治疗。对颈动脉粥样硬化斑块、狭窄（> 70%）或血栓形成，影响脑内供血并有反复 TIA 者，可行颈动脉内膜剥离术、颅内外动脉吻合术或血管内介入治疗等。

（二）药物治疗

1. 抗血小板聚集药物

（1）对非心源性 TIA 患者：建议给予口服抗血小板药物阿司匹林（75 ~ 150 mg/d）或氯吡格雷（75 mg/d）单药治疗。如有禁忌证，可予以西洛他唑（100 mg）每天 2 次替代治疗。

（2）发病在 24 h 内具有脑卒中高复发风险（ABCD2 评分 ≥ 4 分）的急性非心源性 TIA 患者：应尽早给予阿司匹林联合氯吡格雷治疗，但应严密观察出血风险。3 周后可单用阿司匹林或氯吡格雷作为缺血性脑卒中长期二级预防。

（3）发病 30 天内伴有症状性颅内动脉严重狭窄（狭窄率为 70% ~ 99%）的 TIA 患者：应尽早给予阿司匹林联合氯吡格雷治疗 3 个月。之后阿司匹林或氯吡格雷单用均可作为长期二级预防。

（4）伴主动脉粥样硬化斑块证据的 TIA 患者：推荐抗血小板及他汀类药物治疗。非心源性 TIA 患者不推荐常规长期应用阿司匹林联合氯吡格雷抗血小板治疗（参照《中国缺血性脑卒中和短暂性脑缺血发作二级预防指南 2014》）。

2. 抗凝治疗

（1）伴有心房颤动（包括阵发性）的 TIA 患者：推荐使用适当剂量的华法林口服抗凝治疗，预防栓塞。华法林的目标剂量是维持 INR 在 2.0 ~ 3.0；新型口服抗凝剂可作为华法林的替代药物如达比加群、利伐沙班、阿哌沙班以及依度沙班，选择何种药物应考虑个体化因素；若不能接受口服抗凝药物治疗，推荐应用阿司匹林单药治疗，也可以选择阿司匹林联合氯吡格雷抗血小板治疗。

（2）无心房颤动的 TIA 患者：应根据缺血的严重程度和出血的风险，选择抗凝资料。建议出现神经功能症状 14 d 内给予抗凝治疗预防脑卒中复发，对于出血风险高的患者，应适当延长抗凝时机。

（3）TIA 患者：尽可能接受 24 h 的动态心电图检查。对于原因不明的患者，建议延长心电监测时间，以确定有无抗凝治疗指征（参照《中国缺血性脑卒中和短暂性脑缺血发作二级预防指南 2014》）。

3. TIA 的手术和介入治疗　对有颈动脉或椎 - 基底动脉严重狭窄（> 70%）的 TIA 患者，经抗血小板聚集治疗和（或）抗凝治疗效果不佳或病情有恶化趋势者，可酌情选择血管内介入治疗、动脉内膜剥脱术或动脉搭桥术治疗。

四、预后及预防措施

TIA 患者发生卒中的概率明显高于一般人群，5 年内达到 14% ～ 29%、达 7 倍之多。不同病因的 TIA 患者预后不同。表现为大脑半球症状的 TIA 和伴有颈动脉狭窄的患者有 70% 的人预后不佳，2 年内发生卒中的概率是 40%。当眼动脉受累时，可有单眼一过性失明。椎－基底动脉系统 TIA 发生脑梗死的比例较小，在评价 TIA 患者时，应尽快确定病因以判断预后和决定治疗措施。

预防发生动脉粥样硬化和小动脉硬化。平时饮食应清淡，适当控制脂肪的摄入，不要吃过咸或过甜的食物，不要吸烟、饮酒，注意监测血压、血糖、血脂、血黏度、血尿酸等。有卒中家族史或其他血管危险因素的人定期检查血小板聚集功能。如果已经发生 TIA，要长期服用药物来预防再发、积极治疗脑血管病危险因素，危险因素的一级预防可以有效地降低 TIA 的发生。

1. 危险因素的筛查　①遗传因素对 TIA 的影响突出，有阳性卒中家族史者发生卒中的风险会增加约 30%。②高血压：采取合适的药物降压，使血压达标。③糖尿病：确诊血糖水平升高或糖尿病，应在运动及合理饮食基础上予必要的降糖治疗。④血脂异常：血脂异常伴高血压、糖尿病、心血管病患者为 TIA 高危 / 极高危状态，此类患者不论基线 LDL-C 水平如何，均提倡改变生活方式，并强化他汀治疗，LDL-C 降至≤ 1.8 mmol/L（70 mg/dl）或比基线值下降 30% ～ 40%。特别提出，强化他汀治疗肯定可以在动脉粥样硬化心血管疾病（ASCVD）患者中获益。⑤非瓣膜性心房颤动：TIA 发生率达 12.1%，若 CHA2DS2-VASc > 1 分者、出血风险较低时，推荐抗凝治疗，≤ 1 分且出血风险低时，可采取或不采取抗凝治疗，0 分时则不建议抗凝治疗。⑥无症状颈动脉狭窄：当狭窄≥30%时，建议每日口服阿司匹林和他汀类药物。重度狭窄>70%的TIA高危患者，可考虑行颈动脉内膜剥脱术或颈动脉支架置入术。颈动脉狭窄>50%的患者，需要定期行颈动脉超声检查，评估疾病的进展。⑦高原红细胞增多症：戒烟、控制体重、改变生活方式及脱离高原缺氧环境，可能起到积极的预防作用。⑧睡眠呼吸暂停：因反复出现低氧血症和高碳酸血症，可继发高血压、心律失常和红细胞增多症，加重缺血性脑血管病的发病，可使用持续正压通气（CPAP）辅助治疗。⑨高同型半胱氨酸血症：研究表明，高同型半胱氨酸血症可加重脑缺血的发生，补充叶酸、维生素 B_6 及维生素 B_{12} 可降低同型半胱氨酸水平。

2. 其他因素　如偏头痛、代谢综合征、高凝状态、感染等。不推荐阿司匹林用于 TIA 低危人群的一级预防。在 TIA 风险足够高（10 年心血管事件风险>10%），才推荐使用阿司匹林预防。

出血性脑血管病

一、疾病概述

脑出血（intracerebral hemorrhage，ICH）又称为原发性脑出血或自发性脑出血，50% ～ 70% 病因是高血压性脑出血，绝大多数出血位于大脑半球深部，动静脉畸形为年轻人出血的主要病因。在脑出血中，大脑半球出血约占80%，脑干及小脑出血约占20%。脑部 CT 扫描是诊断脑出血有效迅速的方法。治疗主要是及时清除血肿、积极降低颅内压、保护血肿周围脑组织。规范 ICH 的诊断标准和治疗技术，有利于降低其死亡率和致残率。

1. 危险因素　高血压、脑淀粉样血管病（cerebral amyloid angiopathy，CAA）、脑动静脉畸形、脑动脉瘤、肿瘤卒中、凝血功能障碍等多见。原发性脑出血与继发性脑出血的分类是目前应用较多的。继发性脑出血一般指有明确病因的脑出血，多由脑动静脉畸形、脑动脉瘤、使用抗凝药物、溶栓治疗、抗血小板治疗、凝血功能障碍、脑肿瘤、脑血管炎、硬脑膜动静脉瘘、烟雾病（Moyamoya病）、静脉窦血栓形成等引起，占 ICH 的15% ～ 20%。原发性脑出血指无明确病因的脑出血，多数合并有高血压。

2. 病因学

（1）高血压动脉硬化：为脑出血最常见病因，同时有颅内动脉瘤、血管畸形、脑淀粉样血管病、动脉炎、血液病及溶栓、抗凝治疗所致脑出血及瘤卒中等。

（2）高原环境的低氧因素：研究发现，脑内微小血管缺氧性损伤可致出血。

（3）高原独特饮食结构：高寒缺氧环境导致居民膳食结构以肉食类为主，可导致高脂血症，进一步加重动脉粥样硬化。

3. 发病机制　高原环境的主要特点是缺氧，而中枢神经系统对缺氧耐受性最差，故缺氧的临床表现较早，脑重量为体重的 2% ~ 3%，而耗氧量占机体总耗氧量的 23%；同时脑组织代谢水平高，以有氧氧化为主，故对缺氧敏感；高原低压、低氧环境是影响人体在高原生存的外界因素，而神经系统对缺氧极其敏感，高原缺氧可影响神经系统调节功能，尤其对脑血流影响。

脑由脑组织、脑血管和脑脊液组成，位于容积固定的颅腔内，而颅骨的限制是颅内高压和脑疝形成的结构基础，脑循环对维持脑细胞的正常代谢和功能至关重要，动脉血氧分压降低可表现为脑血管舒张及脑血流速度增快，这样虽能缓解脑组织缺氧的程度，但同时与高原脑血管病发生密切相关，当缺氧过于严重时，脑血管扩张不能有效代偿脑组织缺氧，反而引起脑水肿。高原脑血管病其发病机制考虑与缺氧对血管壁损害有关，由于缺氧颅内小动脉节段性损害、继发血管内皮细胞肿胀；同时无氧酵解产生酸中毒，导致血管通透性增加、毛细血管麻痹，血管内充血及过度灌注，在急性低氧时脑血流量增加，血管内静脉压增高，血液易于向血管壁外渗漏，引起广泛点状出血；同时在慢性低氧环境下，缺氧所致管壁损伤同时伴有高原性红细胞增多症、高原高血压，血循环阻力增大，血管壁与血流阻力增大，血流与管壁的摩擦力增加，血循环压力大，血管内膜损伤较重而破裂出血，引起出血性脑血管病。急性高原脑出血死亡病例的尸检发现，大脑表面、白质、小脑、脑桥、延髓等处均有广泛点状出血，说明脑内微细血管缺氧性损害可致出血。

脑出血的主要病因为高血压，脑实质小穿通动脉受长期高血压影响导致小动脉及深穿支动脉壁玻璃样变性、伴有纤维素样坏死，血压持续升高使动脉壁疝或内膜破裂，甚至形成微动脉瘤或夹层动脉瘤，在此基础上血压骤然升高易导致血管破裂出血。高血压引起远端血管痉挛，导致小血管缺氧坏死、血栓形成、斑点状出血及脑水肿，可继发脑出血；脑动脉壁中层肌细胞薄弱，外膜结缔组织少且缺乏弹力层，豆纹动脉等穿支动脉自大脑中动脉近端呈直角分出，承受压力较高血流冲击易发生粟粒状动脉瘤，成为脑出血的好发部位。

二、诊断要点

（一）临床表现

1. 高原脑出血有两种表现　为点状出血及大片出血，前者多见。

（1）点状出血：又称渗出性出血，系毛细血管及前毛细血管壁受损，渗透性增强，使红细胞由血管内向外渗出，肉眼观察发现脑表面血管高度扩张充血，静脉怒张，毛细血管呈网状清晰可见，脑压稍增高。

（2）大片出血：又称破裂性出血，大血管壁受损破裂，使血液大量进入脑实质，如脑组织遭受严重破坏，可进入脑室或蛛网膜下腔。

2. 高原病引起脑血管病的特点

（1）脑出血为广泛性点状出血，因无明显临床特异性表现，往往被急性高原病临床症状所掩盖，虽无较大血管破裂，但对脑组织损害严重，预后不佳。

（2）慢性高原病引起的出血性脑血管病少见，一旦出血，症状明显且较重，预后差。

（3）如无合并高原病，由高血压动脉硬化等原因引起脑出血其临床表现与平原完全相同。

（二）临床特点

1. 急性起病。

2. 突发局灶性神经功能缺损症状，常伴有头痛、恶心、呕吐，可有血压增高、意识障碍及脑膜刺激征。

3. 各部位脑出血的临床表现

（1）壳核出血：占50%～60%，出血经常波及内囊。①对侧肢体偏瘫，优势半球出血常出现失语。②对侧肢体感觉障碍，主要是痛、温觉减退。③对侧偏盲。④凝视麻痹，呈双眼持续性向出血侧凝视。⑤可出现记忆力及计算力障碍、意识障碍等。

（2）丘脑出血：约占20%。①丘脑性感觉障碍：对侧半身深、浅感觉减退，感觉过敏或自发性疼痛。②运动障碍：出血侵及内囊可出现对侧肢体瘫痪，多为下肢重于上肢。③丘脑性失语：言语缓慢而不清、发音困难、重复言语。④丘脑性痴呆：记忆力减退、计算力下降、情感障碍、人格改变。⑤眼球运动障碍：眼球向上注视麻痹，向内下方凝视。

（3）脑干出血：约占10%，绝大多数为脑桥出血，偶见中脑出血，延髓出血罕见。①中脑出血：突然出现复视、眼睑下垂，一侧或双侧瞳孔扩大、水平或垂直眼震、同侧肢体共济失调，严重时出现意识障碍、去大脑强直。②脑桥出血：突发头痛、恶心呕吐、眩晕、复视、交叉瘫、偏瘫或四肢瘫，严重时出现意识障碍，伴有高热、出汗及应激性溃疡。③延髓出血：突发意识障碍、血压下降、呼吸节律异常、心律失常，可出现不典型 Wallenberg 综合征。

（4）小脑出血：约占10%。①突发眩晕、呕吐、后头部疼痛，无偏瘫。②有站立不稳、眼震、肢体共济失调、肌张力减低及颈项强直。③头颅 CT 提示小脑半球或蚓部高密度影及四脑室、脑干受压。

（5）脑叶出血：占5%～10%。①额叶出血：前额痛、呕吐、癫痫发作多见，对侧偏瘫、同侧偏视、精神障碍，优势半球出血时出现运动性失语。②顶叶出血：偏瘫轻，偏身感觉障碍重，对侧下限偏盲，优势半球出血可出现混合性失语。③颞叶出血：对侧中枢性面、舌瘫及上肢瘫痪，对侧上限偏盲，优势半球出血时可出现感觉性失语或混合性失语，可有颞叶癫痫、幻嗅、幻视。④顶叶出血：对侧同向性偏盲，黄斑回避现象，可有一过性黑蒙和视物变形，多无肢体瘫痪。

（6）脑室出血：占3%～5%。①突发头痛、呕吐，迅速进入昏迷或昏迷逐渐加深。②双侧瞳孔缩小，四肢肌张力增高，病理反射阳性，早期出现去大脑强直，脑膜刺激征阳性。③常出现下丘脑受损的症状及体征，如上消化道出血、中枢性高热、大汗、应激性溃疡、急性肺水肿、血糖升高、尿崩症。④脑脊液压力增高，呈血性。⑤轻者可出现头痛、恶心呕吐、脑膜刺激征，无局限性神经功能缺损。

（三）辅助检查

1. 血液检查　可有白细胞、血糖升高、凝血功能异常等。

2. 影像学检查

（1）头颅 CT 扫描：是诊断最有效的方法，能准确、清晰显示脑出血的部位、出血量、占位效应、是否破入脑室或蛛网膜下腔及周围脑组织受损的情况，脑出血 CT 扫描示血肿灶为高密度影，CT 值为

75 ~ 80 HU，1 周后血肿周围有环形增强，血肿吸收后为低密度影或囊性变；脑室受压、脑组织移位等占位效应，脑室大量积血呈脑室扩张。

（2）头颅 MRI 检查：对急性期脑出血的诊断 MRI 检测能更准确显示血肿演变过程，MRI 上显示的出血灶取决于血肿含血红蛋白量变化。其变化规律如下：①超急性期（小于 24 小时）：T1WI 显示血肿为等信号，T2WI 呈略高信号，数小时后血肿周围出现轻中度脑水肿，表现为T1WI 低信号，T2WI 高信号。②急性期（24 小时 ~ 1 周）：血肿已吸收，T1WI 等信号，T2WI 呈低信号。③亚急性期（1 ~ 4 周）：T1WI和 T2WI 呈高信号。④慢性期（4 周后）：T1WI 呈低信号，T2WI 呈高信号。MRI 检查能较好鉴别瘤卒中，发现 AVM 及动脉瘤等病变。

（3）脑血管造影检查：CTA、MRA、CTV、MRV 是快速、无创性评价颅内外动脉血管、静脉血管及静脉窦的常用方法，可用于筛查可能存在的脑血管畸形、动脉瘤、动静脉瘘等继发性脑出血，但阴性结果不能完全排除病变的存在。有条件者可进一步完善全脑血管造影（DSA），该检查能清晰显示脑血管各级分支，可以明确有无动脉瘤、AVM 及其他脑血管病变，并可清楚显示病变位置、大小、形态及分布，目前仍是血管病变检查的重要方法和金标准。

3. 腰穿检查　脑出血破入脑室或蛛网膜下腔时，腰穿可见血性脑脊液，但对大量脑出血或脑疝早期，腰穿应慎重，以防诱发脑疝。

4. 出血量的估算　出血量 =0.5× 最大面积长轴（cm）× 最大面积短轴（cm）× 层面数。

（四）诊断

根据突然发病、出现剧烈头痛、呕吐、神经功能障碍等临床症状体征，结合 CT 等影像学检查，ICH 可以诊断。

原发性脑出血的诊断首先要排除各种继发性脑出血疾病，避免误诊，确诊需达到以下全部标准：

（1）有确切的高血压病史。

（2）典型的出血部位。

（3）DSA/CTA/MRA 排除继发性脑血管病。

（4）早期（72 小时内）或晚期（血肿消失 3 周后）增强 MRI 检查排除脑肿瘤或海绵状血管畸形（CM）等疾病。

（5）排除各种凝血功能障碍性疾病。

（五）鉴别诊断

1. 与其他脑血管病进行鉴别　常见与急性脑梗死、蛛网膜下腔出血、脑栓塞等鉴别。

2. 外伤性颅内血肿鉴别　尤其是硬膜下血肿，CT 显示血肿外形不整，有外伤史。

3. 对突发昏迷且局灶体征不典型者　应与引起昏迷的全身性疾病如中毒、代谢性疾病等相鉴别。

4. 患者年龄　可协助确定出血病因如动静脉畸形为年轻人出血首要病因，变性小血管病为中老年人常见病因，淀粉样脑血管病为老年人脑叶出血病因。

三、治疗措施

ICH 治疗的原则是保持安静，稳定血压，防止继续出血；降低颅内压，防治脑水肿，维持水电解质、血糖平衡；加强呼吸道管理及护理，预防及防止各种并发症。

（一）内科治疗

1. 一般治疗

（1）急性期就地治疗，避免长途运送加重出血或诱发再出血。

（2）保持情绪稳定，绝对卧床休息（2～4周），避免情绪激动及血压升高，烦躁者可适当给予镇静，保持呼吸道通畅，有意识障碍、血氧饱和度下降等可给予气管插管，必要时行气管切开。

（3）维持水电解质平衡，注意液体出入量，对昏迷及吞咽困难者给予鼻饲保证营养供给，便秘者可选用缓泻剂。

（4）密切观察患者呼吸、心律、血压、瞳孔等生命体征变化，持续心电监护。

（5）预防感染：加强口腔护理，及时吸痰，昏迷患者留置导尿，必要时给予抗炎药物治疗。

2. 治疗脑水肿、降低颅内压　颅内压升高是脑出血死亡主要原因，脑出血后脑水肿在48小时达峰，积极控制脑水肿、降低颅内压是脑出血急性期治疗的重要环节。降颅压药物方面首选高渗脱水药物，如甘露醇或甘油果糖，注意尿量、血钾及心肾功能；可酌情选用呋塞米或白蛋白，不建议使用激素治疗脑水肿，密切监测水电解质水平。

3. 调控血压

（1）脑出血患者应先降颅内压，再根据血压情况决定是否进行降压治疗。脑出血早期以及血肿清除术后应立即使用药物迅速控制血压，避免长期严重高血压患者血压下降过快、过低可能产生的脑血流量下降，目标血压160/90 mmHg。使用降压药物原则：有效协同作用，降压达标，保护靶器官，减少副作用。常用静脉降压药物：尼卡地平、乌拉地尔、硝普钠等；常用口服降压药物：长效钙通道阻滞剂、血管紧张素Ⅱ受体阻滞剂、

β1 肾上腺素能受体阻滞剂等。

（2）血压过低者应升压治疗，以保持脑灌注压。

（3）脑出血恢复期应积极治疗高血压病，尽可能使血压降至正常水平。

4. 止血治疗　出现凝血功能异常可考虑。

5. 亚低温治疗。

6. 防治并发症　控制感染或发热、应激性溃疡、高血糖、心脏并发症、肾功能障碍、癫痫、下肢深静脉血栓形成、稀释性低钠低氯血症等治疗。

（二）手术治疗

治疗目的：尽快清除血肿，降低颅内压、尽早减少血肿对周围脑组织的压迫、挽救生命、降低致残率，常用手术方式有去骨瓣减压术、小骨窗开颅血肿清除术、钻孔穿刺血肿碎吸术、脑室穿刺引流术等。

以下情况需考虑手术：①基底节区中等量出血（壳核出血 ≥ 30 ml，丘脑出血 ≥ 15 ml）；②小脑出血 ≥ 10 ml 或直径 ≥ 3 cm，或合并脑积水；③重症全脑室出血（脑室铸型），需脑室穿刺引流加腰穿放液治疗。

（三）康复治疗

脑出血后期有不同程度的肢体或言语功能障碍等后遗症，药物治疗、病情平稳后以针灸、理疗、按摩、心理等治疗以促进功能恢复，提高生活质量。

四、预后及预防措施

脑出血死亡率可达 40% 左右，预后不佳，大多数遗留肢体功能障碍后遗症和各种并发症，预后较差。另外，与患者昏迷程度及时间、脑水肿程度、患者年龄、受累血管位置及其病因有关，脑干、丘脑及大量脑室出血预后极差，脑水肿、颅内压增高和脑疝形成是致死的主要原因。

脑出血疾病是一种极难治愈、死亡率很高的疾病，发病不及时救治，就可能致瘫致死。因此，从这个意义上来说脑出血疾病的预防非常重要。在预防方面，需要做全面的防治，尤其是脑出血高发人群，如中年群体、高血压患者，或者经常发生肢体麻木、无力等症状的患者，他们属于可能发生脑出血的高危人群，在日常生活中应做好防治工作。

1. 定期检查　高血压及动脉硬化是脑出血的常见病因。中老年人需定期体检，对血压和血液黏稠度进行监控，以便于及早发现高血压和动脉硬化等疾病，及时治疗。必须对血压进行有效控制，且需要将血脂和胆固醇降低，使血管富有弹性。每日要按时服用降压药，坚持定期测量血压，若发生异常，应立即到医院检查。

2. 注意饮食　饮食应以清淡为主，注意低脂、低盐、低糖，每日的盐分摄入量不超过 6 g。对于动物的脑、内脏要少吃，应多吃新鲜蔬菜、水果及豆制品，配以适量的瘦肉、鱼和蛋，能够起到良好地预防高血压病和动脉硬化的作用，从而减少脑出血的发生。参考中国营养学会的建议，每日坚持喝一袋牛奶，摄入约 250 g 的碳水化合物，食用蔬菜及水果 500 g，粗细粮合理搭配，对总热量加以控制，坚持少食多餐。另外，可饮用适量的红酒，多吃胡萝卜、红薯、南瓜、西红柿等黄色蔬菜，坚持喝绿茶。黑木耳有明显的抗凝作用，它可与小量阿司匹林发挥同等的抗血小板聚集的作用。

3. 预防便秘　高血压和动脉硬化会由于皮质功能受损以及各种不良刺激而导致便秘。若排便过于用力，则会使腹压升高，也会同时引起血压和颅内压的升高，非常容易发生小血管破裂，进而引发脑出血，从而对生命造成威胁。所以，应养成良好的饮食和排便习惯，避免受到不良刺激，防止发生便秘。

4. 稳定情绪　保持乐观情绪和精神愉快，做到心境平静，减少烦恼，勿大悲大喜。应冷静应对重大事件，防止情绪过于激动，避免血压突增，以防发生脑出血。

5. 戒除烟酒　有烟酒嗜好者应予以戒除或加以节制，因为吸烟可收缩血管、加快心率、升高血压、加速动脉硬化，患有高血压病、冠心病及脑动脉硬化症的患者，尤其应该戒除烟酒。

6. 防寒避暑　防止受低温与高温的影响而引起血管收缩功能障碍、血压波动幅度剧增而造成意外。特别是作为此病高发季节的冬天，务必要注意防寒保暖。

7. 劳逸结合　养成良好的生活、工作和学习习惯，保证睡眠充足，切忌过度劳累和过度紧张，工作负荷过重可引发脑出血，可适当参与文娱体育活动来增强体质。

8. 适量有氧运动　应主要进行下肢运动，因为上肢运动更容易导致血压升高。所以，散步、慢跑和打太极拳等运动项目比较适合；老年人不宜快跑、爬山，老年人与高血压患者不提倡其参与竞技项目，此类人群的运动强度应以中等、舒缓为主。

缺血性脑血管病

一、疾病概述

缺血性脑血管病（ischemic cerebrovascular disease，ICD）是指各种原因引起的脑部血液供应障碍，使局部脑组织缺血缺氧性坏死，导致神经功能障碍的临床综合征，又称为缺血性脑卒中（cerebral ischemic stroke，CIS）或脑梗死（cerebral infarction）。目前对于 ICD 急性期的时间定义尚不统一，临床上多指发病后 1 周到 2 个月内，影像学则根据脑梗死的病理改变，分为缺血期、梗死期和液化期；根据发病后的时间长短，分为超急性期（< 6 小时）、急性期（6 ~ 72 小时）、亚急性期（3 ~ 10 天）、慢性期（> 1 个月）。

高原缺血性脑血管病是指因高原高寒低氧的特殊地理环境，引起人体产生血液流变学改变、血管损伤、炎症反应及基因多态性等一系列复杂病理生理变化后促进或导致血管管腔狭窄、闭塞或血栓形成，造成局部脑组织因血流供应中断而发生缺血、缺氧性坏死，出现相应的神经系统症状和体征。高原地区脑血管病的危险因素与高原生活环境有关，高原独特的高寒缺氧地理环境和在此环境下形成的生活习惯使高原脑血管病的发病率高于平原地区，尤其是缺血性脑血管病比较明显。

我国是世界上高原面积最大的国家，青藏高原居住人口在海拔 2500 m 以上约 8000 万人，在海拔 3000 m 以上约 1200 万人。根据研究报道，海拔 4500 m 以上地区居民脑血管病发病风险是平原地区的 10 倍。高原高血压、动脉粥样硬化是脑血管病的主要致病因素，高原地区可见所有脑血管病类型中以缺血性脑血管病最常见，各类脑血管病构成比 ICD 为 48.4%、脑出血为 37.2%、蛛网膜下腔出血为 9.8%、脑栓塞为 4.6%。根据 2015 年青海高原流行病学初步调查表明，脑血管发病率为 615/10 万人口，患病率为 1357/10 万人口，死亡率为 236/10 万人口，均呈逐年上升和年轻化趋势。

（一）病因

ICD 病因分为不可干预因素和可干预因素。①不可干预因素：年龄、性别、种族、环境因素和遗传等。②可干预因素：高血压、糖尿病、血脂异常、心脏病、颈动脉狭窄、代谢综合征、高同型半胱氨酸血症、性激素水平、高尿酸血症、低胆红素血症、血浆溶血磷脂酸水平、炎症反应、基因多态性等。目前国际采用 TOAST（trial of org 10172 in acute stroke treatment）分型将脑梗死分为五型：大动脉粥样硬化型、心源性栓塞型、小动脉闭塞型、其他明确病因型和不明原因型。明确脑梗死的病因有助于判断预后、指导治疗及选择个体化的二级预防。高原脑血管病除具有高血压、动脉硬化、心脏病等常见危险因素外，高原血液流变学、血流动力学、血管损伤和异常气候等特殊因素，也常引起人体一系列复杂的病理、生理变化，促进或导致脑血管病的发生。

（二）发病机制

高原高血压、动脉硬化是脑血管病最主要的致病因素。高原高血压患者因脑循环阻力增加，血流与血管壁阻力增大，脑循环压力相应增大，血管壁损害较严重的血管段容易因压力增高而破裂出血，引起出血性脑血管病。有资料显示，世居的高原藏族高血压患病率是平原居民的 4 倍，脑动脉粥样硬化发生的年龄较早。

高原心脏病是高原地区的特发病，高原低气压导致机体氧分压下降，长期低氧引起肺血管收缩、重塑，肺动脉壁细胞增多、肺动脉壁增厚和管腔狭窄，从而形成缺氧性肺动脉高压，肺血管构型重建主要是由血管内皮细胞和血管平滑肌在缺氧条件下的非正常代谢导致。长期持续性肺动脉高压会使右心后负荷增高，导致右心室代偿性肥大，发生右心衰竭。据报道，高原脑血管病患者中合并心脏病占 12.3%。高原地区心脏病合并的脑血管病主要为脑栓塞，其次是脑血栓形成，脑出血较少，若同时罹患高原心脏病和脑血管病，则一般预后较差。

血液流变学异常是高原脑血管病的重要致病因素。长期居住在低氧环境可有内源性及外源性凝血机制障碍，表现为凝血系统激活，红细胞增生，血液黏稠度增加，凝血途径激活促使血液处于高凝状态，同时低氧使血液中红细胞生成过多，血红蛋白含量增加，血细胞比容增高，形成血液高凝状态，血液流变学具有"浓、黏、凝、聚"的特点，血液中的有形成分易于附着在损伤的血管内皮上形成血栓，也可直接影响脑微循环的有效灌注量与氧的运输，进而诱发脑血管病。

血管内皮细胞低氧性损伤是高原脑血管血栓形成的重要因素。高原低氧引起一氧化氮、前列环素 -2、内皮素 -1 等血管活性物质分泌异常，导致血管平滑肌细胞增殖及血管壁炎症反应等功能紊乱，促使血浆分泌的缩舒血管因子功能失衡，表现为缩血管功能上调，舒血管功能下调，血管内皮细胞损伤，容易导致脑血管附壁血栓形成。

高原气候特点表现为辐射强、日照多，气温低，积温少，蒸发快、干燥、气温日较差大等，与脑血管病发生、发展及预后密切相关。人体进入高原后，经呼吸道和皮肤丢失水分增多，引起血浆黏度增高，易导致脑动脉血栓形成。从高原急性脑血管病发病率和病死率来看，每年12月开始增加，第二年3、4月份达高峰，可能与此时气温回升，气压相对低，人体的顺应性及调节功能容易紊乱，促使脑血管疾病发生有关。

高原低氧还可导致脑血管壁缺氧性损害，缺氧节段性损害颅内小动脉，血管内皮细胞肿胀、水肿、酸中毒，血管通透性增加，毛细血管麻痹，脑血管自主调节紊乱产生充血和过度灌流、血液易向血管外渗，引起广泛的点状出血。慢性高原红细胞增多症及高原高血压因脑循环阻力增加，血流与血管壁阻力增大，脑循环压力也增大，在血管壁损害较重的血管段易因压力增高而破裂出血，引起出血性脑血管病。血液黏稠度增高时，血流缓慢，促使血小板黏附于受损的血管内膜上，释放各种凝血因子致脑血栓形成。高原脑水肿引起的脑循环紊乱在脑血栓形成中也起着重要作用。脑组织耗氧量较大，氧和葡萄糖的储备极少，对缺血和缺氧的伤害阈值很低，一旦血液供应受阻，会迅速引起脑功能紊乱及脑细胞损伤，出现一系列临床症状。

二、诊断要点

（一）临床表现

大动脉粥样硬化性脑梗死以中老年患者多见，病前有脑梗死的危险因素，如高血压、糖尿病、冠心病及血脂异常等。临床表现取决于梗死灶的大小和部位，主要为局灶性神经功能缺损的症状和体征，如偏瘫、偏深感觉障碍、失语、共济失调等，部分病例可有头痛、呕吐、昏迷等症状。

心源性脑栓塞指血液中的各种栓子（心脏的附壁血栓、动脉粥样硬化斑块等）随血流进入脑动脉阻塞血管，当侧支循环不能代偿时，引起该动脉供血区脑组织缺血性坏死，出现局灶性神经功能缺损。本病任何年龄均可发病，多有心房颤动或风湿性心瓣膜病等病史。发病前少有前驱症状，心源性脑栓塞是起病速度最快的一类卒中，症状在数秒或数分钟内达到高峰，多表现为完全性卒中。起病后多数患者有意识障碍、持续时间较短。临床症状取决于栓塞的血管及位置，可出现意识障碍或肢体瘫痪突然加重的情况。

小动脉闭塞性脑梗死主要指大脑半球或脑干深部的小穿支动脉在高血压等疾病的基础上，血管壁发生病理性改变，导致管腔闭塞，形成小的梗死灶。常发生的部位有壳核、尾状核、内囊、丘脑和脑桥等。多见于中老年人，一般急性起病，无头痛及意识障碍，该梗死多表现为腔隙性脑梗死（lacunar cerebral infarction），表现为纯运动型轻偏瘫、构音障碍 - 手笨拙综合征、纯感觉性卒中和共济失调性轻偏瘫。本病易反复发作，引起多发性腔隙性脑梗死，累及双侧皮质脊髓束和皮质脑干束，出现假性延髓性麻痹、认知功能障碍、帕金森综合征等表现。

1. 脑血栓形成　起病较缓慢，通常在安静休息状态下发病，症状一般在 1 ～ 3 天达到高峰。少有意识障碍，头痛、呕吐等颅内压增高症亦不明显。依病程分三型：①短暂性脑缺血发作：如头痛、头晕、肢体麻木无力或构音不清等，症状持续短暂、可完全消失，不遗留后遗症。②进展型：急性发作后几天内症状体征逐渐加重。③完全型：起病后很短时间内偏瘫和失语等症状、体征完全呈现。可因受累血管部位不同而有不同的临床症状。如为颈内动脉血栓形成，表现为病灶对称偏瘫，偏身感觉障碍、偏盲，主侧半球病变者伴有失语。部分患者有病灶侧眼失明，对侧偏瘫，双眼向病灶侧凝视。大脑中动脉闭塞可产生对侧偏瘫、感觉障碍和偏盲，主侧半球病变出现失语、失读或失写现象。椎 - 基底动脉闭塞表现为眩晕、恶心、呕吐、眼球震颤、复视、构音不清、吞咽困难、共济失调，交叉性瘫痪或四肢瘫痪和感觉障碍。

2. 脑栓塞 因进入血液循环的栓子阻塞脑动脉所致。栓子来源于左心动脉系统，可为血栓脱落性栓子或脂肪栓子与空气栓子。中青年人发病较多，起病急，通常在数秒或数分钟内症状达到高峰。一般无意识障碍，部分患者可有短暂意识障碍。若栓子大或为多发性栓塞，可迅速进入昏迷并出现颅内压增高症状。局部症状可有偏瘫（或单瘫），偏身感觉障碍、偏盲，或有抽搐。因阻塞血管的部位不同而临床表现有异（见脑血栓形成相关内容）。

（二）辅助检查

1. CT 或 MRI 检查 是卒中患者首要的常规检查，可区别梗死性与出血性病变，并排除其他病变如肿瘤、脓肿，定位病灶的部位。由于 CT 的普及与快速，对缺血与出血易做关键性鉴别、优先使用，平扫 CT（nonenhanced CT）是目前筛选溶栓治疗适应证患者的技术标准。一般情况下，增强 CT 并不能为缺血性卒中的诊断治疗提供更多有效信息，除非是与肿瘤和感染鉴别。近年来，CT 血管成像（CT angiography）和 CT 灌注成像（CT perfusion）也相继应用于急性脑卒中。MRI 有利于鉴别早期缺血性梗死，显示脑干和小脑缺血性卒中，发现静脉窦血栓性闭塞等，多模式 MRI 技术联合多种序列可以对脑血管管腔、管壁、脑组织结构、脑血流灌注和功能成像，是目前能够提供最全面、精准信息的成像技术。

出血性梗死的 CT 表现：①中心型：梗死区较大，出血发生于梗死中心区，出血量较大。②边缘型：梗死灶可大可小，出血灶见于梗死区周边，量较小。③混合型：为上述两型的表现，以其中一型为主。由于出血性梗死的低密度梗死灶通常较大，梗死区内血肿密度不均匀，不破入脑室系统，可与脑出血鉴别。

MRI 检查在脑梗死 6 小时内，由于细胞毒性水肿，DWI 即可发现高信号，此后发生血管源性水肿、细胞死亡、髓鞘脱失、血-脑屏障破坏，出现 T1 与 T 弛豫时间延长，发病数小时后可现实 T1WI 低信号、T2WI 高信号，梗死 1 天后至第 1 周末，水肿进一步加重，占位效应明显，梗死区仍呈长 T1、长 T2 信号，但与梗死第 1 天相比，T1 渐渐变短，原因是水肿区蛋白含量升高所致。脑梗死后期，小的病灶可不显示，主要表现为局灶脑萎缩；大的病灶形成软化灶，T1、T2 显著延长，类似于脑脊液信号。

2. 脑血管造影 数字减影全脑血管造影（digital subtract angiography，DSA）借助于电子计算机可直观地测定血管狭窄范围和程度，病变动脉的数量、来源、侧支循环及引流静脉的去向，虽然为有创检查，但准确性显著优于其他诊断方法，临床上以 DSA 为当前诊断脑血管病变的"金标准"。临床可根据患者的病情及需要选择磁共振血管成像（MRA）、CT 血管成像（CTA）及数字减影血管造影（DSA）。MRA 及 CTA 通常可显示动脉硬化、狭窄或闭塞，以及动脉瘤、血管畸形等。DSA 是当前检查血管病变的金标准，被广泛应用于动脉闭塞、动脉瘤及动静脉畸形的诊断，以及与卒中相关的血管炎、纤维肌性发育异常、颈动脉或椎动脉夹层等，以及确定前循环 TIA 适合外科治疗的颈动脉颅外段病变。

3. 血液检查 协助检出可治性病因及排除临床颇似卒中的疾病。全血细胞计数包括血小板计数可能发现卒中的病因，红细胞沉降率增高可提示巨细胞动脉炎或其他血管炎，低血糖或高渗性非酮性高血糖症可出现貌似卒中的局灶性神经体征，血清胆固醇和脂质检测可为卒中风险因素等，凝血酶原时间（PT）、国际标准化比率（INR）和活化部分凝血活酶时间（APTT）综合临床特点及病史判断，没有显著出血倾向脑梗死，征得患者知情同意的可行静脉溶栓治疗。

4. 常规心电图　检出未被发现的心肌梗死或心律失常，如心房颤动导致栓塞性卒中。

5. 超声检查　颈动脉超声对发现颅外颈部血管病变，特别是动脉硬化斑块、血管狭窄及闭塞很有帮助。经颅多普勒超声（TCD）可发现颅内大动脉狭窄、闭塞，评估侧支循环的情况，检查颅内血流、微栓子及监测治疗效果，在血管造影前评估脑血液循环情况。

6. 超声心动图　检查心房颤动患者心脏附壁血栓、心房黏液瘤和二尖瓣脱垂等，可证实栓塞性卒中的心脏病变。

7. 脑电图　对评价卒中极少有用，合并癫痫发生患者或难以区分癫痫发作与 TIA 的患者，可能有助于鉴别。

8. 腰穿及脑脊液检查　为排除蛛网膜下腔出血或证明脑膜血管性梅毒导致的卒中病例进行，该检查在出血性梗死、感染性心内膜炎细菌赘生物时脑脊液中可有红细胞增多、白细胞可增加、蛋白数升高等。

（三）诊断

1. 中国急性缺血性脑卒中诊治指南（2021 年诊断标准）建议，急性缺血性脑卒中的诊断可依据：①急性起病；②局灶性神经功能缺损，如一侧面部或肢体的麻木、无力、语言障碍等，少数为全面神经功能缺损；③影像学出现责任病灶或症状和体征持续 24 小时以上；④脑 CT 或 MRI 排除出血和其他病变；⑤脑 CT 或 MRI 有关梗死病灶。

2. 病因分型　对急性缺血性脑卒中患者进行病因分型有助于判断预后、指导治疗和二级预防。当前广泛使用急性卒中 org10172 治疗试验

（TOAST）病因 / 发病机制分型，将缺血性脑卒中分为大动脉粥样化型、心源性栓塞型、小动脉闭塞型、其他明确病因型和不明原因型 5 型。

3. 2021 年诊断流程　包括五个步骤：①是否为脑卒中？排除非血管性疾病；②是否为缺血性卒中？进行脑 CT 或 MRI 检查排除出血性脑卒中；③脑卒中严重程度？根据神经功能评价量表评估神经功能缺损程度；④能否进行溶栓治疗？核对适应证和禁忌证；⑤病因分型多采用 TOAST标准，结合病史、实验室、脑部和血管病变等检查资料确定病因。

4. 2021 年 C 级证据推荐的检查　①对所有疑似脑卒中患者应行脑CT 或 MRI 检查（Ⅰ级推荐）；②溶栓治疗前应行脑 CT 检查（Ⅰ级推荐）；③进行血液、凝血功能和生化检查（Ⅰ级推荐）；④所有的脑卒中患者应行心电图检查（Ⅰ级推荐）；有条件时应持续进行心电监测；⑤运用神经功能缺损量表评估病情程度（Ⅱ级推荐）；⑥在不影响溶栓或取栓的情况下，必要时根据起病时间及临床特征行多模影像评估，以决定是否进行血管内取栓，进行血管病变检查（Ⅱ级推荐）；⑦根据上述规范的诊断流程进行诊断（Ⅰ级推荐）。

（四）鉴别诊断

1. 脑出血　脑梗死与脑出血的临床症状颇为相似，脑出血以中老年患者多见，起病急骤，动态发病，病情进展较快，常在数十分钟至数小时症状达到高峰，头痛、恶心、呕吐等高颅压症状较重，头颅 CT 可鉴别。

2. 颅内占位性病变　某些颅内肿瘤可呈现卒中样发病，出现偏瘫等局灶性神经功能缺损体征，CT 或 MRI 检查可发现肿物、脑水肿及占位效应等。

3. 代谢性障碍　特别是低血糖或高渗性非酮症性高血糖可出现卒中样表现。因此，所有表现卒中的患者都应检测血糖水平。

三、治疗原则

脑梗死的治疗应根据不同的病因、发病机制、临床类型、发病时间等确定治疗方案，实施以分型、分期为核心的个体化和整体化治疗原则。在内科支持治疗的基础上，可酌情选用改善脑循环、脑保护、抗脑水肿、降颅压等措施，在有效时间窗内有适应证者可行溶栓治疗。有条件的医院应该建立卒中中心，卒中患者应该收入卒中中心治疗。

高原脑血管病的治疗具有多重性和复杂性，既符合采取平原脑血管病的规范化治疗原则，同时又具备实施高原抗缺氧的各种干预方法。

（一）一般治疗

1. 保持呼吸道通畅及吸氧　保持呼吸道通畅，气道功能严重障碍者应给予气道支持（气管插管或切开）及辅助呼吸，合并低氧血症患者（SPO_2 低于 92% 或血气分析提示缺氧）应给予吸氧。结合高原缺氧的独立危险因素，在治疗上应开展氧疗，早期给予较大流量的氧气吸入，特别是合并高原脑水肿的患者，根据指征采用高压氧舱治疗。若条件允许，将高原脑血管病患者迅速转移到平原地区，有助于疾病的治疗和康复。

2. 调控血压　①高血压：约 70% 的缺血性卒中患者急性期血压升高，原因主要包括：疼痛、恶心、呕吐、颅内压增高、意识模糊、焦虑、卒中后应激状态、病前存在高血压等。血压调控的推荐意见：准备溶栓者，血压应控制在收缩压 < 180 mmHg、舒张压 < 100 mmHg；血压持续升高收缩压 ≥ 200 mmHg 或舒张压 ≥ 110 mmHg，或伴有严重心功能不全、主动脉夹层、高血压脑病者，可予缓慢降压治疗，并严密观察血压变化；有高血压病史且正在服用降压药物者，如病情平稳，可在卒中 24 小时后开始恢复使用降压药物。②低血压：卒中患者低血压可能的原因有

主动脉夹层、血容量减少或心输出量减少等，应积极查明原因，给予相应处理，必要时采用扩容升压措施。

3. 控制血糖　当患者血糖增高超过 11.1 mmol/L 时，应给予胰岛素治疗；当患者血糖低于 2.8 mmol/L 时，给予 10%～20% 葡萄糖口服或注射治疗。

4. 降颅压治疗　严重脑水肿和颅内压增高是急性重症脑梗死的常见并发症，是死亡的主要原因之一。常用的降颅压药物为甘露醇、呋塞米和甘油果糖。20% 甘露醇的常用剂量为 125～250 ml，每 4～6 小时使用 1 次；呋塞米 10～20 mg，每 2～8 小时 1 次，有助于维持渗透压梯度；甘油果糖也是一种高渗溶液，常用 250～500 ml 静脉滴注，每日 1～2 次。

5. 吞咽困难　吞咽困难者要预防吸入性肺炎，避免因饮食摄取不足导致的液体缺失和营养不良，以及重建吞咽功能。吞咽困难短期内不能恢复者早期可通过鼻饲管进食，持续时间长者可行胃造口管饲补充营养。

6. 发热、感染　脑卒中后出现，可因下丘脑体温调节受损、并发感染或吸收热、脱水等。中枢性高热的患者应以物理降温为主（冰帽、冰毯、乙醇擦浴）。脑卒中患者急性期容易发生呼吸道、尿路感染，是导致病情加重的重要原因。约 5.6% 卒中患者合并肺炎，早期识别和处理吞咽困难和误吸，对预防吸入性肺炎作用显著。患者可采用仰卧位头应偏向一侧，以防止舌后坠和分泌物阻塞呼吸道，经常变换体位，定时翻身拍背，加强康复活动，这是预防肺炎的重要措施。尿路感染主要继发于因尿失禁或尿潴留留置导尿的患者，其中约 5% 患者出现败血症，与卒中预后不良有关。疑有肺炎、尿路感染的发热患者应给予抗生素治疗，但不推荐预防性使用抗生素。

7. 上消化道出血　是由于胃、十二指肠黏膜急性应激出血性糜烂和溃疡所致。上消化道出血的处理包括：①胃内灌洗：冰生理盐水加去甲肾上腺素 1～2 mg 口服或冰生理盐水加入凝血酶 1000～2000 U 口服，对有意识障碍者或吞咽困难患者，可给予鼻饲管内注入；也可用血凝酶、云南白药等。②使用抑酸止血药物：西咪替丁或奥美拉唑等。③防治休克：如有循环衰竭表现，应补充血容量，可采用输新鲜全血或红细胞成分输血。上述多种治疗无效情况下，可在胃镜下进行高频电凝止血或考虑手术止血。

8. 水电解质紊乱　脑卒中患者常规检测水电解质，对有意识障碍和脱水治疗的尤其注意水盐平衡。水电解质紊乱时应积极纠正，对于低钠血症应根据病因分别治疗，注意补盐速度不宜过快，以免引起脑桥中央髓鞘溶解症。对高钠血症应限制钠的摄入，严重的可给予 5% 葡萄糖注射液静脉滴注，纠正高钠血症不宜过快，避免脑水肿发生。

9. 心脏损伤　心脏损伤包括急性心肌缺血、心肌梗死、心律失常及心力衰竭等，也是急性缺血性脑血管病的主要死亡原因之一。发病早期应密切观察心脏情况，必要时进行动态心电监测及心肌酶谱检查，及时发现心脏损伤，给予治疗。

10. 癫痫　缺血性脑卒中后癫痫的早期发生率为 2%～33%，晚期发生率为 3%～67%。有癫痫发作时给予抗癫痫治疗。孤立发作一次或急性期癫痫样发作控制后，不建议长期使用抗癫痫药物，卒中后 2～3 个月再发的癫痫，建议按癫痫进行长期药物治疗。

11. 深静脉血栓形成和肺栓塞　深静脉血栓形成（DVT）的危险因素包括静脉血流淤滞、静脉系统内皮损伤和血流高凝状态。瘫痪重、年老及心房颤动者发生 DVT 的比例更高，DVT 最重要的并发症为肺栓塞。为减少 DVT 和肺栓塞发生，卒中后鼓励患者尽早活动，可给予低分子肝素或普通肝素，有抗凝禁忌者给予阿司匹林治疗，症状无缓解的近端 DVT 或肺栓塞患者可给予溶栓治疗。

12. 营养支持　由于呕吐、吞咽困难可引起脱水及营养不良，可导致神经功能恢复减慢，故应重视脑卒中后液体及营养状态评估，必要时给予补液和营养支持，能正常经口进食者无需额外补充营养，不能正常经口进食者可鼻饲，必要时经皮内镜下胃造瘘管饲补充营养。

13. 排尿障碍与尿路感染　排尿障碍在脑卒中早期很常见，主要是尿失禁与尿潴留。尿路感染主要继发于因尿失禁或尿潴留留置尿管的患者，约 5% 患者出现败血症，与脑卒中预后不良有关。建议对排尿障碍进行早期评估和康复治疗，有尿路感染者给予抗生素治疗。

14. 体温控制　对体温升高的患者应寻找和处理发热原因，如存在感染，应给予抗生素治疗。对体温 > 38℃的患者，应给予退热措施。

（二）特殊治疗

1. 溶栓治疗　溶栓治疗是目前最重要的恢复血流措施，脑梗死组织周边存在半暗带是缺血性卒中现代治疗的基础。即使是脑梗死早期，病变中心部位已经是不可逆性损害，及时恢复血流和改善组织代谢可以抢救梗死周围仅有功能改变的半暗带组织，避免形成坏死。重组组织型纤维溶酶原激活剂（rt-PA）和尿激酶是我国目前使用的主要溶栓药物。目前认为有效抢救半暗带组织的时间窗为：使用 rt-PA 溶栓应是 4.5 小时内或使用尿激酶溶栓应在 6 小时内。

（1）静脉溶栓的适应证与禁忌证

适应证：①年龄 18 ~ 80 岁；②发病 4.5 小时以内（rt-PA）、6 小时内（尿激酶）；由于基底动脉血栓形成的死亡率非常高，而溶栓治疗可能是唯一的抢救方法，因此对基底动脉血栓形成患者溶栓治疗的时间窗和适应证可以适当放宽；③脑功能损害的体征持续超过 1 小时，且比较严重；④脑 CT 已排除颅内出血，且无早期大面积脑梗死影像学改变；⑤签署知情同意书。

禁忌证：①既往有颅内出血包括可疑蛛网膜下腔出血，近3个月有头颅外伤史；②近3个月内有脑梗死或心肌梗死史，但不包括陈旧性腔隙梗死未遗留神经功能体征；③严重心、肝、肾功能不全或严重糖尿病患者；④有活动性出血或外伤的证据，如近3周内有胃肠或泌尿系统出血，近2周内进行过大的外科手术，近1周内有不易压迫止血部位的动脉穿刺；⑤口服抗凝药，且 INR > 1.5 或 48 小时内接受过肝素治疗；⑥血小板计数低于 100×10^9/L，血糖 < 2.7 mmol/L；⑦血压：收缩压 > 180 mmHg，和（或）舒张压 > 100 mmHg；⑧妊娠和哺乳期。

溶栓药物治疗方法：①尿激酶：100 万 ~ 150 万 IU，溶于生理盐水 100 ~ 200 ml 中，持续静脉滴注 30 分钟，用药期间应严密监护患者。②rt-PA：剂量为 0.9 mg/kg 静脉滴注，其中 10% 在最初 1 分钟内静脉静注，其余持续滴注 1 小时，用药期间及用药 24 小时内应严密监护患者。

（2）动脉溶栓：使溶栓药物直接到达血栓局部，理论上血管再通率应高于静脉溶栓，且出血风险降低。动脉溶栓较静脉溶栓治疗有较高的血管再通率，在 DSA 直视下进行超选择性介入动脉溶栓，发病 6 小时内 MCA 闭塞导致严重卒中、发病 24 小时内后循环动脉闭塞导致严重卒中且不适合静脉溶栓者，经严格选择可在有条件的医院进行动脉溶栓。

（3）急性溶栓绿色通道的建立：由于急性脑梗死治疗时间窗窄，医院建立健全脑卒中救治绿色通道尤为重要，以便尽可能优先处理和收治脑卒中患者，并能够做到早诊断、早评估、早治疗。绿色通道构建包括急诊信息系统支持、溶栓团队建议、检验科/放射科的协作以及流程设置。

2. 抗血小板聚集治疗　不符合溶栓适应证且无禁忌证的缺血性脑卒中患者应在发病后尽早给予口服阿司匹林 150 ~ 300 mg/d。急性期后可改为预防剂量（50 ~ 300 mg/d）。溶栓治疗者，阿司匹林等抗血小板药物应在溶栓 24 小时后开始使用。对于不能耐受阿司匹林者，可考虑选用氯吡格雷等抗血小板治疗。

3. 抗凝治疗 ①普通肝素 100 mg，加入 5% 葡萄糖或 0.9% 生理盐水 500 ml 中，以每分钟 10 ~ 20 滴的速度静脉滴注。②低分子肝素，4000 ~ 5000 IU，腹壁皮下注射，每日 2 次。③华法林每日 1 次，口服 3 ~ 5 天后改为 2 ~ 6 mg 维持，检测凝血酶原时间为正常值的 1.5 倍或国际标准化比值 INR 达到 2.0 ~ 3.0。必要时可用静脉肝素或低分子肝素皮下注射。④口服抗凝剂和凝血酶抑制剂，如阿加曲班，与肝素相比具有直接抑制血块中的凝血酶，起效快，作用时间短、出血倾向小、无免疫原性等潜在优点。

使用抗凝治疗时应该密切检测凝血象，同时要监测部分凝血活酶时间，使其控制在正常范围的 1.5 倍之内，使用抗凝剂量要因人而异。《中国脑血管病防治指南》建议：一般急性脑梗死患者无出血倾向、严重肝肾疾病、血压 > 180/100 mmHg 等禁忌证时，下列情况可考虑选择性使用抗凝剂：①心源性梗死患者，容易复发卒中。②缺血性卒中伴有蛋白 C、蛋白 S 缺乏、活性蛋白 C 抵抗等易栓患者，症状性颅外夹层动脉瘤者，颅内外动脉狭窄患者。③卧床的脑梗死患者可使用低剂量肝素或相应剂量的低分子肝素预防深静脉血栓形成和肺栓塞。

4. 降纤治疗 研究显示脑梗死急性期血浆纤维蛋白原和血液黏度增高，蛇毒酶制剂可显著降低血浆纤维蛋白原，并有轻度溶栓和抑制血栓形成。对不适合溶栓并经过严格筛选的脑梗死患者，特别是高纤维蛋白血症者可选用降纤治疗，常用的药物包括巴曲酶、降纤酶及安克洛酶等。

5. 神经保护治疗 急性缺血性或再灌注后细胞损伤可选用保护脑细胞的药物，提高对缺血缺氧的耐受性。①钙拮抗剂、兴奋性氨基酸拮抗剂、神经节苷脂等；②依达拉奉是一种抗氧化剂和自由基清除剂；③胞磷胆碱；④脑活素是一种有神经营养和神经保护作用的药物；⑤高压氧和亚低温。

6. 其他疗法　①丁苯酞，可改善神经功能缺损和提高生活能力；②人尿激肽原酶；③扩容治疗，对于低血压或脑血流低灌注所致的急性脑梗死如分水岭梗死可考虑扩容治疗，应注意脑水肿、心功能衰竭等并发症。

7. 中医治疗　多种药物如三七、丹参、红花、水蛭、银杏叶制剂等。

8. 出血转化　脑梗死出血转化发生率为 8.5% ~ 30%，其中有症状的为 1.5% ~ 5%，心源性脑栓塞、大面积脑梗死、占位效应、早期低密度征、年龄大于 70 岁、应用抗栓药物或溶栓药物等会增加出血转化的风险。症状性出血转化时停用抗栓药物。

9. 外科或介入治疗　对大脑半球的大面积脑梗死，可实施开颅减压术和部分脑组织切除术。较大的小脑梗死，尤其是影响脑干功能或引起脑脊液循环阻塞的，可行后颅窝开颅减压或直接切除部分梗死的小脑，以解除脑干压迫，伴有脑积水或具有脑积水危险的患者应进行脑室引流。脑梗死后出血量大时如无禁忌证可手术治疗。颈动脉狭窄超过 70% 的患者可考虑颈动脉内膜切除术或血管成形术治疗。介入性治疗包括颅内外血管经皮腔内血管成形术及血管内支架置入等，其与溶栓治疗的结合已经越来越受到重视。

10. 康复治疗　康复对脑血管病整体治疗的效果和重要性已被国际公认。病情稳定后应尽早进行，康复的目标是减轻脑卒中引起的功能缺损，提高患者的生活质量。在急性期，康复运动首先是抑制异常的原始反射活动，重建正常运动模式，其次是加强肌肉力量的训练。除运动康复治疗外，还应注意语言、认知、心理、职业与社会康复等。

11. 高压氧和亚低温治疗　高压氧和亚低温的疗效和安全性还需展开高质量的 RCT 证实。

四、预后及预防措施

(一)预后

1. 血糖与缺血性脑血管病预后　缺血性脑血管病患者主要的糖代谢异常主要为糖尿病，其次为糖耐量异常、应激性血糖增高。血糖增高通过葡萄糖无氧酵解、激活 NMDA 型受体、酸中毒破坏血脑屏障、增加 NO 含量、破坏三磷酸腺苷合成等途径，加重脑组织损伤，从而影响脑卒中预后。故在缺血性脑血管病治疗过程中，应该监测并维持血糖在正常水平。

2. 高血压与缺血性脑血管病预后　收缩压变异性、血压白昼节律是早期和中期影响因素，平均动脉压变异性仅与 7 天功能预后相关。脉压指数是脑卒中早、中期预后影响因素。H 型高血压对缺血性脑卒中 6 个月神经功能缺损预后表现为正相关交互作用。缺血性脑卒中急性期血压水平与预后呈 U 形关系。血压在 140 ~ 159 mmHg 水平时预后最好，在小于 140 mm Hg 或者大于 159 mmHg 时，死亡 / 残疾率及复发率都会增加。

3. 血脂水平与缺血性脑血管病预后　血脂水平与缺血性脑卒中预后尚无一致结论。脑栓塞患者入院时高 TC 可以降低出院后 3 个月时残疾、心脑血管事件和死亡的发生风险。急性缺血性脑卒中患者入院时高 HDL-C 能够减少出院后 3 个月时心脑血管事件的发生风险。

4. 尿酸与缺血性脑血管病预后　尿酸是一种强氧化剂，临床治疗各种缺血性脑血管病过程中，在常规治疗基础上积极进行降尿酸治疗可以有效减少复发。但也有研究显示，缺血性脑血管病急性期较高的尿酸水平，能够预测短期预后良好。

5. 同型半胱氨酸与缺血性脑血管病预后　血清同型半胱氨酸水平在

脑梗死急性期升高，与脑梗死发生密切相关，可作为判断急性脑梗死病情严重程度的检测指标，高同型半胱氨酸水平发生神经功能恶化风险增大。

本病急性期的病死率为 5%～15%。存活的患者中致残率约为 50%。影响预后的因素较多，最重要的是神经功能缺损的严重程度，其他还包括患者的年龄、性别、缺血性心脏病、TIA、卒中、吸烟、饮酒和家族史等。

（二）预防措施

1. 一级预防　指发病前的预防，即通过早期改变不健康的生活方式，积极主动地控制各种危险因素，从而达到使脑血管病不发生或者推迟发生的目的。

（1）防治高血压：高血压是脑出血和脑梗死最重要的危险因素，控制高血压是预防脑卒中发生和发展的核心环节。一项中国老年高血压患者收缩期高血压临床随机对照实验结果显示：随访 4 年后，降压治疗组比安慰剂对照组脑卒中的死亡率降低 58%，两组差异有统计学意义。高血压的防治措施包括：限制食盐的摄入量、减少膳食的脂肪含量、减轻体重、进行适当的体育锻炼、戒烟、减少饮酒、保持乐观心态和提高抗应激能力及长期坚持口服降压药物的治疗。根据 WHO 的标准，一般患者的血压应该控制在 18.7/12.0 kPa（140/90 mmHg）之下；而高血压合并糖尿病或者肾病的患者，血压要控制在 130/80 mmHg 以下。

（2）防治心脏病：心房纤颤、瓣膜性心脏病、冠心病、充血性心力衰竭、扩张型心肌病及先天性心脏病等均为脑血管病的危险因素，其中以心房纤颤最为重要。心脏病常引起栓塞性脑卒中，预防措施主要是应用抗凝药和抗血小板药。既往有血栓、栓塞性疾病、高血压和左心功能衰竭等卒中危险因素的心房纤颤患者，应该使用华法林抗凝治疗。对于无其他卒中危险因素的心房纤颤患者，若年龄超过 75 岁，也应使用华法林；无其他卒中危险因素的心房纤颤患者，若年龄不足 65 岁，应使用阿司匹林；若年龄在 65 和 75 岁之间，可以酌情选用华法林或阿司匹林；对冠心病、心力衰竭等还要积极治疗原发病；对瓣膜性心脏病、先天性心脏病等可酌情进行外科手术治疗。

（3）防治糖尿病：糖尿病患者中，动脉粥样硬化、肥胖、高血压及血脂异常等的发生率均高于相应的非糖尿病患者群。高血糖是缺血性脑卒中发病的独立危险因素，糖尿病患者发生卒中的危险性约是普通人的 4 倍，脑卒中的病情轻重和预后与糖尿病患者的血糖水平以及病情控制情况有关。美国 TIA 防治指南建议空腹血糖应 < 7.0 mmol/L（126 mg/dl）。对糖尿病患者要进行疾病的基础知识教育，使其合理饮食、进行适当的体育锻炼和应用药物治疗。

（4）防止血脂异常：高胆固醇血症、高密度脂蛋白减低、低密度脂蛋白增高以及高三酰甘油血症是动脉粥样硬化的危险因素。防治血脂异常应强调以控制饮食及体育锻炼为主，辅以药物治疗，如他汀类药物。合并有高血压、糖尿病、吸烟等其他危险因素者应改变不健康的生活方式，并定期复查血脂。

（5）戒烟：烟草中含有的尼古丁可以使血管痉挛、血压升高及加速动脉粥样硬化等。吸烟是脑卒中的独立危险因素，提倡戒烟。

（6）戒酒：酒精可以通过多种机制，包括升高血压、血液处于高凝状态、心律失常和降低脑血流量等导致脑卒中。长期大量饮酒和急性酒精中毒是脑卒中的危险因素，酒精的摄入量和出血性卒中存在直接的剂量相关性联系。加强科学宣传教育，积极劝导有饮酒习惯的人适度饮酒，可以减少卒中的发生。

（7）控制体重：目前认为男性腰围大于臀围和女性体重指数［BMI，体重（kg）/身高的平方（m²）］增高是卒中的独立危险因素，这与肥胖易导致高血压、高血脂和糖尿病有关。成年人体重指数应控制在 28 以内或腰围 / 臀围 < 1，波动范围 < 10%。

（8）颈动脉狭窄：颈动脉狭窄是缺血性脑血管病的重要危险因素，多由动脉粥样硬化引起。对无症状性颈动脉狭窄患者首选阿司匹林等抗血小板药物或他汀类药物治疗。对于重度颈动脉狭窄（> 70%）的患者，在有条件的地方可以考虑行颈动脉内膜切除术或血管内介入治疗。

（9）防治高同型半胱氨酸血症：高同型半胱氨酸（homocysteine，Hcy）与脑卒中发病具有相关性。Hcy 正常水平为 5 ~ 15 μmol/L，当 Hcy 含量高于 16 μmol/L 时，提示有高同型半胱氨酸血症。应用叶酸、维生素 B_6 和维生素 B_{12} 联合治疗可以降低血浆半胱氨酸水平，但是降低血浆半胱氨酸水平能否减少卒中发生目前还不清楚。

（10）降低纤维蛋白原水平：血浆纤维蛋白原浓度升高是动脉粥样硬化和血栓及栓塞性疾病的独立危险因素，与 TIA 和脑卒中也密切相关。血压升高与血浆纤维蛋白原水平增加同时存在时，患脑卒中的风险更大。血浆纤维蛋白原增高可进行降纤治疗，同时应进一步查找或排除感染、肿瘤等其他可以引起血浆纤维蛋白原增高的原因。

（11）适度的体育锻炼和合理膳食：规律、适度的体育锻炼可以改善心脏功能，增加脑血流量，改善微循环，还可通过对血压、血糖和体重的控制而起到预防脑卒中的作用。过多摄入脂肪、胆固醇以及食盐可以促进动脉粥样硬化形成，食物的种类单调也是造成营养素摄入不合理的主要原因。提倡饮食种类多样化，减少饱和脂肪（低于每日总热量的 10%）和胆固醇（< 300 mg/d）的摄入量。每日钠盐摄入量少于 6 ~ 8 g。

2. 二级预防　是针对发生过一次或多次脑卒中的患者，通过寻找卒中事件发生的原因，针对所有可干预的危险因素进行治疗，达到降低卒中复发危险性的目的。对已发生卒中的患者选择必要的影像学检查或其他实验室检查以明确患者的卒中类型及相关危险因素。可干预的危险因素包括吸烟、酗酒、肥胖、高血压、糖尿病、血脂异常、心脏病、高同型半胱氨酸血症等，不可干预的危险因素有年龄、性别、种族和遗传基因等。

（1）病因预防：对于可干预的危险因素要进行病因学预防，包括一级预防中的所有措施，如治疗高血压、心房纤颤、糖尿病等。

（2）抗血小板聚集药物：对于大多数缺血性卒中后的患者，建议使用抗血小板药物干预血小板聚集，主要包括阿司匹林、双嘧达莫、阿司匹林双嘧达莫缓释剂和氯吡格雷等。缺血性卒中初次发作后应早期服用小剂量阿司匹林（50～150 mg/d），对于应用阿司匹林疗效不佳或者不能耐受的患者，氯吡格雷等都是有效的替代治疗药物。一项欧洲卒中预防实验结果显示，阿司匹林与双嘧达莫联合使用较单独使用其中任何一种制剂更为有效，且不增加如出血之类的副作用。但近年来 PRoFESS 的结果又否定了这个结果，因此最后结论尚有待进一步验证。

（3）卒中后认知障碍的干预：卒中后认知功能障碍以及痴呆的发生率较高，血管性痴呆是仅次于阿尔茨海默病最常见的痴呆类型。卒中后早期应用阿司匹林等进行干预，有助于防止痴呆的发生。已经发生持续性认知功能障碍甚至痴呆的患者，可以应用改善脑功能的药物如胆碱酯酶抑制剂等积极增进智能水平。

（4）卒中后抑郁的干预：卒中后抑郁在发病后 3～6 个月为高峰，2 年内发生率为 30%～60%。对已经发生抑郁的患者应选择药物治疗，首选 5- 羟色胺再摄取抑制剂如氟西汀、西酞普兰等，其他的药物还包括三环类、四环类抗抑郁药，单一用药效果不佳时可辅以心理治疗。

对高危人群及患者进行脑血管病预防的同时，还应该对公众加强宣传教育，针对不同的危险因素制订个体化的健康教育方案，使其充分了解脑卒中的发病危险因素，并认识到脑卒中后对个人、家庭及社会的危害，从而加强自我保健意识，同时帮助个人建立合理的生活方式，如戒烟、减少酒精的摄入量，合理膳食，以使用低脂肪、富含优质蛋白质、碳水化合物、维生素和微量元素的食物为原则，适当增加体力活动，进行规律的体育锻炼。对高危患者需定期体检、增加患者对药物治疗的依从性。

高原冷损伤

高原地区海拔每升高 1000 m，气温下降约 6℃，加之高原地区干燥多风，所以高原地区气温普遍比平原地区低。当人体的御寒机制不能抵偿过度散热时，会导致冷损伤。按损伤面积冷损伤可分为两大类：全身冷伤（或称冻僵）和局部冷伤。局部冷伤又可分为非冻结性和冻结性损伤（或称冻伤）。非冻结性冷伤包括冻疮、战壕足、浸渍足等，是长时间暴露于寒冷条件下（一般为 0～10℃），局部组织血液循环不良，营养障碍而形成。

一、冻伤

冻伤是身体局部组织降到冰点以下，发生冻结后引起的。冷暴露是高原冻伤的主要原因，有关因素是潮湿、大风、末梢循环不畅和疲劳等。

1. 症状与体征　冻伤的临床表现首先是冷痛感，指（趾）尖麻木伴有典型的刺痛或疼痛；随后受冻部位感觉消失，损伤在不知不觉中加重，受冻部位冻结；最后随着冻区复暖疼痛再次出现，可有明显水肿与水疱，晚期出现坏死。

2. 诊断要点　根据冻伤的严重程度分为四度。

Ⅰ度冻伤：又称红斑性冻伤。仅损伤表皮，复温后局部皮肤充血稍肿胀，呈红色或微紫红色且快速消退，有痒感、刺痛或感觉迟钝。一般1周后可自愈。

Ⅱ度冻伤：又称水疱性冻伤。伤及真皮层。皮肤水肿，呈红色或黯红色，疼痛较重或灼热感。出现浆液性水疱，疱液呈微红色或黄色透明胶体，疱底呈鲜红色。一般可在1~2周痊愈而无组织丢失。

Ⅲ度冻伤：又称为坏死性冻伤。伤及皮肤和皮下组织，复温后皮肤色由苍白转为紫红色或青紫色，明显水肿，感觉迟钝或消失；有散在的血性水疱，疱液鲜红，疱底黯红，随后疱液可转为褐色甚至黑色，逐渐形成黑色痂皮而分离脱落，露出其下的肉芽组织；局部渗出较多；可致皮肤及皮下组织坏死。4~5周后恢复，感觉恢复缓慢。

Ⅳ度冻伤：累及肌肉、骨骼等深层组织。皮肤呈紫蓝色或青灰色，明显水肿，感觉迟钝或消失；有厚壁血性小水疱，疱底污秽，严重时无水；随后组织远端开始出现坏死，无感染时逐渐变干变黑转为干性坏疽而自行脱落。病程2~3个月，预后差。

3. 治疗

（1）迅速将患者转移到防风保暖场所，加以保温包裹，给予热饮料，避免进一步受冷。

（2）尽早快速复温：水温应保持在38~42℃，不应超过44℃，以免烫伤。

（3）局部药物治疗：每日用38~42℃0.1%氯己定溶液对重度冻伤部位进行2次温浸治疗，每次20~30 min。患部外涂冻伤膏，或5%磺胺嘧啶锌霜，或2%硫酸新霉素软膏。

（4）改善局部血液循环：用丁咯地尔、萘呋胺或妥拉唑啉舒张血管，疗效较好。

（5）冻伤的手术处理，应尽量减少伤残，最大限度地保留尚有存活能力的肢体功能。

4. 预防措施

（1）掌握防冻规律。冻伤通常发生在初入寒区者，高原缺氧、寒冷、风大、潮湿、饥饿、疲劳、出汗及活动少肢体、保暖条件差的情况下。

（2）注重耐寒锻炼。通过耐寒锻炼促进全身血液循环，保持肢体在寒冷环境的灵活性，提高机体抗寒能力，加速对寒冷的适应，从而达到预防冻伤的发生。俗话说"动能产热，静能存热，动静结合，保持体热"，做到"静中求动，不可不动，不能猛动，经常动，以动止冻"。

（3）做好充足的防寒物资准备。

（4）掌握防冻措施。外出或在严寒环境工作时要穿戴整齐，扎紧袖口、裤角，颈部戴上围巾，戴上护鼻罩和口罩。

二、冻僵

冻僵也称体温过低，是高原冷冻损伤中可危及生命的病症。人类体温过低的界限公认为 35℃。

1. 症状与体征　体温开始降低时机体初始代谢率增高，后期则代谢率降低，表现为心率加快、血压升高、呼吸频率和通气量增加，外周血管收缩、四肢温度下降，寒战增强等。轻度低体温患者大多意识存在或有轻度精神症状，发音不清，精细运动失调，剧烈寒战。中度低体温时寒战多停止，意识有变化，半昏迷，呼吸减慢，心律失常增多。重度低体温患者多见昏迷，对光反射和外周反射消失，很难观察到呼吸和脉搏，可发生心室颤动；还可见患者皮肤色淡、触之冰冷，肌肉关节僵硬。

2. 诊断要点　根据病史、冷暴露史、体检和体表温度测定可诊断冻僵，见表 3-1。

表 3-1　不同体表温度时的症状和体征

体表温度 （℃）	症状和体征
36	心率、呼吸加快，血压升高，四肢温度下降，意识清楚
35	寒战最强烈，构音障碍，思维迟钝，操作笨拙，意识尚存在，心率、呼吸减慢
34	反应迟钝，意识开始模糊，通常能应答，血压正常
33～31	逆行性遗忘，意识模糊，血压不易测得，瞳孔扩大，寒战大多停止
30～28	意识逐渐丧失，肌肉僵硬，脉搏、呼吸缓慢，开始出现心律失常，可发生心室颤动
27	随意运动消失，对光反射、深肌腱反射及皮肤反射消失，显示死亡征象
26	极少有意识尚未消失者
25	深度昏迷，心室颤动，脉搏不能触及，血压测不到，呼吸极其微弱且不规则
24～21	发生脑水肿
20	心脏停搏
19	无脑电活动

3. 治疗原则

（1）尽快脱离寒冷环境：缩短受冻时间，利用患者自身代谢产生的热量，提高机体温度，加速复温过程，防止体热继续丧失。

（2）温水快速复温：将受冻躯体浸泡于 34℃温水中，在 10 min 内把水温逐步升至 42℃左右，待直肠温度回升到 34℃，或恢复有规律的呼吸和心脏搏动，出现寒战、恢复知觉，肢体软化并转为红润有热感时，停止温浴。

（3）纠正水、电解质失衡和酸碱平衡紊乱。

（4）防治并发症。

三、冻疮、战壕足和浸渍足

1. 冻疮　冻疮是在寒冷而潮湿的环境下，身体暴露部位如手、足、双耳、鼻尖等处发生的非冻结性冷冻损伤。表现为受冻部位出现大小不等、边界清楚、较局限的紫红色结节，局部感觉灼痒、胀痛，可有水疱形成。冻疮只要脱离寒冷环境可不治而愈，但返回寒冷潮湿环境又会复发。

2. 战壕足　战壕足是长久位于战壕中下肢血流不畅，加之鞋袜潮湿、脚汗多而引起的足部非冻结性损伤。最初双脚寒冷麻木、刺痛或钝痛，继而苍白，随后又呈充血状、点状出血，发生水疱，局部肿胀，严重者组织坏死。

3. 浸渍足　浸渍足是手、足长时间浸泡于10℃以下液体中而形成的冷伤，其临床表现与战壕足相似。

高原白内障

一、疾病概述

白内障（cataract）是指晶状体内不同程度的浑浊，是首位致盲眼病，约占致盲眼病的48%。大量的研究表明，氧化作用、紫外线照射、电离辐射、微量元素缺乏、毒物、年龄老化等多种因素均可诱发白内障。据世界卫生组织估计，每年约有1600万人因白内障而致盲，其中约20%与过度照射紫外线有关。高原地区因自然环境因素影响，海拔高、氧分压低、红外线和紫外线辐射强，白内障的发生、发展、预后和防治已成为高原医学中不可忽视的一部分。调查表明，高原地区40岁以上白内障的发病率与海拔高度呈正比，海拔4000 m时，波长为300 nm的紫外线（UV）辐照量较平原地区增加2.5倍，且80%的UV通过角膜几乎全部被晶状体所吸收。高原地区氧含量低，使房水含氧量减少，也会促使晶状体发生浑浊。此外，高原地区日照时间长，红外线辐射、紫外线辐射强，人体眼部红外线吸收量较平原地区多，缺氧、抗坏血酸缺乏等因素也是晶状体浑浊发生率高的原因之一。青海省地处高原地区，约有60%的面积海拔在4000 m以上，白内障的发病率明显高于内地。其发病机制主要为：

1. 紫外线与晶状体上皮细胞的关系 紫外线氧化损伤首先发生于晶状体上皮细胞（lens epithelial cells，LEC），UV 光子造成 LEC 中 DNA 和膜泵的损伤而激活凋亡途径。研究证明，LEC 凋亡在白内障的形成中是通过 Ca^{2+} 途径激活的，细胞中高 Ca^{2+} 是白内障形成的主要原因。当 LEC 发生程序性死亡后，Ca^{2+} 的释放、半胱氨酸酶的激活、细胞骨架降解、晶状体蛋白聚集、水和电解质渗入等诸多因素最终导致皮质和核浑浊，从而导致白内障的发生。

2. 紫外线与晶状体蛋白的关系 晶状体蛋白分为可溶性蛋白和不可溶性蛋白。UV 可直接作用于晶状体可溶性蛋白，使可溶性蛋白减少，不可溶性蛋白增加，晶状体蛋白的结构发生变化，破坏晶状体保持透明性所必需的蛋白质的紧密连接，增加了晶状体蛋白的聚集，从而形成白内障。

二、诊断要点

单侧或双侧眼先后发病，视力进行性减退，由于晶体皮质浑浊导致晶状体不同部位屈光力不同，可有眩光感或单眼复视，近视度数增加，白内障分为皮质性、核性和囊下三种类型。

1. 皮质性白内障 以晶体皮质灰白色浑浊为主要特征，其发展过程可分为四期：初发期、未成熟期、成熟期和过熟期。

2. 核性白内障 晶体浑浊从晶状体中心部位即胚胎核位置开始出现密度增加，逐渐加重并缓慢向周围扩展，早期呈淡黄色，随着浑浊加重，色泽渐加深如深黄色、深棕黄色，核的密度增大，屈光指数增加。因此，在黑暗处瞳孔散大视力增进，而在强光下瞳孔缩小视力反而减退。

3. 囊下白内障 浑浊位于晶状体的囊膜下皮质，如果位于视轴区，早期即影响视力。

三、治疗原则

高原地区人口相对稀少，居住地十分分散且交通不便，人们对自身疾病不够重视，再加上医疗条件的滞后，使高原白内障的发病类型主要为成熟期与过熟期，硬核白内障发病率逐渐增加。超声乳化白内障吸除术是常用的手术方法，优点比较多，如切口小、组织损伤程度低、术后散光幅度小，手术后视力能够尽快恢复。现代囊外白内障摘除术切口较大，术后愈合时间较长，容易引起明显的炎症反应和散光，影响术后视力的恢复。术中注意保护角膜内皮，由于角膜类脂环多见，严重者给术者手术带来困难，应不断提高操作技术，避免角膜水肿的发生。

1. 药物治疗　白内障药物治疗没有确切的效果，目前国内外都处于探索研究阶段，一些早期白内障用药以后病情可能会减慢发展，视力也稍有提高，但这不一定是药物治疗的结果，因为白内障的早期进展至成熟是一个较漫长的过程，它有可能自然停止在某一发展阶段而不至于严重影响视力。一些中期白内障患者，用药后视力和晶状体浑浊程度未能改善，近成熟期的白内障药物治疗更无实际意义。

2. 手术治疗　白内障一般需要采取手术治疗，主流的手术方式仍为超声乳化手术，目前白内障的治疗仍是多种手术方法并存。各具优劣的形势下，由大切口至微型切口，并发症不断降低，硬核白内障的疗效、高端晶体的研制等方面均显示出白内障的手术治疗方法在不断发展。

四、预防措施

白内障患者除去全身疾病，如伴有糖尿病视网膜病变、高血压眼底出血等，一般预后较好。

痛　风

一、疾病概要

痛风是嘌呤代谢紊乱和（或）尿酸排泄障碍所致血尿酸增高而引起组织损伤的一组异质性疾病。高尿酸血症是痛风的重要标志，当尿酸生成增多或尿酸排泄减少时，均可引起血尿酸浓度增高而导致痛风的发生。痛风发病多见于 40 岁以上肥胖者，且患病率随年龄而增加，其中男性患者发病可达 95% 以上，女性患者多为绝经后的妇女。该病常在春、秋季节发病，病变常侵犯关节、肾等组织。痛风病因多与日常饮食中富含嘌呤的肉类食品和长期大量饮酒（高原藏族人群喜好饮用青稞酒）有关。

痛风在临床的表现可分为以下 4 个阶段。第一阶段为高尿酸症期，有高尿酸血症而无临床症状。第二阶段为痛风早期，表现为痛风性关节炎，多数首发部位是脚趾，关节红肿、灼热发胀。第三阶段为痛风中期，尿酸结晶不断沉积，出现痛风结节。第四阶段为痛风晚期，患者关节严重畸形，影响日常生活；痛风结节破溃流出白色尿酸盐结晶；尿酸盐还会不断沉积到肾里，形成肾结石而出现肾功能损伤而危及生命。

二、诊断要点

1. 诊断痛风的金标准是在偏正光显微镜下在患者关节液或痛风石中发现双折光的针状尿酸盐结晶。

2. 血尿酸增高被认为是痛风发病的基础，当患者血尿酸 > 420 μmol/L，出现特征性关节炎、尿路结石或肾绞痛发作时，临床上可考虑诊断为痛风。

3. 但大多数的高尿酸血症患者并没有发展为痛风，而有些痛风患者在发病期间其血清尿酸水平在正常范围，有些有痛风石的患者却无痛风发作或在痛风发作前已出现痛风石，这些情况均会导致临床的误诊误治。因此，临床上对诊断为急性痛风性关节炎有困难的患者，一般需要进行秋水仙碱诊断性治疗来明确诊断。

三、治疗原则

1. 一般治疗　控制饮食，限制高嘌呤食物，严禁饮酒，防止体重超标，多饮水，不使用抑制尿酸排泄的药物。

2. 痛风性关节炎的治疗　绝对卧床休息，抬高患肢，避免负重；同时加以药物治疗。

3. 发作间歇期和慢性期的处理　选择排尿酸药物或抑制尿酸生成的药物。

4. 基本用药

（1）急性发作期治疗：可用秋水仙碱、保泰松或羟基保泰松、消炎痛、布洛芬（异丁苯丙酸）、炎痛喜康、萘普生（消痛灵）、ACTH 及强的松。急性发作期不宜临时开始给予降尿酸药，以免产生恶化，如已开始服用降尿酸药物而发作者，则不需要停止给药。

（2）降低血尿酸药物的应用：在经饮食控制而血尿酸浓度仍在 7 ～

8 mg/dl 以上者；每年急性发作在两次以上者；有痛风石或尿酸盐沉积的 X 线证据者；有肾结石或肾功能损伤者。每日排出尿酸量低于 600 mg 及肾功能良好者，可用排尿酸药，在肾功能减退及每日排出尿酸量高于 600 mg 者，选用抑制尿酸合成药，在血尿酸增高明显及痛风石大量沉积的患者，亦可两者合用，有使血尿酸下降及痛风石消退加快的作用。排尿酸药目前常用的有以下三种：羧苯磺胺（probenicid 丙磺舒）、磺吡酮（sulfinpyrazone）和苯溴马龙（benzbromarone）。在排尿酸药物治疗过程中，须口服碳酸氢钠每日 3 ~ 6 g，以碱化尿液，同时需多饮水。抑制尿酸合成药物至目前为止只有异嘌呤醇（allopurinol）。

（3）小剂量秋水仙碱：可用于痛风反复发作、炎症不易控制的患者，每日 0.5 mg 或 1 mg。

（4）无症状高尿酸血症的治疗：一般认为血尿酸盐的浓度在 8 ~ 9 mg/dl 以下者不须药物治疗，但血尿酸过高者应予异嘌呤醇治疗。

四、预防措施

该病不能根治，因而预防至关重要。

1. 避免大量进食高嘌呤食物，多食用富含碳水化合物的米饭、馒头和其他面食，少喝直至戒酒，多喝水从而将尿酸排出体外。

2. 保持理想体重。

3. 避免过度劳累，减少关节损伤。

4. 不宜使用氢氯噻嗪、呋塞米等抑制尿酸排出的药物。

5. 严密监控血尿酸，必要时降低血尿酸。

6. 继发性痛风的预防主要是积极治疗白血病、多发性骨髓瘤、慢性肾病等原发病。

鼻 出 血

一、疾病概要

　　鼻出血占高原鼻科病发病率首位，出血部位常为下鼻甲与鼻中隔，多在早晨起床或洗脸、挖鼻时出血。其发病原因为高原寒冷干燥的空气对鼻腔黏膜不断刺激，引起机体皮肤黏膜水分蒸发增加，鼻黏膜干燥。同时，高原缺氧引起血压升高，导致鼻黏膜毛细血管扩张及脆性增加，都可增加鼻出血的风险；高原红细胞增多症患者体内红细胞异常增多，血液黏稠度增高，血流缓慢，血管内压力增高，细血管扩张及脆性增加，同样引起破裂出血。另外，萎缩性鼻炎等原因也可以引起鼻出血。临床症状多表现为一侧鼻腔出血，出血量可由数毫升至大量出血，出血严重者可导致休克，反复出血者则可引起失血性贫血。

二、诊断要点

　　1. 高原环境。

　　2. 鼻腔反复出血。

三、治疗原则

少量的鼻出血可自行局部冷敷、用手指压迫鼻翼，或鼻腔填塞棉球压迫止血。

反复发作的鼻出血应及时去医院就诊，查找出血原因，积极治疗。临床上的止血多采用鼻腔填塞凡士林纱条。凡士林纱条具有消炎和止血作用，此方法虽效果较好，但给患者带来的痛苦较大，并发症较多。

大出血时并伴有休克者，患者侧卧给氧并给予止血剂、补液、输血，纠正低氧性酸中毒等。在休克期间由于血压低，鼻出血会暂时停止，一旦休克纠正后血压升高，出血又可复现，故应及时查明出血部位，采取对应措施。

1. 对鼻腔干燥者时常应用鼻腔润滑剂，如1%薄荷油、红霉素眼膏、四环素眼膏、鼻通膏等涂于鼻腔，可预防和减少出血的发生。

2. 大量鼻出血者可用凡士林纱条。

3. 有条件的医院可用微波、射频、等离子等方法进行止血。

4. 有红细胞明显增多或怀疑有弥散性血管内凝血时，应给予静脉滴注低分子右旋醣酐，每次 500 ml，有补充血容量、降低血液黏滞度、解除红细胞凝聚、疏通毛细血管、改善微循环的作用。

5. 鼻腔填塞者可应用抗生素防止因填塞而引起的感染。

6. 患者若出现精神紧张，可适当给予镇静剂。

四、预防措施

1. 多补充水分，增加室内湿度，鼻腔干燥者时常应用鼻腔润滑剂，遇风沙季节或干燥季节外出时要戴口罩。

2. 防止外伤，少挖鼻孔，擤鼻力度适中。

3. 积极治疗高血压、高原病、鼻腔疾病，预防呼吸道疾病，增强身体抵抗力。

高原指甲凹陷症

一、疾病概述

高原指甲凹陷症又称反甲或甲弯曲（koIonychin，spoon nail），是高原地区的一种常见病，多发生在我国西藏、青海等海拔 2000 m 以上的人群中。高原指甲凹陷症重者可因出血、疼痛给患者带来痛苦，影响生活与正常工作，应加强对本症的防治。

（一）流行病学

在西藏和青海高原地区流调结果表明，高原指甲凹陷症发病情况如下。

1. 民族　汉族患病率为 48.47%，藏族患病率为 34.38%。

2. 性别　汉族男性患病率为 48.63%，女性患病率为 48.20%，男女无差异；藏族男性患病率为 28.57%，女性患病率为 40.81%。

3. 年龄　各年龄段之间无明显变化。

4. 职业　重劳动者发病率为 52.4%，一般劳动者为 42.14%。

5. 海拔　随海拔高度升高患病率增高。海拔 2250 m 患病率为 50.9%，3600 m 患病率为 60.4%，4550 m 患病率为 42.50%，4640 m 患病率为 80.11%，4830 m 患病率为 75.61%。

6. 其他 发病率与高原移居时间的关系，两者呈正相关。右手发病率高于左手。以拇指、示指和中指的发病率最高，且凹陷程度甚重，环指和小指发病率低，凹陷程度亦低。

（二）发病机制

目前尚未充分阐明，可能与下列因素有关。

1. 高原缺氧 本症一般都在到高原后逐渐发病，回平原后又逐渐好转自愈，故高原缺氧可能是一个重要因素。而且重体力劳动者多于轻体力劳动者，右手多于左手，拇指、示指、中指多于环指和小指，说明劳动强度大的指端更易发生。

高原低氧环境可引起人体动脉血氧饱和度下降，致使组织特别是末梢组织缺氧，引起指甲的营养代谢障碍，再加上机体在高原适应过程中发生血流重新分配（脑血管、冠状动脉等扩张，血流量增加，皮肤及肢体小血管收缩，血流量减少），以保证重要脏器的氧供应，同时也加重了末梢组织缺血缺氧，而在劳动强度大的肢体和手指耗氧量也大，使指甲变得粗糙、干脆而易损伤。随海拔高度增高，缺氧程度加重，发病例数也增多，这可能是高原地区指甲凹陷症的重要原因。

有人认为发病与高原适应能力有关。在实际工作中，也常有一些医生仅根据发生指甲凹陷而诊断为高原适应不全。据调查，患指甲凹陷症同时伴有各型高原病者仅占 4.7%，可见与高原病的关系不明显。此外，长期观察发现，患指甲凹陷症者在高原地区劳动、生活均正常，对健康无明显影响，且世居藏族也可发生本病。因此，我们认为本病并不反映整体高原适应能力的不足。

2. 营养因素 高原地区寒冷且交通不便，影响蔬菜生产和食物供应，同时寒冷可造成局部指端缺血，使指甲生长速度减慢。当营养供给充足时，有些指甲凹陷能够恢复。

（1）维生素：营养调查和生化检查均可看到指甲凹陷症维生素 A、维生素 B_2 和维生素 C 的不足或缺乏，当用维生素进行治疗时，有些指甲凹陷可以减轻或恢复，多种维生素的效果更为明显。所以有人认为维生素缺乏可能是指甲凹陷症的原因之一。

（2）铁：有人认为本病的发病基本原因可能与高原相对缺铁或因高原红细胞代偿性增多有关，体内相对性缺铁而引起高原指甲凹陷症的发生。

（3）含硫氨基酸：含硫氨基酸是角蛋白的重要组成成分。高原地区指甲凹陷症是否也与地区的饮食结构相关，尚需进行研究。

3. 冷水刺激　高原地区水温较低，手指与水接触，末梢血管痉挛及指甲直接受到浸渍，可能是本病发生的重要诱因。寒冷使血管收缩、血流速度减慢，在高原，如双手长期暴露在低温环境中可加重末梢组织缺氧。当减少与水接触后可逐渐好转自愈。

4. 移居高原时间　进入高原半年发病率最高，除摄入维生素不足外，主要可能是代偿性红细胞增多，致指端微循环进一步障碍所致。

5. 微循环障碍　在高原调查指甲凹陷症发病率时发现，指甲凹陷症患者甲襞血管袢数减少，渗血现象增多，血容积图振幅降低，模拟劳动时手指甲襞皮温下降，以拇指下降得最多，中指次之，小指最少，且与指甲凹陷的发生呈正相关。这可能是两手在劳动时，拇指、示指和中指的肌肉收缩较强，分布到这些手指的血管受到的压迫较大，流经的血液减少得较多，不能满足这些手指组织对氧和营养物质的需要，因而引起指甲凹陷症的发生。用改善微循环的外用药局部贴敷，在甲襞血管袢数增多的同时，指甲凹陷得到改善或痊愈，所以认为指甲凹陷与局部血液供给受到影响和缺氧有关。因此，高原寒冷和缺氧引起的局部血液循环障碍，可能是高原指甲凹陷症发生的原因之一。

总之，高原指甲凹陷症的发生与高原低氧、劳动强度、维生素等营养物质摄入及指端微循环障碍等综合因素有一定关系，但也有些事实和现象并不完全如此，特别是指甲凹陷症不仅发生在高原，在平原地区也有发生，并且表现出明显的地域性，即多发生在西藏、新疆、青海、陕北及东北一带，而在江苏、浙江、福建、广东等地未见有报道。可见指甲凹陷症发生的原因比较复杂，是否在指甲凹陷症多发地区存在着某种未知环境因素，尚需进一步研究。

二、诊断要点

1. 自觉症状　早期可无自觉症状，指甲表面粗涩无光泽，继而指甲扁平或轻度凹陷；有时整个甲板呈波纹状。当指甲继续凹陷时，甲板周缘肥厚翘起，有时出现裂口、流血，感到局部疼痛，特别是当手指碰到外界物体或接触刺激性液体时，局部剧痛难忍，但无全身症状。高原指甲凹陷症与高原病各型之间无恒定内在联系，高原习服良好者也可发生指甲凹陷。患者返回平原后 1～2 个月即可逐渐恢复正常。

2. 指甲凹陷类型　根据指甲凹陷程度和症状轻重可分为三度。

（1）轻度（Ⅰ度）：指甲扁平，出现纵纹和纵沟，形如起皱，色泽尚可。

（2）中度（Ⅱ度）：指甲前端下塌，中段突起，呈鸭嘴状，光泽减退，常伴有纵纹，或有多数下陷的小凹与隆起的小脊相间，致表面凹凸不平。

（3）重度（Ⅲ度）：甲板增厚，失去光泽，粗糙灰暗，脆弱易折，凹陷呈匙状，或似鞍形。少数指甲边缘翻起与甲床下软组织裂开，出血、疼痛，甚至部分指甲脆裂脱失。

在指甲凹陷类型中以Ⅰ度所占比例最大，Ⅱ度次之，Ⅲ度最少。未发现手指功能的障碍。部分患者有慢性高原反应或其他型高原病，此时指甲凹陷仅是肢端缺氧的一个局部表现。

高原指甲凹陷症的病情常受季节、海拔高度、劳动强度和营养供应等影响，而温暖季节、海拔低、劳动强度小和营养供应充足时，指甲凹陷程度减轻，尤其是返回平原后，在2个月内均可恢复正常，再入高原又可复发。

另一类型的指甲改变即小杵状指，与一般杵状指不同。一般杵状指多呈鼓槌状，而小杵状指系指甲突起，似表盖状，指甲下常有小出血点，发病率较低，与指甲凹陷症不同，它多见于小指、中指，而且完全无症状。故末梢组织缺氧在肺心病患者多发生杵状指，贫血患者可产生匙形指，高原低氧环境大部分患者发生指甲凹陷，而少部分患者又发生小杵状指，这其中的具体发病机制还有待进一步阐明。

三、治疗原则

高原指甲凹陷症自发现以来，引起了相关专业人员的注意，并对其病因和治疗方法进行不断研究。由于病因尚不清楚，治疗方法多就指甲凹陷症的可能致病因素进行较为广泛的探索，其中包括改善组织缺氧、补充营养物质、改善手指局部微循环等方面。

1. 改善组织缺氧

（1）局部注射氧气：在指甲凹陷患者腕关节背侧面皮下注射氧气，每次30 ~ 50 ml，每3 ~ 4天注射一次，疗程以病情而定，一般需注射7次以上效果较为明显。

（2）口服抗缺氧物质：服后可以减少高原缺氧症状的发生。

（3）滋阴补气、活血化瘀的中药：口服归芎舒筋片（内含当归、川芎、赤白芍、生地黄、熟地黄、墨旱莲、鸡血藤、女贞子、制黄精、木瓜、桂枝等）加外用氟轻松软膏或口服复方黄芪汤剂（内含黄芪、党参、当归、桂枝、黑芝麻、山药等）对指甲凹陷症有一定的疗效。而加味四物汤（含当归、川芎、白芍、熟地黄、红花、桂枝、干姜、大枣、炙甘草）对指甲凹陷症有较好的疗效。

2. 补充营养物质　高原膳食比较单调，新鲜蔬菜、水果等供应不足，体内维生素多数缺乏，并且有时可以看到，在夏季蔬菜供应充足的季节，指甲凹陷症有的可以自愈，因此有人认为营养不良可能是指甲凹陷症的原因。

（1）维生素：单一维生素（烟酸）和复合维生素或多种维生素均有治疗指甲凹陷症的效果，其中以多种维生素的效果较好，但其获效较慢，一般需要1个月以上的治疗才能见效。

（2）铁剂：铁缺乏是指甲凹陷症的重要原因，钙是指甲的组成成分。铁和维生素C同时口服及钙和维生素A同时口服，观察到对指甲凹陷症有一定疗效。

（3）含硫氨基酸：膳食中胱氨酸缺乏容易发生指甲凹陷症。但用含硫氨基酸进行治疗效果不明显。

3. 改善手指局部微循环

（1）风茄膏：外用风茄膏（内含洋金花、花椒、麻黄、丁香、樟脑、冰片、桂皮醛等），有活血止痛作用。用此膏巾敷包裹凹陷指甲局部，每晚更换一次，治疗期为2个月。

（2）陷甲膏：外用陷甲膏（内含颠茄浸膏、络石藤、乳香、没药、红花、川芎、花椒、干姜、秦艽、樟脑、二甲亚砜等），具有活血止痛、改善末梢微循环功能。其用法与风茄膏相同。对指甲凹陷症甲皱皮肤裂损恢复较快，一般需要3～5天，即可痊愈；指甲凹陷程度轻者（Ⅱ度）

痊愈较快，而指甲凹陷程度重者（Ⅲ度），痊愈缓慢，常需 1 个月以上的治疗时间，才能恢复到 Ⅰ 度或正常。

四、预防措施

1. 加强高原劳动保健，注意对手的保护（如劳动时戴手套），减少手与水（包括汽油、机油等刺激性液体）的接触，对防治本病有积极意义。

2. 每日用热水浸泡双手数次，以改善局部循环。

3. 指甲不宜修剪太短。局部用胶布包扎，可防止软组织撕裂。

4. 高原指甲凹陷症的发生是多种因素综合作用的结果，故应采取综合措施。在现有条件下，应尽量避免各种影响因素，如尽可能减轻劳动、保证足够的维生素摄入、提倡温水洗漱等。不能保证蔬菜供应者，应口服多种维生素。此外，积极防治胃肠道疾病、增加营养吸收亦是预防指甲凹陷症的重要措施。

5. 本病是局部病变，一般对健康无明显影响，也并不反映整体的高原适应能力不足，更不能就此做出高原不适应的结论，而造成不必要的思想负担。

皮肤皲裂

一、疾病概述

皮肤皲裂（rhagades）是高原地区常见的一种皮肤病，一年四季均可发生，以秋冬季发病较多，严重者可有疼痛与出血，好发于面、手、足等暴露部位。

二、诊断要点

轻者有沿皮肤纹理方向分布的表浅裂纹，无痛无痒，多发生在冬季，手足部多见，不治疗夏季亦可自愈。中度患者皮肤粗糙、干燥，角化明显，沿纹理方向发生的裂纹可达真皮组织，有轻度疼痛，皮肤增粗增厚颇似树皮，但无明显出血，仍能照常工作。重度患者皮肤角化过度，局部粗糙、隆起、干燥，摸之刺手，沿纹理方向出现较长、较深的皮肤裂口，可达皮下，疼痛明显，有时出血，可影响正常的生活和工作。

三、治疗原则

轻、中度皮肤皲裂症每天用热水浸泡数次，每次 20 ~ 30 min，泡后擦干，涂 20% ~ 30% 尿素软膏或 0.1% 维 A 酸软膏，也可涂抹滋润霜促进愈合。

四、预防措施

做好卫生宣教与自身防护，减少化学、物理因素刺激，野外作业时戴防护手套，尽量避免与冷水接触。洗脸、洗手后涂护肤油膏。

雪 盲

一、疾病概述

雪盲是日光中的紫外线被雪面反射，刺激人的角膜和结膜而产生的急性角膜炎症，海拔 5000 m 以上地区终年积雪，雪地作业或行军作战中如果不注意防护，雪盲可成批发生。

二、诊断要点

雪盲属于光照性眼病，为短波紫外线（波长 380 ~ 195 nm，多在 40 ~ 45 km 高空被臭氧所吸收）照射使人的眼睛受到伤害而发生的急性角结膜炎。因高原空气稀薄，阳光中的紫外线较平原滤过少，且大雪之后，在太阳光照耀下，雪面反射太阳光中的紫外线，使紫外线对眼的照射更强，如果不采取任何防护措施，便会造成雪盲。发病初期眼睛可有沙涩不适、对光敏感，甚至剧烈灼痛，重者眼睑痉挛、畏光、视物模糊，同时可有头痛、流泪、视力减退、异物感等。发病数小时至 2 日内最重，一般 3 ~ 7 天基本恢复，严重损伤时视觉障碍可延续数周，病愈后无后遗症。查睫状体充血，结膜充血、水肿，角膜浑浊水肿，重者可有瞳孔缩小及对光反应迟钝。症状的轻重与紫外线的强度及照射时长有关。

主要表现为在高原特别是雪后出现的眼部症状如灼痛、流泪、畏光、睁眼艰难、视物模糊等。

三、治疗原则

1. 止痛。

2. 眼部冷敷。

3. 防止眼部感染，不要用手揉眼睛。

4. 预防虹膜炎。

5. 注意避光。

6. 基本用药

（1）煮熟的凉鲜牛奶滴眼，每次五六滴，每隔三五分钟滴1次。

（2）盐酸奥布卡因、丁卡因滴眼液滴眼止痛，滴后应闭眼休息。忌用可卡因。疼痛甚者可用止痛剂等。

（3）氯霉素眼液滴眼预防感染。

（4）角膜损伤严重或有瞳孔缩小者，可局部滴用1%阿托品。

（5）眼睑有水疱者可用穿心莲眼膏外涂。

（6）病情重者也可结合服用银翘散等祛风清热之剂。

四、预防措施

1. 加强宣传及管理，尽量减少在雪地的逗留时间。

2. 佩戴防紫外线的有色防护眼镜，即使是阴天也不应轻易取下。条件不具备时，可利用其他材料减少雪地紫外线反射，保护眼睛，如用毛巾、有色玻璃遮眼或压低帽檐等方法。

3. 补充维生素 A、维生素 B、维生素 C 和维生素 E 等。

日光性皮炎

一、疾病概述

日光性皮炎（solar dermatitis）又称"日晒伤""晒斑"，是因皮肤遭受日光曝晒后发生的急性炎症，是一种迟发性超敏反应。皮肤白净者对日光敏感，更易发病。

二、诊断要点

该病常见于面颈、手背、前臂等暴露部位，表现为日晒数小时至数十小时后暴露部位皮肤上发生弥漫性红斑、肿胀，损害分布往往对称且呈多形性。患者感觉有灼烧感或有刺痛，触碰后疼痛加剧。皮损红斑渐消退后遗留褐色色素沉着，轻者 2 ~ 3 天痊愈。重者除红斑、肿胀外可发生水疱，可伴发热、心悸、恶心、呕吐等全身症状。水疱破裂后糜烂、结痂，1 周后恢复，遗留色素沉着。由于高原地区日光强烈，因此该病在高原地区多发，且发作有明显的季节性，一般春夏季发生并加重，秋冬季缓解或消退。

在日晒后数小时至 10 余小时，皮肤出现边界清楚的水肿、红斑水疱，患处有明显疼痛感。红斑水肿消退后有大片脱屑和色素沉着，严重者可伴有头痛、心悸、恶心、发热等全身症状。

三、治疗原则

1. 局部治疗　以局部外用药物疗法为主。

2. 全身治疗　刺痒明显者可选用抗组胺药。疼痛明显者可选用镇痛药。严重的日晒伤需系统应用糖皮质激素。

3. 基本用药

（1）西医药：①避免强烈日晒，外用防光剂，如5%二氧化钛霜或5%对氨基苯甲酸霜、氧化锌软膏等。②口服氯喹0.25g，每日2次，2周后改为每晚1次。可同时口服抗组胺药。③烟酰胺50～100 mg，每日3次，口服。维生素B族药物亦可配合服用。④局部可按皮损表现分别处理，一般用安抚止痒及皮质激素制剂等，忌用焦油类制剂。

（2）中医药治疗：龙胆草、白茅根、紫草、生地、板蓝根、黄芩、生石膏、车前草、六一散。

（3）中成药：龙胆泻肝丸、栀子金花丸、防风通圣丸、牛黄清心丸等。

四、预防措施

1. 参加户外活动时要注意避光。

2. 户外工作者应穿保护服、戴手套等。

3. 使用防晒效果较好的护肤产品涂抹皮肤。

4. 逐渐增强皮肤对紫外线的耐受性是预防本病的关键。

冻 疮

一、疾病概述

冻疮是一种与寒冷相关的末梢部位局限性、淤血性、炎症性皮肤病。冻疮属物理性皮肤病，是暴露在组织冰点以上的低温和高湿度环境综合作用所致的一种局限性炎性损害。重者出现水疱、溃疡，患者自觉瘙痒、灼热或疼痛，气候转暖后自愈，愈后遗留色素沉着或萎缩性瘢痕，每年复发。潮湿和风速对本病的形成起促进作用，机体组织对寒冷的适应能力下降也对本病形成起到极为重要的作用。

（一）病因

冻疮多见于冬季气温低且较为潮湿的地区，主要是人体接触10℃以下、冰点以上的低温，加上潮湿条件造成的损伤。冻疮好发于手、足、耳廓及鼻尖等处，主要与病损部位反复暴露于冰点以上的低温环境，并且保护较差有关。

（二）发病机制

大多病变发生在暴露于寒冷情况下的 12～24 h 后，通常在 1～3

个星期自发恢复。虽然超过半数公布的案例是特发性的，但最近的一项调查表明，高达 20% ~ 40% 的冻疮可能与更多的疾病有关，包括系统性红斑狼疮、冷球蛋白血症、抗磷脂综合征、巨球蛋白血症和慢性粒细胞白血病等。此外，有些疾病亦可模仿为冻疮样的改变。由于长期暴露于寒冷、潮湿的环境中，皮肤和血管痉挛收缩，导致组织缺氧引起细胞损伤；久之血管麻痹扩张引起静脉淤血、毛细血管扩张、渗透性增强，血浆渗入组织间隙而引发本病。周围血液循环不良，缺乏运动、手足多汗、营养不良、贫血、鞋袜过紧等均可加重病情。

（三）高原特点

1. 高原地区年平均气温低于 10℃，昼夜温差大，常年风速大，绝对湿度低，相对湿度高，因此容易发生冻疮。

2. 高原地区空气稀薄、氧分压低，导致机体儿茶酚胺大量释放，大量酸性代谢产物堆积，造成周围血管急剧收缩，肢体末梢微循环不畅，增加了冻疮发病率。以上协同作用加重了冻疮程度。

二、诊断要点

（一）临床表现

1. 本病易发于初冬、早春季节。各年龄组均可发病，但多见于儿童、青年女性或末梢血液循环不良者。其好发于肢端及暴露部位，如手指、手臂、耳廓、鼻尖等处。皮损为局限性水肿性紫红斑块或结节，按之褪色，边界清楚，严重时皮损表面可有水疱，破溃后形成溃疡。自觉有痒感和肿胀感，瘙痒受热后加剧，有溃疡者自觉疼痛。冬季发病，气候转暖后自愈，容易来年复发。

2. 还有两种特殊类型的冻疮称骑手脂膜炎和肢端发绀症。骑手脂膜炎好发于青年女性马术爱好者和穿着紧身马裤者，临床上常见冬天穿单裤的大腿肥胖的女性，特别是在两大腿外侧，出现紫红色浸润斑块，对称分布，局部皮温低，遇热时发痒，偶见溃疡和毛囊栓。

肢端发绀症的特点是反复发作的肢端发绀和肢端冻疮，患者常有神经性厌食，多数以剧烈运动保持低体质量，在恢复正常体质量后冻疮和肢端发绀仍持续多年。

（二）临床分型

局部冻伤后皮肤苍白发凉、麻木或丧失知觉，不易区分其深度。复温冻融后按其损伤的不同程度分为四级。

1. Ⅰ度冻伤（红斑性冻伤） 伤及表皮层。局部红肿、充血；有热、痒、刺痛的感觉。症状数日后消退，表皮脱落、水肿消退，不留瘢痕。

2. Ⅱ度冻伤（水疱性冻伤） 伤及真皮。局部明显充血、水肿，12 ~ 24 h 内形成水疱，疱液呈血清样。水疱在 2 ~ 3 周内干燥结痂，以后脱痂愈合。痂下皮肤柔嫩容易损伤，可有轻度瘢痕形成。

3. Ⅲ度冻伤（腐蚀性冻伤） 伤及全层皮肤或皮下组织。创面由苍白色变为黑褐色，感觉消失，创面周围红、肿、痛并有水疱形成。若无感染，坏死组织干燥成痂，4 ~ 6 周后坏死组织脱落，形成肉芽组织，愈合甚慢且留有瘢痕。

4. Ⅳ度冻伤（血栓形成与血管闭塞） 损伤深达肌肉、骨骼，甚至肢体坏死，表面呈死灰色、无水疱；坏死组织与健康组织的分界明显。20 天左右明显，通常呈干性坏死，也可并发感染而形成湿性坏疽。局部表现类似于Ⅲ度冻伤，治愈后多留有功能障碍或致残。

（三）诊断要点

发病时间（寒冷季节）＋部位（四肢末端）＋典型皮疹（局限性暗紫红色水肿性斑片）＋症状（发凉伴瘙痒）＋预后（自愈性＋反复性）。

（四）鉴别诊断

1. 多形红斑　手足、前臂背面水肿性红斑，可见靶样损害。病程较短，可能与单纯疱疹病毒感染或药物过敏有关。

2. 系统性红斑狼疮　可发生冻疮样皮疹，自身抗体的检测和多系统损害可与冻疮鉴别。

三、治疗原则

1. 口服血管扩张剂　传统使用烟酸 50 ～ 100 mg，3 次 / 日；维生素 E 200 mg，3 次 / 日。目前临床用威氏克（烟酸和维生素 E 的合剂）替代以上两药。此外，还可服用双嘧达莫、硝苯地平（10 mg，3 次 / 日）以及茶碱类药物（羟乙茶碱 100 ～ 300 mg）。

2. 物理疗法　采用 He-Ne 激光、半导体激光在患处或穴位照射，或使用红外线照射。

3. 对症处理　如果出现感染，应系统或局部使用抗生素。如果出现较深的溃疡，应按照治疗溃疡的方法处理。

4. 外用药　市售冻疮膏，并且最新研究表明，肝素乳膏亦可取得良好的效果。

四、预防措施

1. 一般防护　对于冻疮的预防可以分成普通及高危两种人群分别处理。对于前者，要注意寒冷季节的保暖，特别是肢端组织；加强锻炼以改善、增强末端循环也十分重要。对于后者，除更为细心的保暖措施外，在其他季节或发病前采取预防性治疗是十分必要的。

2. 药物防护　口服山莨菪碱20 mg/d，或中药外用（桂枝、苏木各100 g，细辛、艾叶、生姜、花椒各60 g，辣椒6枚放入75%乙醇3 L浸泡1周后外用，有温经散寒，行血祛瘀的作用），达到逐步改善微循环的目的。

（冀林华　李　琳　王　红）

第四章

高原常见地方病防治

地方病概述

一、分类

地方病（endemic disease）按其病因可分为三类：地球化学性地方病、自然疫源性疾病和与特定生产生活方式有关的疾病。

1. 地球化学性地方病 指在地球的演变过程中，由于自然或其他原因使地壳表面某些化学元素（包括必需元素和非必需元素）分布不均衡，以致水、土、食物以及人体中某些元素过多或不足，而在这些地区发生的某种特异性的地方性疾病，如地方性氟中毒、地方性砷中毒、地方性钼中毒等。

2. 自然疫源性疾病 亦称生物源性地方病，是指某些地区由于特异的地理、气象等条件，使某些疾病病原体与昆虫媒介和动物宿主易于孳生繁殖，以致这一地区人与生物因素的平衡遭到破坏，在此条件下该病在野生动物或禽畜间流行，人因与动物传染源接触而感染所引起某些生物性的特异疾病。如鼠疫、包虫病、布鲁菌病、钩端螺旋体病、疟疾等。

3. 与特定生产生活方式有关的疾病 又称不利于人体健康的生产生活方式密切相关性疾病，是指由于特殊的生产生活方式造成的局域性发生或流行的某种疾病。典型实例是 20 世纪 70 年代我国贵州、云南、湖北、陕西等地居民生活用煤中含氟量高，燃烧过程中释放大量氟污染空气、水、食物引起人群氟中毒（称燃煤型氟中毒）。也有因食用富氟的水产品、茶、粗制海盐引起的氟中毒。此外，血吸虫病的感染也与生产生活方式有关，也属此类地方病。

二、特征

典型的地方病应具备以下流行病学特征：

1. 地域性　地方病相应的病因长期、稳定地存在于某一地区，使暴露的易感人群患病，具有地域性。如无人为干预，该病可在病区长期存在，并"规律性"的发生与流行。

2. 存在着引起某地方病的因子　病区必然存在相应疾病的病因和自然因素与社会因素。地方病的病区环境中与人体某些化学元素的过剩、缺乏或失调密切相关；或在疫区存在着病原微生物、寄生虫及其昆虫媒介和动物宿主的生长繁殖条件。这是病区与非病区的根本区别。

3. 在地方病病区内，某病的发病率和患病率都显著高于非地方病病区，或在非地方病病区内无该病发生。

4. 地方病病区内居住的人群均可患病，患病率一般随年龄的增长而升高。

5. 地方病病区内的某些易感动物也可罹患该种地方病。

6. 生活在地方病病区的人群与进入病区的外来人员均有患病的可能性，且外来人进入地方病病区属于高危险人群。

7. 未患病的健康人员离开病区后，除处于潜伏期者以外，不会再患该种地方病；迁出的患者其症状可不再加重，并逐渐减轻甚至痊愈。

8. 病区内一旦消除引起该病的决定性因素，该病可逐渐消失。

三、流行规律

地球化学性疾病的流行规律为深山区高于半山区，高原高于平原，内地高于沿海，沟里高于沟口，河流上游高于中下游，农村高于城市。人群的发病无民族、年龄、性别等的选择性。老少边穷地区发病严重。

全国各省、自治区、直辖市都有不同的地方病发生，有的地区可多达五六种。地方病主要发生于广大农村、山区、牧区等偏僻地区，病区呈灶状分布。目前我国纳入重点防治的地方病包括鼠疫、血吸虫病、布鲁菌病、碘缺乏病、地方性氟中毒、克山病、大骨节病和地方性砷中毒八种。以县为单位，有一种或以上地方病流行的县占全国总县数的 85% 以上，病区人口约 10 亿，地方病病例数在 6000 万左右。

四、防治的指导思想

按照"政府领导、齐抓共管，预防为主、科学防治，突出重点、因地制宜，统筹规划、分步实施"的原则，充分调动地方各级人民政府、各有关部门和单位的积极性，广泛动员群众参与，多渠道筹措资金，切实落实综合防治措施，加快地方病防治进程。

五、防治的基本原则

1. 政府领导、齐抓共管。地方各级人民政府要将地方病防治工作纳入本地区国民经济和社会发展计划，加强领导、加大投入。各有关部门和单位要密切合作，加强协调，立足本部门和单位的职责，发挥各自优势，推动防治工作扎实有效、深入持久地开展。

2. 预防为主、科学防治。通过改造病区人民群众的生产生活环境，减少并努力消除各种致病因素；通过广泛深入地开展健康教育活动，让广大群众了解地方病的危害和防治知识，形成健康的生产生活方式，积极主动地参与防治工作。同时，加强地方病防治应用性科学研究，依靠科技进步提高防治水平。

3. 突出重点、因地制宜。根据地方病流行特点和分布情况，以及病区自然、社会条件和经济发展水平，应将对群众危害比较大、防治效果比较好的地方病作为防治重点，因地制宜地采取行之有效的综合防治措施。

4. 统筹规划、分步实施。进一步摸清地方病的流行情况，根据经济发展水平采取"先重病区后轻病区、先人群密度大病区后人群密度小病区"的做法，统筹考虑，分阶段安排和实施综合防治项目。

碘缺乏病

一、疾病概要

碘缺乏病是由于自然环境碘缺乏造成机体碘营养不良所表现的一组有关联疾病的总称。它表现为地方性甲状腺肿、克汀病和亚克汀病、单纯性聋哑、胎儿流产、早产、死产和先天畸形等多种疾病形式。

二、诊断要点

（一）临床表现

碘缺乏病包括地方性甲状腺肿和地方性克汀病，前者是碘缺乏病最明显的表现形式，后者是碘缺乏病最严重的表现形式。

1. 地方性甲状腺肿　症状与体征：大多数地方性甲状腺肿患者没有自觉症状，往往是不知不觉中由自己或他人或在正常体检中偶尔发现颈部增粗，腺体增大，按腺体是均匀增大或是局部增生、质硬情况，可分为弥漫型、结节型和混合型。当腺体肿大到挤压周围器官组织时，便可引起以下一些局部或全身症状。

（1）呼吸困难：这是地方性甲状腺肿的常见症状，因肿大的甲状腺长期压迫气管，患者有明显的活动后气促症状。在甲状腺的长期挤压下，气管弯曲、软化、狭窄、移位，导致肺不张及支气管扩张，结果发生肺循环障碍，引起右心肥大、扩张以致功能不全。

（2）吞咽困难：一侧的甲状腺肿可把气管推到对侧，压迫食管，引起持续性下咽困难，舌下甲状腺肿大时，可把舌头抬高妨碍进食和说话。

（3）面颈部淤血及其他症状：腺肿压迫颈静脉可出现面颈部充血；压迫喉返神经，最初出现声音嘶哑、痉挛性咳嗽等刺激症状；当喉返神经麻痹后，则出现严重的嘶哑与失声；当颈部交感神经受压时，可出现同侧的瞳孔扩大；如严重受压、神经麻痹时，则眼球下陷、眼睑下垂、瞳孔缩小。

此外，还有生长发育落后，月经初潮延迟，月经量少，痛经等全身性症状。患儿的活动能力和语言能力均不如健康儿童。哺乳母亲的哺乳期也较正常人缩短。在病区，自发性流产和早产以及死胎都较非病区多。

2. 地方性克汀病　临床表现主要有以下六个方面：

（1）智力低下：严重的智力低下患者大小便不能自理，甚至不能进食，达到白痴程度。有的虽可自己吃饭、穿衣、大小便，但神经运动障碍较明显，不能做复杂的劳动，不识数，不能适应社会活动，轻者能做简单的运算，参加简单的农业生产劳动及家务劳动，但劳动效率不高。

（2）聋哑：聋哑是地方性克汀病的常见症状，其严重程度与病情大致成正比，多为感觉神经性耳聋。

（3）神经系统症状：神经型地方性克汀病的神经系统症状尤为明显。精神障碍方面可有表情淡漠、傻笑或表情紧张、恐惧等。运动神经障碍一般有下肢痉挛性瘫痪，肌张力增强，腱反射亢进，还可出现 Babinski 征、Gordon 征、Chadock 征、Hoffmann 征等病理反射及踝阵挛等。

（4）生长发育落后的主要表现：身材矮小；婴幼儿生长发育滞后，

表现为囟门闭合延迟，骨龄明显落后，出牙、坐、站、走等延迟；性发育落后，黏液性水肿型地方性克汀病较神经型落后明显。神经型主要表现为外生殖器官发育较晚，男性性成熟晚，女性月经初潮晚，但大多数还可以结婚生育。黏液性水肿型常表现为外生殖器官在成年时仍保持儿童型；克汀病面容表现为头大，额短，眼裂呈水平状，眼距宽。鼻梁下塌，鼻翼肥厚，鼻孔向前。唇厚，舌厚而大，常伸出口外，流涎。耳廓大，耳软骨特别柔软。头发稀疏，干燥无光。表情迟钝，呆板，傻笑及傻相。

（5）甲状腺肿大：一般来说，神经型地方性克汀病患者多数有甲状腺肿大，黏肿型有甲状腺肿大者较少。

（6）甲状腺功能低下症状：如出现黏液水肿，以面部、颈部、胸腹背部多见，压之无指凹现象。

（二）实验室检查

1. 地方性甲状腺肿

（1）尿碘排出量：尿碘排出量低是评定地方性甲状腺肿的一项重要化验指标。现在国际上推荐的标准是：每克肌酐的尿碘低于 50 μg 时，即确定为地方性甲状腺肿。

（2）甲状腺吸 ^{131}I 率：地方性甲状腺肿流行区的地方性甲状腺肿患者及无甲状腺肿的人，甲状腺吸 ^{131}I 率远远高出非甲状腺肿地区的正常人，且呈现为碘饥饿曲线。即当定量服用放射性碘后，最初几个小时吸碘率低（但较正常为高），以后逐渐升高，峰值多在 24 h 或 48 h 出现，之后又骤然降低。在甲状腺吸 ^{131}I 率增高的同时，尿碘排出量低。

（3）甲状腺激素：地方性甲状腺肿患者血浆中三碘甲腺原氨酸 T_3 的浓度常较无甲状腺肿的人高，与此同时，甲状腺肿患者血浆中的 T_4 可较无甲状腺肿的人低。

（4）促甲状腺激素（TSH）的变化：地方性甲状腺肿患者血浆中的 TSH 在某些地区表现升高，但也有一些地区血浆 TSH 浓度在正常值范围内，但从其平均值看仍较对照组高。

（5）其他：由于大多数地方性甲状腺肿患者没有甲状腺功能低下的症状，所以基础代谢率、血清胆固醇、尿中肌酸排泄量等大都在正常范围内。高碘性甲状腺肿的血清无机碘、尿碘升高，血清激素（T_3、T_4、TSH）水平均在正常范围，甲状腺摄率明显降低，24 h 低于 15%。少数人有 TSH 升高，表明有亚临床的甲状腺功能减退。

2. 地方性克汀病

（1）血浆蛋白结合碘：正常成人血浆蛋白结合碘平均值约为 5 μg/100 ml，地方性克汀病患者血浆蛋白碘在没有甲状腺功能减退症的是正常偏低，在有甲状腺功能减退的现症的是远低于正常，甚至是零。

（2）尿碘：由于地克病发生于缺碘地区，因而病区居民尿碘偏低。正常一般在 100 μg/g 肌酐以下，患者常在 20 μg/g 肌酐以下，甚至更低。

（3）甲状腺吸 I^{131} 率：与流行区正常人和地方性甲状腺肿患者相比无显著差异，都显示出一种"碘饥饿"状态。地方克汀病患者第 2 h 吸 ^{131}I 稍高，且大多数在 24 h 达到高峰，但峰值稍低。

（4）血清胆固醇：一般来说，患者如有明显的甲状腺功能减退时，血清胆固醇偏高。

（5）血清 T_3、T_4、TSH：目前认为这是早期诊断甲状腺功能减退的重要方法。患儿血清 T 值低、TSH 值高，则表明有甲状腺功能减退存在。地方性克汀病婴幼儿 T_3 值可正常或代偿性增高。

（6）基础代谢率：正常或偏低，当有明显甲状腺功能减退时，则基础代谢率更低。

（7）其他辅助检查：X 线检查主要用来判断骨龄；地方性克汀病患

者心电图检查常有低电压，T 波变平，完全性后束支传导阻滞，窦性心动过缓、过速等；脑电图检查常可出现阵发性一侧或双侧同步 Q 波；跟腱反射半松弛时间常常是延长的，黏液性水肿型较神经型更明显；听力检查常有听力减退或消失，两侧听力减退的程度未必一致；前庭功能检查示均有不同程度的障碍，神经型克汀病患者尤为明显；智力测验。

三、治疗原则

对于甲状腺尚处于生理增大状态的人，以及 I～II 度的弥漫型甲状腺肿，特别是属于轻、中病区的青少年甲状腺肿，基本上不需要特殊的治疗，只要能供应碘盐或碘油，大多数经一段时间后可恢复。所以对供应碘盐地区的甲状腺肿患者，若本人无治疗要求，可不予治疗。而对于结节型和混合型患者，应采取相应的治疗措施。

（一）地方性甲状腺肿

1. 碘化物治疗　适应于：青少年甲状腺肿、成年弥漫型甲状腺肿、无神经压迫和毒性甲状腺肿趋势的甲状腺肿、手术禁忌证或拒绝手术者、胸骨后甲状腺肿。对于结节型、混合型患者，无论男女及年龄，都不应采用碘剂治疗，40 岁以上的妇女使用碘剂更要慎重。

（1）口服 1% 的碘化钾溶液：每日 1 次，每次 6 滴，连服 3 个月，对于生长发育期的儿童、孕妇和乳母，每日可增至 10～12 滴，3 个月不见效可换其他疗法。

（2）口服 5% 的复方碘溶液（卢戈氏液）：每日 1 次，每次 0.1～0.5 ml。2 周为一疗程，间隔 30～40 日，再开始下一疗程，可治疗半年至一年。

（3）口服碘化钾片：每片含碘 1 mg，每日服 2 ~ 3 次，每次 1 片，或每日 5 mg，4 周为一疗程，间隔 4 周，再开始下一疗程，直到甲状腺肿大消退，尿碘正常。在未推广碘盐的地区，对现在患者的治疗每日最好不超过 1 mg。

（4）碘酊局部注射：适用于因药物治疗无效的结节型和囊肿型甲状腺肿。

（5）碘油注射：碘油有两种，一种是肌内注射碘油，另一种是口服碘油。

肌内注射碘油的含碘量（按重量计）一般在 30% ~ 40%。目前，国外常用碘化罂粟油，其成分是罂粟子油脂肪酸的乙酯，所以称乙基碘油，含碘量为 37%。国内常用核桃油作原料生产碘化核桃油，含碘量为 40% 左右。适用于病区 45 岁以下妇女和 20 岁以下男子。每三年注射一次。不同年龄的人注射剂量见表 4-1。

表 4-1　不同年龄注射用量

年龄	碘量（mg）	注射剂量（ml）
0 ~	90.0 ~ 180.0	0.2 ~ 0.4
6 个月 ~	142.5 ~ 225.0	0.3 ~ 0.6
12 个月 ~	232.5 ~ 475.0	0.5 ~ 1.0
6 ~ 45 岁	475.0 ~ 950.0	1.0 ~ 2.0

注：对患有结节性甲状腺肿或无甲状腺肿、但甲状腺上有单结节的人，注射剂量均应减为 0.2 ml，注射部位一般在臀部，成人也可注射三角肌。

口服碘油：国内生产的主要是碘化豆油和碘化核桃油制成的口服碘油胶丸。因口服碘油易在消化道和血中脱碘，所以口服剂量比肌内注射要大些，一般认为口服剂量应该是注射剂量的 1.4 ~ 1.6 倍。以尿碘保持在

100 μg/g 肌酐计算，口服一次有效期为 1.5 年，因此以 2 年重复给药一次为宜。

2. 甲状腺制剂　用药原则：小剂量渐增，间断疗法。

（1）干甲状腺制剂：成人每日 60～180 mg，儿童和青少年每日 40～80 mg。一般成人开始每日 20～60 mg，渐增至每日 120～180 mg，疗程为 3～6 个月。

（2）左旋－三碘甲腺原氨酸：成人每日 60～120 μg，儿童、青少年每日每平方米体表面积 60 μg。一般成人开始每日 10～20 μg，以后渐增至 60～120 μg，每日 2～3 次。儿童体重在 7 kg 以下者开始每日 2.5 μg，7 kg 以上者每日 5 μg，以后每隔一周增 5 μg，维持量每日 15～20 μg，每日 2～3 次口服。

（3）左旋－甲状腺素：成人每日 100～20 mg，儿童、青少年每日每平方米体表面积 100 mg，每日口服一次，从全量的 1/4 开始，每隔 10～14 天增加一倍剂量，直到治疗量为止。

因甲状腺制剂特别是干甲状腺粉和左旋－甲状腺素在体内有蓄积作用，且排泄缓慢，血管硬化、高血压、心绞痛等患者用药宜谨慎。

3. 中医药疗法　中医认为，瘿起因于忧思郁怒或肝郁脾虚，以致痰、气凝结于颈前而成。用药原则如下：

（1）疏肝理气法：适用于气郁症状较突出的患者。所选药物有柴胡、郁金、青皮、橘叶、制香附、广木香、桔核、白芍、川芎、枳壳、夏枯草、玫瑰花。

（2）活血化瘀法：适用于肿块坚硬，舌质紫暗并有瘀斑的患者。所选药物有丹参、赤芍、桃仁、三棱、莪术、红花、山甲、王不留行、全当归、象贝母、生牡蛎、皂角刺等。

（3）益气养阴法：适用于气阴两伤、乏力气短、心悸易汗、两手震颤，以及舌质红、脉象弱的患者。所选药物有太子参、黄芪、生地黄、麦冬、沙参、知母、炒枣仁、珍珠母。

（4）软坚散结法：适用于肿大症状显著、全身状况良好的患者。所选药物有海藻、昆布、牡蛎、海浮石、夏枯草、黄药子、海带、鳖甲。

（5）化痰消结法：适用于痰多喘息的患者。所选药物有半夏、贝母、陈皮、桔梗、茯苓。

4. 外科手术疗法

（1）凡结节型、混合型甲状腺肿大者，出现轻微甚至是可疑有恶变趋向时，应尽早手术。

（2）因甲状腺肿大压迫气管，当气管被压缩超过正常宽度的1/3时，出现呼吸困难甚至有窒息危险者。

（3）因甲状腺肿大压迫食管，出现吞咽困难，影响患者正常饮食者。

（4）甲状腺肿大压迫喉返神经，有声音嘶哑者。

（5）坠入性或异位性胸位甲状腺肿大，压迫肺部造成肺膨胀不全，压迫气管引起气管狭窄，呼吸时出现笛鸣者。

（6）巨大甲状腺肿大，悬垂胸前，影响劳动和日常生活者。

（7）地方性甲状腺病合并继发甲状腺功能亢进者。

（8）结节型或混合型甲状腺肿大，影响美观，迫切要求手术者。

（二）地方性克汀病

1. 甲状腺激素疗法　剂量和用法详见地方性甲状腺病的甲状腺制剂治疗。用激素治疗地方性克汀病越早，效果越好。

2. 训练、教育和药物三结合的综合疗法　对轻、中度患者可采取训练、教育和药物治疗三结合的综合治疗，以训练为主，教育、药物治疗为辅。

（1）训练：一般从日常生活开始，对无生活能力者教穿衣、脱衣、系扣；教穿鞋、系鞋带、教洗手；洗脸、如厕、系裤带等。

（2）教育：对于年龄较小、病情较轻的患者，在训练的基础上开展进一步的教育。直观教育采用图片、实物模型等直观教学法；非直观教育采用小学教材进行讲、读、写的书本知识学习。从形象的横、竖、叉、圈开始，每教一个字、一个音或每演算一道题，都要反复教，多次练，直到掌握为止。

（3）药物：以训练、教育为主，还可适当配合药物治疗，一般服用甲状腺制剂。

3. 中医中药疗法　祖国医学认为，类似克汀病的"五迟""五软"是由于父母精血不足、肾气虚弱，不能营养而生。因此，主张采用补肾助阳药物以调整和促进甲状腺功能。同时，供应含碘中草药使机体产生甲状腺激素。根据补肾的原则，中成药有六味地黄丸、补血的胡麻丹、养心益气的菖蒲丸以及仙灵脾汤和加味肾气汤等，还有补肾助阳的中药巴戟天及淫羊藿制成的克汀粉、克汀病丸、克汀二号片等。

4. 其他疗法

（1）微量元素和维生素疗法：微量元素可选用镁（氧化）300 mg、钙（碳酸）400 mg、锌（氧化）30 mg、锰（葡萄糖酸）3 mg、铜（葡萄糖酸）1.75 mg、铁（丁烯二酸亚铁）7.5 mg、磷酸氢钙37.5 mg、碘（KI）0.15 mg共8种。

维生素有维生素A 1500 IU、维生素D 300 IU、维生素B_1 300 mg、核黄素200 mg、烟酰胺750 mg、泛酸钙490 mg、维生素B_6 350 mg、钴胺1000 μg、叶酸400 μg、维生素C 150 mg、维生素E 600 IU共11种。

上述量为一日的剂量，一般制成片剂，分3次服。

（2）其他：如灵芝疗法、猪脑片、猪脑粉、脑功能恢复液、猴脑组织液等对地方性克汀病有一定疗效，但不能代替甲状腺激素等药品，只能作为一种辅助措施。

四、预防措施

由于碘缺乏病流行范围广，受累人群数量较大，这就要求补碘措施安全、经济、有效且简便易行并能够长期坚持。食盐加碘基本符合这些要求，这是目前预防碘缺乏病的首选方法。全民食盐加碘（USI）是指人和牲畜的食物级（食盐和食品加工用盐）的盐都要加碘。然而并非全民都应食用碘盐，《食盐加碘消除碘缺乏危害管理条例》明确规定有两部分人群不食用碘盐，即高碘病区（高碘甲状腺肿流行区）或高碘地区；临床医生认为某些不宜食用碘盐的患者（如某些甲状腺疾病患者）。若某地区难以实行全民推广碘盐，可因地制宜采取其他补碘措施（如口服或肌内注射碘油，碘茶等）。

地方性氟中毒

一、疾病概要

地方性氟中毒（endemic fluorosis）简称地氟病，是在特定的地理环境中发生的一种地球化学性疾病。它是在自然条件下，人们长期生活在高氟环境中，主要通过饮水、食物等介质摄入过量的致病因子——氟而导致的全身慢性蓄积性中毒。临床上主要表现为牙齿和骨骼的改变。牙齿损伤的表现称氟斑牙（dental fluorosis），其牙釉质可出现白垩、着色或缺损改变，残留终生，轻则影响美观，重则影响咀嚼消化功能，危害健康。骨骼损伤的主要临床表现称氟骨症（skeletal fluorosis），腰腿及全身关节可出现麻木、疼痛等，甚至弯腰驼背，发生功能障碍，终至瘫痪。

二、诊断要点

（一）临床表现

1. 疼痛　本病起病缓慢，进行性加重，患者很难说出确切的发病时间。骨关节部位疼痛为本病最常见的首发症状，疼痛具有三个特点。

（1）疼痛部位的广泛性：以腰背及四肢大关节（肩、肘、髋、膝）

疼痛为主，但末梢小关节（腕、掌、指、踝等）也可累及，因跟骨赘所致的刺痛也较常见。疼痛首发部位多为腰背和下肢，其次为肩、肘，亦有首先诉及足跟刺痛者。

（2）疼痛性质的多样性：起初疼痛常为模糊不清的隐痛，范围虽局限，但主观定位不确定。继而定位较准确，表现为以酸胀感为主的持续性钝痛。少数病例表现为针刺样或烧灼样疼痛。

（3）疼痛程度的易变性：通常情况下早期病例疼痛轻微，病情进展时疼痛也随之加重，但疼痛程度并不完全与病情进展相平行。

2. 抽搐　抽搐多发生于疾病的早期，表现为局部小肌肉或肢体大肌群的抽搐，可为持续性，也可为阵发性，与缺钙性抽搐相似，补钙常可缓解。腹部肌肉抽搐时患者腹肌紧张，躯体挛缩，大小便有因而被挤出者。四肢肌肉抽搐可使肢体挛缩、双拳紧握伸展困难。轻症患者仅有局部紧张感，严重者可因抽搐而痛苦异常。

3. 麻木与感觉异常　多发生在四肢或躯干的某一固定部位，同时可伴有感觉异常（如蚁走感、肿胀感、电击感、束带感等）或感觉减退。

4. 乏力　乏力也是本病的常见症状，病区一般居民多有此主诉。表现为全身酸懒，倦怠，精神萎靡不振，劳动能力下降。临床表现明显的患者，乏力常被疼痛等掩盖。

5. 氟斑牙　虽然牙釉质、牙骨质以及牙本质均可因氟中毒而受损，但仅釉质受损（斑釉）可为一般临床检查所发现。

6. 关节功能障碍与肢体变形　因临床类型和病情程度不同，地方性氟中毒关节功能障碍和肢体变形的表现较为复杂。以骨质硬化为主者，主要表现为因广泛的骨质增生、硬化和骨旁软组织骨化所致的肢体僵硬和运动受限。以骨质疏松、软化为主者，肢体变形明显。脊柱可出现不同程度的前弯或侧弯。疏松软化伴发或继发骨硬化者，可兼具软化变形与强直固定的特点。躯体形态可呈畸形性僵硬，例如脊柱极度弯曲者，站立时不能仰视，仰卧时头与臀部不能同时着地。

7. 神经系统损伤的表现

（1）神经根损伤：表现为上肢、躯干或下肢沿受损神经走行方向的放射性疼痛。无力和轻度肌萎缩，有时伴有肌束颤动。症状多不对称，常累及一手或双手的小肌肉，而且与脊髓受损的部位多不相关。

（2）运动和反射障碍：脊髓受损部位以胸段为多见，症状多以一侧下肢无力开始，逐渐发展至两下肢无力并伴有僵硬感。颈髓受损者可见双上肢无力，双手的小肌肉萎缩，双上肢腱反射亢进，霍夫曼征阳性。双下肢表现为痉挛性瘫痪，与胸髓受损的症状相同。

（3）感觉障碍：于双下肢无力前或同时出现麻木感，多从一侧下肢远侧端开始逐渐累及另一侧下肢远侧端。随病程的进展其感觉障碍逐渐上升至受损节段的平面。

（4）自主神经功能障碍：患者均表现为不同程度的大小便障碍，初起时排尿费力、便秘，进而尿滞留或失禁，也可出现大便失禁。病变节段以下的皮肤可有干燥、脱屑、苍白或发绀、无汗或少汗、肢体水肿、趾甲粗糙等。

（二）实验室检查

氟骨症患者的化验室检查主要是氟的测定，可以通过采血、尿和头发测定氟量。机体摄入的氟除部分蓄积于骨骼等组织外，主要通过肾自尿排出，故氟骨症患者尿氟增高。

X 线检查是检查氟骨症的重要方法。氟骨症的基本 X 线征象有以下 6 种：

1. 骨质硬化　骨质硬化是氟骨症最常见的骨质变化。

2. 骨质疏松　早期，骨小梁普遍萎缩、变细，密度减低，呈均匀性疏松。继而骨小梁变粗疏，持重部位按应力线方向纵行排列扁骨和不规则骨的骨纹紊乱、粗疏，呈粗网状；下部肋骨皮质疏松、变薄，呈虫蚀状断续不连。

3. 骨质软化　骨质软化常见于中年妇女，其次为儿童和男性。X 线表现为骨密度减低、骨小梁模糊、皮质变薄及斑块状吸收。驼背严重者骨盆后倾，X 线片上耻骨、坐骨投影上移，闭孔加大为"方形骨盆"。

4. 骨的阶段性生长痕迹　儿童病例在生长发育期间留下很多生长障碍的痕迹，成年后仍可见到。例如在椎体中可遗留小的椎体轮廓，称之为"双椎体"；在髂骨翼上可遗留多层环形生长障碍线；在耻骨、坐骨、髋臼或肋骨中均可遗留发育期的骨轮廓。这些统称为"骨中骨"。

5. 韧带的钙化、骨化　骨间膜、韧带、肌肉附着处的钙化和骨化在重病区成人中的发生率可达 78%。

6. 关节退行性变　氟骨症患者可发生广泛的关节退行性变，尤以持重关节更为明显。

三、治疗原则

（一）控制来源

减少氟的摄入量，开展地方性氟中毒的治疗，首先应该根据病区类型和特点，通过改水、除氟或改灶防氟等措施，把环境介质中的氟含量控制在国家规定的标准范围内，以保证机体不再受环境中高氟的危害。

（二）减少机体对氟的吸收

利用某些元素与氟的亲和力，使其与氟离子相结合，形成新的难溶性盐而不能被机体吸收。如氢氧化铝凝胶中的铝离子与被摄入氟化物中的

氟离子在胃肠道中结合，形成难溶性氟化铝，可直接由粪便排出，以减少
氟的吸收。

（三）促进体内氟的排泄

机体内的氟主要由肾排出体外，某些药物能促使氟从机体中排泄。

（四）改善生活条件，增强机体抵抗力

地方性氟中毒的重病区往往都是当地生活条件差的贫困地区，重症
患者大多出现营养不良现象。这些都说明了生活条件和营养状态对地方性
氟中毒的发生与发展有直接影响。所以，在开展地方性氟中毒治疗的同
时，注意改善患者的生活条件，补充必要的营养，对提高机体的抵抗力和
巩固治疗效果均有一定的作用。

（五）对症治疗

针对患者骨关节疼痛、失眠、消化不良等症状体征，可给予对症治
疗，如应用止痛、镇静、助消化等药物。同时，可给予维生素 B 族、地
巴唑、糖皮质激素、鱼肝油丸、丙酸睾酮等辅助治疗。

（六）基本用药

1. 氟骨症

（1）钙剂和维生素：一次服用钙片 0.5 ~ 1.0 g，维生素 D 5000 U，
维生素 C 0.1 g，每日 3 次，连服 3 ~ 6 个月为一疗程。对于病情较重、
有明显骨质疏松和骨软化的患者，在疗程中每隔 1 ~ 2 周肌内注射维生
素 D_3 30 万 U，共注射 2 ~ 3 次，效果尤佳。

（2）氢氧化铝凝胶：每次口服 5 ~ 10 ml，如为片剂，每次口服 1 ~

2 g，一日 3 次，3 ~ 6 个月为一疗程。

（3）蛇纹石：将严格筛选和鉴定的蛇纹石粉碎，制成糖衣片，每片 50 mg。每次口服 50 ~ 100 mg，一日 3 次。3 ~ 6 个月为一疗程，无副作用。

（4）苁蓉丸：熟地 2.0 g、生姜 1.5 g、鸡血藤 1.0 g、鹿含草 1.0 g、肉苁蓉 1.0 g、海桐皮 1.0 g、川芎 1.0 g，按以上比例混合配制，粉碎后炼蜜为丸。每丸重 10 g，每次 1 丸，一日 3 次，3 ~ 6 个月为一疗程。

2. 氟斑牙　选用脱色、漂白、矿化或表面选磨、复合树脂涂膜、贴片等综合疗法，对不同类型着色型氟斑牙进行治疗取得了较好效果。复合树脂膜只限牙面有带状缺损患牙，不做矿化。在清洁牙齿后，直接用配好的 EB 防龋涂料涂牙面，5 ~ 10 min 固化后漱口。对于深在型着色牙反复不能完全脱色者，可用牙科钻机选磨方法轻轻磨掉。牙面粗糙或带状缺损者，应选用防龋涂料膜方法覆盖牙面。

对于着色牙治疗，我国成功研制出可见光光导固化器和可见光光敏固化复合树脂，临床治疗变色牙的成功率为 96%。

四、预防措施

地方性氟中毒主要由于氟摄入量过多所引起。因此，预防本病的基本原则是减少摄入。

1. 饮水型病区的预防措施　这类病区的预防措施在于降低饮水中的氟含量，使居民喝上氟含量符合卫生标准要求的水。主要途径有：选用新的氟含量适宜的水源和采取饮水除氟水氟含量降到适于饮用的范围。

2. 煤烟型病区的预防措施　炉灶密闭，开设盖和烟囱；厨房与居室应能完全隔离。改变取暖方式，废弃直接烤火的习惯；将用明火直接烘烤改为通过管道间接烘干；改变燃料结构，减少氟的产生；加强换气，防止室内灰尘第二次污染。

3. 食物型病区的预防措施　更换病区内的高氟食物。

4. 综合治理　综合治理改善生态环境；改善居民的膳食组成，加强合理营养，应增加膳食中的蛋白质、钙以及维生素类；改善劳动条件，保护特殊人群，对妊娠、哺乳妇女、儿童、患者应注意保护；加强宣传教育，提高认识，以促进和保证防治措施的真正落实。

大骨节病

一、疾病概要

　　大骨节病（kaschin-beck disease）是一种慢性、地方性软骨关节畸形病，主要侵犯儿童和青少年的骨骼和关节系统，使管状长骨发育障碍，关节增粗、疼痛、肌萎缩和运动障碍，患者以身材矮小、短指、关节畸形、步态异常等为特征。

二、诊断要点

（一）临床表现

　　1. 早期体征　大骨节病早期体征多不明显，主要有以下表现：

　　（1）指末弯：其表现是手指末节向掌面弯曲。

　　（2）指尖不能密接掌骨头。

　　（3）弓状指：指示指、中指、环指和小指同向掌面屈曲而伸不直。

　　（4）短、扁甲：系指指骨末节短且指甲扁平。

　　（5）指节似粗：系指示指、中指、环指中节疑似增粗，但又不明显，表现似粗非粗（对大骨节病早期或原前驱期患者而言）。

　　（6）手指歪斜：系指手指向侧方歪斜。示指和小指多出现向中指侧面歪斜。

（7）腕、踝关节运动障碍：此系指腕关节、踝关节屈伸、内收、外展功能受到限制。

（8）指末结节：系指手指末节甲皱增高，末节背面两侧有隆起，即为赫伯登结节。

（9）肘弯：也是大骨节病早期体征之一，可供参考。

2. 中、晚期体征

（1）关节摩擦音：用手握受累的关节活动时，常感到有细小的摩擦音，此为疾病早期的表现，可能属短暂、可消失的体征，进而可变成粗糙较大摩擦音，当关节活动时即可听到响声，可为永久性的。关节摩擦音主要表现在指、踝、膝、腕关节，有时肩、髋关节亦可出现。

（2）关节增粗、增大：所谓大骨节病，就是由此体征而得名。

（3）短指（趾、肢）畸形：系指手指、足趾、四肢与身躯比例或与正常人比例的失常，并伴有关节移位，形态的异常改变。有的是单纯的短，有的形态异常称短指畸形。

（4）足跟短：部分大骨节病患者足跟短、宽，特别是Ⅱ度以上患者更为明显。

（5）身材矮小畸形。

（6）关节运动障碍：由于软骨破坏、关节畸形、关节间隙变小等，导致受害关节功能障碍。

（7）肌萎缩：大骨节病的肌萎缩主要表现在上肢上臂及前臂、下肢的小腿及共间肌等，特别是屈侧肌肉表现更明显。

（8）其他体征：大骨节病除上述体征外，由于幼年即受严重侵害的患者，尚有很多典型的表现，如腰段脊柱代偿性前弯，呈现臀部向后突出，骨盆狭窄、前倾，从而造成妇女分娩难产。由于髋关节变形，常造成股内翻及膝关节的破坏，发育障碍，使下肢呈现"X形""O形"或"K形"，偶尔也有两下肢呈交叉形者。由于肘关节的屈曲畸形，双上肢呈现挎筐式。两下肢关节受害，患者走路时左右摇摆，呈现"鸭步"。一些关节特别是膝、踝、肘等关节，因残存正常软骨的骨化，在关节腔内造成"游离骨块"，此"游离骨块"有时在关节腔内可移动位置，卡住关节不能活动，呈关节"绞锁"。因此，骨块又有"关节鼠"之称。

（二）实验室检查

X线是主要的检查手段。各病变部位的主要表现如下：

1. 手　手的掌、指骨是大骨节病侵害较早较多的部位。指骨的改变因不同型而异。主要是手指端先期钙化带增宽、硬化、凹陷、不整、指板变薄、骨端关节面模糊、变薄、中断、呈新月形凹陷或呈锯齿状、不整、亦有平直等，局部骨小梁紊乱、骨质疏松、囊性变、关节端增大、变形，有时呈泡状、边缘缺损、游离骨块，其骨块形状多数与之相邻缺损骨部分相似，故以前认为游离骨块是从缺损处掉下来的。

2. 腕　腕骨也是大骨节病多受损害的部位，在腕骨中以头状骨、钩骨损害，腕骨边缘模糊不整、边缘缺损、尤其是以头状骨近端缺损最多见，呈无菌性坏死。晚期受害腕骨变形、骨体变小，各骨界限不清，相互拥挤、骨质疏松、纹理紊乱，严重者腕骨呈融解的破碎骨块。

3. 肘　肘关节骨髓较多，闭合时参差不齐，因此罹病后易造成畸形。轻度损害时X线片上仅表现为关节面模糊、硬化。肘重度改变时骨质疏松、骨纹理紊乱。关节面凸凹不整、硬化，边缘骨质增生，关节间隙变窄，鹰嘴突和肱骨下端均增大，桡骨小头变形，患大骨节病时，尺骨受侵害轻、桡骨重，尺骨生长快于桡骨，导致尺桡骨关节面脱位，表现为屈曲畸形。关节腔也可有游离骨，严重者预后不良，影响关节功能。

4. 肩 见于重型患者，X线表现为骨质疏松，肱骨头部扁平增大，颈部和干部粗短，呈显著畸形，双侧不对称，肩峰喙突及关节盂、关节面凸凹不平、硬化、增生，有时关节间隙变窄。

5. 足 最突出的是学龄前儿童拇指基节干垢端凹陷不整、硬化，具有特异性，其余趾骨改变虽多，但正常变异亦多，诊断价值很小。趾骨亦有骨端凹陷不整、增大、变形等改变。再有第1、2跖骨远端的损害较多。

6. 跗骨 严重者X线呈边缘不整、硬化、碎裂、融解、萎缩等表现。

7. 踝 踝的损害以距骨最常见、最严重。X线表现为关节面不整，呈波纹状不整、硬化，滑车部低平、骨体变小、密度增高，距骨颈部变短、头部上翘、距跟关节间隙变窄。严重者距骨变扁、融解和碎裂。

8. 膝 X线表现为轻者关节面模糊，不光滑、硬化，重者则骨质疏松，纹理紊乱，骨端增大变形，边缘可见骨赘样增生、关节面增生、硬化，凸凹不平，关节间隙增宽或变窄，有时关节腔内有游离骨。由于髁内外发育不均匀，造成膝内翻或膝外翻或股骨后移性半脱位畸形。

9. 髋 X线表现为股骨头骨质疏松，骺外形不规整，骨骺下方的干骺端密度不均、有破坏，早期因重力股骨头被压扁平，其中可见囊性变，关节间隙变窄。髋臼边缘不整、硬化、增生，形成骨赘。

10. 骨盆 严重大骨节病患者骨盆狭小，口径变短，特别是前后径更明显，上下口均小，骨盆前倾，能椎常向后突出。

11. 脊椎 X线表现为椎体骨质疏松，上下缘模糊不清、不整、硬化，重者椎体变扁，椎间隙增宽、不整，前后缘呈唇样、角状骨质增生。

12. 头颅 X线表现为三期：I期表现为骺软骨和干骺端失去正常形态，凹凸不平呈波浪状或锯齿状，指骨端不整的边缘出现碎裂的现象。II期以骨骺和干骺端开始愈合为特征，骺中心部软骨先行消失，骺核自其中开始愈合，骺核亦可有碎裂不整齐，甚至吸收消失，或干骺端成杯状凹入，而骨骺核嵌入并愈合。Ⅲ期骺软骨消失，干骺完全愈合，骨长径发育停滞，故掌指骨较短，且因干骺愈合早晚不同，各骨长短不齐，失去正常比例，骨端变大变形，关节肿大。

三、治疗原则

由于大骨节病的病因目前尚不明确，故治疗原则为对症治疗。

1. 药物治疗　使用对乙酰氨基酚镇痛解热、非类固醇抗炎药物抗炎治疗，补充维生素 B 族和维生素 A 以起到延缓关节的恶化速度，减缓疼痛。中药主要以疏风通络、利肢体、补肝肾、止疼痛为主。

2. 手术治疗　手术治疗适用于按照《大骨节病诊断标准》中属于Ⅲ度，病情严重，患者骨关节活动受限、出现短肢和矮小畸形，丧失劳动能力和生活自理能力等晚期患者。

四、预防措施

预防本病首先应结合爱国卫生运动开展综合性措施，如改善环境卫生，保护水源，保持居室通风和阳光充足，改善患区居民营养，提倡多吃蔬菜和水果等。本病的预防重点为 5 ~ 20 岁的青少年，因此对流行区的青少年，定期进行体格检查，早期发现，早期治疗甚为重要。

布鲁氏菌病

一、疾病概要

布鲁氏菌病（brucellosis，以下简称布病）是由布鲁氏菌（以下简称布氏菌）引起的一种人与动物共患的传染病。布鲁氏菌病首先是牛、羊等家畜的传染病，布氏菌的主要贮存宿主是牛、羊、猪、鼠等动物。人类的感染往往是由动物布病而来。

二、诊断要点

（一）临床表现

人类布病与动物布病临床表现不同。动物布病的临床特征主要表现为动物的流产；而人类布病则以长期发热、多汗、全身疲乏、关节肿痛、肝脾大，反复发作为主要特点。

1. 发病和前驱期症状　临床表现似重感冒，表现为全身不适、乏力、食欲减退、头痛、失眠、出汗、肌肉或大关节疼痛等，有的可见淋巴结轻度肿大。起病急者前驱症状不明显，直接表现为急性期症状。

2. 急性期

（1）发热与多汗：典型热型是波浪热，也可见不规则热、间歇热和弛张热等。发热期常伴有大量出汗，尤其在体温下降期更明显，有时湿透衣裤。大量出汗使患者情绪紧张、烦燥，影响睡眠，由于大量出汗有时候皮肤有出血疹。

（2）头疼、乏力：多数病例出现头疼，尤其是急性期患者。乏力是所有病例的共同症状，尤以慢性期明显，患者自觉无力，能吃不爱动，所以有人称为"懒汉病"。

（3）关节和肌肉酸痛：关节痛主要见于大关节，如髋、膝、肩、肘、腕。疼痛多呈游走性，类似风湿性关节炎，有时疼痛局限于某一部位，如慢性期患者。关节痛往往伴肌肉酸痛，多数患者可致关节强直和变形。

（4）神经痛：主要由于神经干或神经根受累所致。中枢神经受损表现为各种脑膜刺激症状，如头痛、颈项强直。周围神经受损表现为肋间痛、胸痛、肢痛等。

（5）淋巴结和肝脾大：患者多有局部淋巴结肿大，部位不一，与布氏菌侵入部位有关。多数患者肝脾大，有压痛，由于肝受损，患者常可出现黄疸。经治疗肿大的肝、脾可缩小，常作为考核疗效的指标之一。

（6）生殖系统症状：男性患者中有的可发生睾丸炎，也可见精索炎或鞘膜积液。女性患者可发生卵巢炎、输卵管炎或子宫内膜炎，偶尔可致流产、早产、不孕。

3. 慢性期　慢性期可由急性期发展而来，也可直接表现为慢性期。其表现无特异性，患者常有疲乏、多汗低热、失眠、烦躁不安及面色苍白、潮红、水肿等。部分患者表现为顽固性的关节痛或肌肉钝痛。肝脾大不易完全恢复，病情反复发作。

（二）实验室检查

布病玻片或虎红平板凝集反应阳性或可疑，或皮肤过敏试验后 24 h、48 h 分别观察一次，皮肤红肿浸润范围有一次在 2.0 cm×2.0 cm 及以上。

从患者血液、骨髓、其他体液及排泄物中分离到布氏菌。

标准试管凝集试验（SAT）滴度为 1∶100 及以上，对半年内有布氏菌菌苗接种史者，SAT 滴度虽达 1∶100 及以上，过 2～4 周后应再检查，滴度升高 4 倍及以上或用 CFT 检查，CFT 滴度 1∶10 及以上，Coomb's 滴度 1∶400 及以上。

三、治疗原则

1. 早期治疗　对于已经确诊的布病患者，应立即采取治疗措施，以防疾病由急性期转入慢性期。

2. 按疗程治疗　治疗布病应按疗程进行，药物剂量要足，时间要够，不得中途停药。

3. 中西医结合　为提高疗效，要中西医结合进行治疗。

4. 以药物为主的综合治疗　药物为主，佐以全身支持疗法，以增强患者抵抗力，提高疗效。

5. 基本用药

（1）急性期：以控制感染为主，支持疗法及对症处理为辅。以四环素为首选药物，与链霉素合用效果良好。四环素每日 2～3 g，分 4 次口服；链霉素每日 1 g，分 1～2 次肌内注射。每疗程 3 周，一般需采用 2～3 个疗程，疗程间隔 5～7 天。

（2）慢性期：主要采用中药和特异性脱敏疗法为主的综合疗法。脱敏疗法即用抗原治疗，常用的是菌苗、水解素和溶菌素。

菌苗疗法采用静脉注射的两阶段疗法，即将一日的菌苗注射量分两次注射，间隔时间为 1.5～2 h。体弱或其他不宜静脉注射者采用肌内注射。所用菌苗剂量首次为 20 万 /20 万菌体（分子表示第一次注射量，即准备剂量；分母表示第二次注射量，即决定性剂量），以后各次的准备剂量恒定为 30 万～50 万菌体，决定性剂量根据前一次注射后患者反应强度酌情递增，一般以 2～3 倍量递增。通常应控制治疗反应的体温在 39℃为宜，40℃以上者可物理降温；关节疼痛剧烈且发热者，可给予解热镇痛剂。7～10 次有效注射量为一疗程，每次间隔 3～5 天，在患者出现临床痊愈时停止注射。

四、预防措施

1. 控制和消灭传染源　布病的主要传染源是患病的家畜，特别是牛、羊、猪。病畜可通过各种途径向外排菌，引起畜间或人间布病的发生和流行。因此，控制和消灭传染源是控制和消灭布病的重要措施。主要有检疫，淘汰病畜，隔离病畜，培养健康幼畜，加强种畜管理，人身防护和患者治疗。

2. 切断传播途径　布氏菌可经各种传播因素，如流产胎儿、乳、肉、皮、毛、粪尿、水、空气、土壤等侵入动物或人体，引起感染或发病。因此，做好上述各种传播因素的消毒是预防布病的重要措施之一。主要有防止经消化道感染，防止经体表接触感染，防止经呼吸道感染，对家畜、粪堆、水源进行管理。

3. 保护易感人群　用布氏菌苗对易感人群进行接种，可以提高机体免疫力，是行之有效的预防措施。主要有预防接种，加强个人防护。

4. 家畜的预防接种　家畜是重要的经济动物，所以保护家畜免受布病危害也是布病预防内容之一。现采用的措施是对家畜进行菌苗接种，借以提高其免疫力和抗感染能力。常用的菌苗有牛种 S_{19}、S_2 菌苗和 Ms 菌苗。

第六节

棘球蚴病

一、疾病概要

　　棘球蚴病又称包虫病，是一种常见的多发病。其发病与疫源地有十分密切的关系。我国北方一些地区尤其是四大牧业省区是这种病的疫源地。所以，在我国包虫病也是一种地方病。由于包虫病的流行必须借助于中间和终末双宿主才能完成，因此又称这种病为生物源性地方性疾病。

　　包虫病又称棘球蚴或泡球蚴病。它是由细粒棘球绦虫和多房棘球绦虫等的幼虫所致的具有自然疫源性和地方流行性的动物源性的人畜共患性疾病，分布于世界各地。在我国主要流行于甘肃、宁夏、青海、新疆、内蒙、西藏、四川西部和陕西等省区，河北与东北等省亦有散发病例。

二、诊断要点

（一）临床表现

　　人体罹患包虫病后，早期有一个比较长的潜伏期，一般为 2 ~ 20 年或更长时间。此期常无症状和体征，以后逐渐出现症状和体征。包虫病临床上分为三型，即囊型包虫病、泡型包虫病和多囊型包虫病。

1. 囊型包虫病　囊型包虫病由细粒棘球绦虫的幼虫所致，又称包虫囊肿，多见于肝、肺，占80%～90%，其他组织器官占10%～20%。感染早期一般无任何症状和体征，称为"隐性无症状带囊者"。如果其病原体在移行定居过程中引起机械性损伤则有轻度消化道症状，如恶心、呕吐、腹泻等。若病原体穿过肺组织则表现为咳嗽，重者可咳出粉皮样内囊物，随之囊肿发育，机体吸收大量抗原而过敏，常见过敏性休克、荨麻疹、血管神经性水肿等。随着包虫囊肿的不断增大，压迫也逐渐加重，可出现肝区不适、隐痛，有时可触及包块。如果压迫胆管，表现为梗阻性黄疸；压迫门静脉表现为肝硬化症状；压迫肝静脉可使一叶肝坏死。肝包虫和肺包虫的囊肿一旦破裂，可经胆管和气管排出囊内容物。通过检查粪便和痰有助于该病的确诊。脑包虫病晚期有头痛、呕吐、癫痫、视力和肢体运动障碍等表现。

2. 泡型包虫病　泡型包虫病由多房棘球绦虫的幼虫所致，简称泡球蚴病。该型在人和家畜均有发生，其损害在于囊肿的外生性浸润生长和转移倾向，破坏大，影响范围广，与癌症有相似之处，故有学者喻其为"虫癌"。多见于肝的占位性病变，表现为肝大，呈结节样，肝功能明显异常，多有黄疸。临床上常误诊为肝癌和肺癌，患者因长期消耗可出现恶病质，大多愈后不良。

3. 多囊型包虫病　多囊型包虫病由伏氏棘球绦虫和少节棘球绦虫的幼虫所致，为中美洲及南美洲特有的包虫病，我国尚未发现这类包虫病。

依据以上内容，我们将三型包虫病的共同临床表现可归纳为如下几点：

（1）过敏症状：常见有荨麻疹、血管神经性水肿、过敏性休克等。

（2）局部压迫和刺激症状：如受累部位的轻微疼痛和胀坠感。如肝受累有肝区疼痛，肺受累有呼吸道刺激症状，脑受累有颅内压增高等症状。

（3）全身中毒症状：如食欲减退、体重减轻、消瘦、发育障碍、恶病质现象等。

（4）包块：如肝、腹腔、脾下等处受累后，可在相应的体表部位触及囊性的，表面光滑、境界清晰的包块及特有的"包虫震颤"。

（二）实验室检查

1. 物理诊断　近年来，X线、B超和CT扫描作为辅佐诊断意义很大，有助于发现包虫囊的位置，也有助于与其他疾病的鉴别。

（1）X线检查：主要用于肺囊型包虫病的诊断，在X线片上呈现密度均匀、边缘清晰的圆形或卵圆形阴影，偶呈分叶状。转移性肺泡型包虫病通常呈多发性，中央显示不规则透亮区。肝的巨大囊型或泡型包虫病X线征象均显示肝影增大和右隔升高，或突入胸腔内。

（2）B超检查：肝囊型包虫显示圆形或卵圆形无回声区，囊内可见分隔阴影或子囊影，或显实质性回声特征；肝泡型包虫显示密集光点或光团，大小不一、边界不整齐、偶见液性暗区。

（3）CT：CT诊断肝包虫病相当敏感，活动生长期以多房及囊内中心坏死为特征，生物学死亡阶段以钙化尤其是囊壁钙化为特征。

细粒棘球包虫CT表现为：①圆形或卵圆形低密度灶，大小不一、单房或多房；②多房性大囊或大囊内有多个小囊是其CT最明显特征；③内囊破裂或分离时，可见双层壁结构；④增强扫描包虫囊壁不强化，而周围肝组织强化使病灶更加清晰；⑤约60%的包虫有钙化，具体有三种表现形式：其一是囊壁钙化层"蛋壳"样或"新月形"钙化，其二是母囊内子囊钙化，其三是不规则钙化；⑥继发感染的包虫囊肿密度增高，边界较模糊。

滤泡棘球包虫的 CT 表现：①肝内边界模糊的低密度浸润灶，密度不均匀；②约 80% 有钙化；③较难与肝癌鉴别。

（4）磁共振成像（MRI）：是近年来最新发展起来的一种诊断包虫病的方法，其诊断效果优于 CT，细粒棘球包虫的主要表现：①肝内圆形或卵圆形病灶，单发或多发，单房或多房，大囊内含多个小囊是其典型表现；②增强扫描囊壁不强化或轻度强化。

2. 免疫学检测　免疫学诊断一般常用的有卡松尼皮试试验、间接血凝试验和酶联免疫吸附试验。

（1）皮内过敏试验：又名卡松尼（casoni）试验。具体方法：将前臂用结核菌素注射器皮内注射包虫抗原 0.1 ml，形成 0.3 cm 直径的皮丘，15 min 后观察结果，如果皮丘直径扩大到 1.3 cm 者为阳性反应。本试验方法简便，敏感性高，但特异性较差，易与其他疾病如肿瘤等相混淆，产生假阳性。此外，还可与其他寄生虫病（尤其是带绦虫病）产生非特异性反应。

（2）间接血凝试验：简称 IHA。本试验用棘球蚴液做抗原，吸附于戊二醛固定按酸处理的红细胞上，在接触特异性抗体时，可引起红细胞凝集。经多数地区试验证明，认为 IHA 是一种可靠的、敏感性较高的方法。其敏感性一般为 52% ~ 95%，有时也出现个别的假阳性。本试验具有快速、简单易行等优点，因此 IHA 方法在包虫病的临床诊断或流行病学调查工作中都很值得应用和推广。

（3）酶联免疫吸附试验：即 ELISA。本试验的方法：使抗体或抗原同酶相结合，使免疫学及酶的活性得以保持的一种试验方法。这种经过处理的酶与底物相遇后，由于酶的催化作用，使无色的底物或化合物发生水解、氧化、还原等一系列反应而显示出颜色，用目测或分光光度计测得抗体、抗原的含量。ELISA 试验具有血清用量少，操作简便，可自动化操作等优点，适合于大规模流行病学调查，也能达到科研或临床病例诊断的要求，假阳性少，敏感性也常超过 IHA，在临床应用及流行病学普查方面均为一种很有应用价值的方法。

三、治疗原则

治疗原则为：①彻底清除或杀灭寄生虫；②治疗中避免囊液漏入周围组织而引起过敏反应或头节播散；③争取消灭残腔，恢复脏器功能；④同时处理继发病变，如支气管扩张等。

1. 药物治疗

（1）包虫病的化疗：治疗囊型包虫病的药物首选阿苯达唑。本药物目前应用较为普遍，对早期的包虫病治疗的确有不可忽视的作用，特别是对于在肝内直径小于 5 cm 的包虫囊肿更为明显。常用剂量为 20 mg/kg，每日三次，每月为一个疗程，间隔一周再用药，一般主张用药应持续不少于半年。其次，甲苯咪唑及吡喹酮也用于包虫病的治疗，但此类药物常有许多副作用，长期用药胃肠道反应明显，对肝功能也有损害，因此用药期间应定期复查肝功能。治疗泡型包虫病为阿苯达唑，剂量为 20 mg/（kg·d），分 2 次口服。治疗期限根据肝病变范围大小，为 3 ~ 5 年。

（2）中医治疗：近年来有关用中草药治疗本病的报道也多见，据称都有不同程度的疗效，但尚需进一步的实验研究。

2. 手术治疗　目前最为常用并且较为实用的为包虫内囊摘除术，适用于无并发症的包虫囊肿。

3. 经皮穿刺引流与刮吸治疗　兰州军区包虫病治疗中心经过深入研究发明了一种新的外科治疗方法，并且广泛应用于临床，取得了一定的进展，就是包虫病经皮穿刺引流与刮吸治疗法。这种方法不同于简单的单纯经皮穿刺抽液术，而是一种有适用证的系列疗法。

四、预防措施

1. 积极全面地开展基础性研究工作　大量证据表明，棘球绦虫存在广泛的种间和种内变异。不同的虫株对化疗药物的敏感性不同，治疗效果也随之不同，因此开发研究和筛选敏感的治疗本地区人和动物棘球蚴病的药物，对减轻患者痛苦和促进本地区经济的发展具有重要意义。

2. 重视卫生宣传教育，养成良好的卫生习惯　由于人的感染主要是接触病犬、病畜或食物上污染的虫卵误入口内而引起，故养成良好的卫生习惯和饮食习惯是杜绝感染的有效措施。

3. 积极治疗病畜　对患有包虫病的动物因工作需要必须豢养的，如警犬、牧犬、猎犬等，要通过积极治疗达到无害化。必须严格管理，登记编号，定期检疫，从粪便中发现虫卵或节片才可确诊。在严重感染的病畜中，长期腹泻、食欲异常，毛稀皮粗，瘙痒易怒，擦拭肛门等可作为参考征象。凡可疑的要做到尽早检疫或隔离，对有病的要及时治疗，无病的最好定期驱虫，一年四次，每季度驱虫一次。动物驱虫往往许多药物疗效不理想，甚至无效，因此最好要做到"月月驱虫、犬犬投药"。

4. 早期治疗患者　早期治疗患者可以预防继发性感染，凡是发生在比较罕见部位的棘球蚴病，如脑、肾、胰等棘球蚴病，多半是继发性感染，如能及时治疗原发病灶，是可以防止的。

5. 捕杀野犬及野生食肉动物，限制犬的数量　棘球蚴病在我国高发区的面积约占全国总面积的44.6％，人口约有5000万，有犬500万只以上，就青海省而言有犬达65万只之多，其中包括家养犬、牧养犬和无主户野犬。另外，我国大部分流行区野生食肉动物十分丰富，这在泡球蚴病的传播上起着决定性作用。

6. 严格执行食品卫生检测制度和动物检疫制度　对动物脏器挖坑深埋，或焚烧或进一步加工处理成饲料等，确保犬食不到病料，可取得防治上的显著成效。

7. 行政领导部门的组织和协调也非常重要　包虫病是一种人兽共患性寄生虫病，卫生与兽医部门应进行全面合作，开展调查研究。同时，有关教育、新闻出版及宣传部门积极进行宣传教育，行政主管部门要做好协调上述部门或成立统一机构，有计划、有步骤地开展防治工作，并长期坚持下去。

（刘　寿　陈虹汝）

第五章

高原常见传染病防治

病毒性肝炎

一、疾病概述

病毒性肝炎是由多种肝炎病毒引起的一组以肝损伤为主的传染病，可以通过粪、口、血液、体液等途径传播。根据其不同的病原，分为甲型、乙型、丙型、丁型和戊型病毒性肝炎。有资料显示，高原地区中小学生中乙型病毒性肝炎的感染率明显高于全国自然人口感染率。高原地区由于卫生条件相对落后、居民喜欢聚餐、喜食生冷食物，容易造成病毒性肝炎的感染与传播。

（一）病原学

1. 甲型肝炎病毒　在外界的抵抗力较强，在干粪中25℃能存活30 d，能耐受56℃、30 min，但加热100℃、5 min全部灭活；70%乙醇25℃、3 min可部分灭活病毒。

2. 乙型肝炎病毒　为环状双链DNA病毒，抵抗力很强，能耐受60℃、4 h和一般浓度的化学消毒剂，-20℃可保存15年，但高压蒸汽消毒和加热100℃、10 min可将其灭活。对0.5%过氧乙酸和新洁尔灭均敏感。

3. 丙型肝炎病毒　属于黄病毒科丙型肝炎病毒属，10%氯仿和加热100℃、5 min 可以灭活。

4. 丁型肝炎病毒　是一种缺陷病毒，核心含单股负链共价闭合的环状 RNA 和 HDV 抗原（HDAg），其外包以 HBV 的 HBsAg，必须依赖 HBV 或其他嗜肝 DNA 病毒的辅助，为其提供外壳、组装等帮助，才能复制和感染人体。

5. 戊型肝炎病毒　单股正链 RNA 病毒，对高热敏感，煮沸可将其灭活，属于自限性疾病。

（二）流行病学

1. 甲型肝炎　主要以粪 - 口途径为主，尤其是日常生活中接触经口传播。

2. 乙型肝炎　传播途径比较复杂，主要是以下 3 种：①血液途径：输入被 HBV 污染的血制品，针灸、文身、器官移植、血液透析等。②家庭内密切接触：主要指性接触、接吻、乳汁、日常生活密切接触（同用毛巾、牙刷、碗筷、喝水杯等），均可受 HBV 感染。③母婴垂直传播：我国 HBsAg 阳性者高达 1 亿多人，其中 85% 通过母婴传播。垂直传播是我国乙肝蔓延和高发的主要原因。

3. 丙型肝炎　主要经血和血制品传播。

4. 丁型肝炎　与乙型肝炎传播途径基本相同，性传播相对多见，母婴传播少见。

5. 戊型肝炎　与甲型肝炎传播途径相同，以粪 - 口途径为主。

二、诊断要点

5种肝炎病毒都可引起急性肝炎，临床表现有差异。急性起病、淤胆型肝炎大多是甲型和戊型，慢性肝炎仅见于乙型、丙型及丁型。甲型肝炎少数可迁延或复发。

甲型肝炎潜伏期：5～45 d（平均30 d）；乙型肝炎潜伏期：30～180 d（平均70 d）；丙型肝炎潜伏期：15～150 d（平均50 d）；丁型肝炎潜伏期尚未确定；戊型肝炎潜伏期：10～70 d（平均40 d）。

1. 急性肝炎　分急性黄疸型肝炎和急性无黄疸型肝炎。

（1）急性黄疸型肝炎：病程分为三期，阶段性比较明显，总病程2～4个月。①黄疸前期：病程数日至2周。多数症状缓慢出现，多数患者最早的感觉是全身乏力，继而食欲缺乏、厌油、恶心、呕吐、腹胀，甚至不能进食。有的患者表现为以消化道症状为主的消化不良型；以发热、头痛、上呼吸道症状开始的流感型；以上腹部剧烈疼痛伴寒战、高热、黄疸、白细胞增高起病的胆道疾病型。②病程2～6周：主要表现为黄疸的出现和加深。首先出现尿色黄染，继之见巩膜及皮肤的黄染。黄疸加深在1～2周达高峰。随着黄疸的加深，部分患者还会继续明显存在2～6周，然后才逐渐消失。此时多数患者不再发热。患者大便色泽变浅，肝增大并有叩痛，皮肤瘙痒和心动徐缓。某些患者可有短期梗阻性黄疸表现，大便呈陶土色，肝功能多有明显损害。黄疸达高峰并开始消退，消化道症状表现改善，如食欲开始恢复，其他症状也开始减轻。③恢复期：黄疸开始逐渐消退，就进入了恢复期。2周至4个月，平均为1个月。以上各种症状多在2周左右开始消失，儿童病程较短，恢复快，1～2个月即康复。成年人中约5%长期留有肝区痛或不适感、食欲缺乏及乏力，常称之为肝炎后综合征。

（2）急性无黄疸型肝炎：此型远较黄疸型肝炎多见。多数起病缓慢，症状与黄疸型肝炎相似，但较轻，无黄疸出现。病程长短不一，多数在3个月内恢复，少数演变为慢性肝炎。

2. 重型肝炎　5型肝炎均可导致重型肝炎，但甲、丙型少见。本型占全部病例的 0.2%～0.5%，但病死率高达 70%～80%。

（1）急性重型肝炎：又称暴发性肝炎。典型病例包括两部分：肝疾病及肝性脑病的临床表现。肝疾病的临床表现，查体除黄疸、肝缩小外，不同病期有不同体征，早期轻度腹胀，进入肝昏迷则以神经系统症状为主。肝性脑病的临床表现：早期表现为烦躁不安、性格改变、谵妄、狂躁或抑郁、扑翼样震颤等神经症状，很快转入昏迷，如不及时治疗可形成脑疝。

（2）亚急性重型肝炎：临床表现与重型肝炎相似，多于病后15～24 d出现上述症状，但肝性脑病多出现于病程的后期。

3. 慢性肝炎　慢性肝炎多是从急性病毒性肝炎转变而来，机体自身免疫功能紊乱、长期应用损害肝药物、机体对药物过敏、酗酒，以及某种酶的缺乏、代谢紊乱等均可导致本病的发生。可分为轻度、中度、重度慢性肝炎。慢性肝炎尽管远比急性肝炎少见，但持续时间可长达数年，甚至数十年。本病通常表现较轻，不产生任何症状或明显的肝损伤，但有些病例持续的炎症会缓慢损伤肝，最终导致肝硬化和肝衰竭。

4. 淤胆型肝炎　又称毛细胆管型肝炎。临床表现类似急性黄疸型肝炎，但自觉症状较轻，主要表现为黄疸、皮肤瘙痒、陶土色大便、肝增大等。黄疸持续数月至1年以上，多数可恢复，少数发展为胆汁性肝硬化。

三、治疗原则

病毒性肝炎的临床表现错综复杂，目前还缺乏可靠和特效的治疗方法。应根据不同临床表现和不同病期采取不同的治疗方法。急性肝炎经适当休息和合理营养，绝大多数可恢复健康。慢性肝炎和重型肝炎的治疗还存在很多困难。总的治疗原则是给予足够的休息、合理营养，辅以适当药物，避免饮酒和损肝药物。

四、预防措施

措施主要包括管理传染源，积极治疗患者；切断传播途径，加强卫生宣传；保护易感人群，接种疫苗等。

鼠　疫

一、疾病概要

鼠疫是由鼠疫耶尔森菌所致的一种自然疫源性疾病，经染菌的鼠蚤传染给人。本病传染性强、病情重、病死率极高，列为国内法定报告甲类传染病之首，属国际检疫的烈性传染病之一。有资料表明，青海高原现染疫动物有14种，主要是喜马拉雅旱獭、达乌尔鼠兔、五趾跳鼠、灰仓鼠、小家鼠、根田鼠等。

（一）病原学

鼠疫耶尔森菌属肠杆菌科耶尔森菌属，革兰氏染色阴性，两端浓染的卵圆形短杆菌。鼠疫杆菌为需氧及兼性厌氧菌，最适温度为27 ~ 28℃，对外界抵抗力强，在寒冷、潮湿的条件下不易死亡，在30℃仍能存活，于5 ~ 10℃条件下尚能生存。可耐直射日光1 ~ 4 h，在干燥咳痰和蚤粪中能存活4 ~ 5个月，但对一般消毒剂、杀菌剂的抵抗力不强。

（二）流行病学

人鼠疫流行前，先有鼠间鼠疫流行。

1. 经鼠蚤传播　蚤为传播媒介，构成"鼠－蚤－人"的传播方式。

2. 经皮肤传播　接触病鼠皮、肉、血、粪便和患者的脓血、痰，可通过皮肤伤口侵入。

3. 呼吸道传播　肺鼠疫患者的呼吸道中含有大量鼠疫耶尔森菌，可借飞沫和尘埃构成"人－人"间的传播。

二、诊断要点

1. 共同表现　起病急骤，畏寒发热，体温达 39 ~ 40℃，伴有头晕、头痛、四肢痛、颜面潮红、结膜充血、呼吸急促、脉搏加快、皮肤黏膜出血等。重者出现精神症状、嗜睡、谵妄、狂躁等。极重者出现大出血、循环衰竭等，数日内死亡。

2. 腺鼠疫　最常见，多发生于流行初期，起病急骤、高热寒战、全身疼痛及局部淋巴结红肿、剧痛并与周围组织粘连成团块。

3. 肺鼠疫　病死率极高，分为原发性及继发性肺鼠疫。人与人之间经呼吸道感染者为原发性肺鼠疫。腺鼠疫扩散者为继发性肺鼠疫。

4. 败血症型鼠疫　原发败血症型鼠疫是鼠疫中最凶险的一种类型，可发展为感染性休克、DIC 及皮肤广泛出血坏死。因严重循环衰竭，皮肤呈紫黑色，故有"黑死病"之称。

三、治疗原则

有一般治疗和对症治疗；针对病原菌应早期、足量、联合注射抗菌药物，可降低病死率。高效价鼠免疫血清在治疗上有效，可与抗生素并用。

四、预防措施

1. 严格控制传染源　严格执行检疫制度，隔离可疑患者或确诊患者；疫区要禁止接触喜马拉雅旱獭和鼠类；特别是疫区自然死亡的旱獭和鼠类，一定要远离或立即焚烧、深埋，要禁止用肢体直接接触动物尸体。

2. 切断传播途径　疫区居民室内以及饲养的动物身体要定期灭鼠、灭蚤。

3. 提高人群免疫力　定期预防接种鼠疫无毒活疫苗，加强个人防护。

细菌性痢疾

一、疾病概述

细菌性痢疾简称菌痢，是由志贺菌属引起的肠道传染病，又称志贺菌病。该病以发热、腹痛、腹泻、里急后重和黏液脓血便为主要临床特点，严重病例可出现感染性休克和中毒性脑病。本病常发病、流行于夏秋季节。

（一）病原学

志贺菌属是一类革兰阴性杆菌，是人类细菌性痢疾最为常见的病原菌，通称痢疾杆菌。大小为（0.5 ~ 0.7）μm ×（2 ~ 3）μm，无芽孢，无荚膜，无鞭毛，多数有菌毛。根据生化和抗原结构不同，目前将痢疾杆菌分为 4 群 48 个血清型，A 群为痢疾志贺菌，B 群为福氏志贺菌，C 群为鲍氏志贺菌，D 群为宋内志贺菌。本菌对理化因素的抵抗力较其他肠道杆菌弱，对酸敏感，在外界环境中的抵抗力以宋内菌最强，福氏菌次之，志贺菌最弱，一般 56 ~ 60℃经 10 min 即被杀死，在 37℃水中存活 20 d，在冰块中存活 96 d，蝇肠内可存活 9 ~ 10 d，对化学消毒剂敏感，1%苯酚（石炭酸）15 ~ 30 min 死亡。

（二）流行病学

1. 传染源　为患者和带菌者。

2. 传播途径　本病通过粪－口途径传播。粪便中的病原菌污染食物、水或手，经口感染。

3. 易感人群　人群对此病普遍易感。

4. 流行特征　遍布全世界，经济欠发达地区发病率高。全年发病，尤以夏秋季节多发。我国目前以福氏志贺菌感染为主。

二、诊断要点

临床上将病程在2个月以内者称为急性细菌性痢疾，分为3型，即普通型、轻型和中毒型。普通型表现为发冷发热、腹痛、腹泻，伴里急后重。腹痛以左下腹为主，呈阵发性，大便后减轻。大便每日十几次至几十次，典型者为黏液脓血便伴有里急后重感。中毒型急性细菌性痢疾起病急骤，变化迅速，可表现为高热、头痛、呕吐、烦躁、嗜睡，甚至血压下降，意识改变。

三、治疗原则

1. 急性菌痢　应用抗生素和其他辅助药为主。

2. 急性中毒型菌痢　抗生素联用，积极治疗高热、惊厥、循环衰竭和呼吸衰竭。

3. 慢性菌痢　抗菌药联用、加强支持治疗和合并症治疗的综合治疗。

四、预防措施

1. 搞好环境卫生，加强厕所及粪便管理，消灭苍蝇孳生地，发动群众消灭苍蝇。

2. 加强饮食卫生及水源管理，尤其对个体及饮食摊贩做好卫生监督检查工作。

3. 对集体单位及托幼机构的炊事员、保育员应定期检查大便，做细菌培养。

4. 加强卫生教育，人人做到饭前便后洗手，不饮生水，不吃变质和腐烂食物，不吃被苍蝇污染过的食物。

5. 不要暴饮暴食，以免胃肠道抵抗力降低。

6. 做好消毒隔离工作，食具要煮沸 15 min 消毒，患者的粪便要用 1% 漂白粉液浸泡后再倒入下水道。

7. 保护易感人群，近年来使用志贺菌减毒活菌苗口服，可产生 IgA，以防止菌毛贴附于肠上皮细胞，从而防止其侵袭和肠毒素的致泻作用。

细菌性痢疾主要是通过痢疾杆菌污染的水、食物经口进入人体感染，引起结肠化脓性炎症，发生全身中毒症状。因此，预防菌痢的关键是注意饮食卫生，把住病从口入关。急性菌痢应做到早诊断、早治疗，预防发展为慢性菌痢。中毒型菌痢急骤起病，病情发展快，病情凶险，菌痢症状很不典型。因此，要高度警惕，及时进行抢救治疗，切勿贻误病情。

细菌性食物中毒

细菌性食物中毒是进食被细菌或细菌毒素污染的食物而引起的急性感染中毒性疾病。该病以进食同种食物者在短期内突然集体发病为特点。根据临床症状分为胃肠型与神经型两大类，以胃肠型多见。

一、胃肠型食物中毒

（一）疾病概述

1. 病原学　引起胃肠型食物中毒的细菌较多，常见有沙门菌属、副溶血性弧菌、大肠埃希菌、金黄色葡萄球菌、蜡样芽孢杆菌等。

（1）沙门菌：最常见的食物中毒病原菌之一，为肠杆菌科沙门菌属，该菌为革兰氏阴性杆菌，需氧，不产生芽孢，无荚膜，绝大多数有鞭毛，能运动。对外界的抵抗力较强，在水和土壤中能活数月，粪便中能活 1～2 个月，在冰冻土壤中能越冬。不耐热，55℃、1 h 或 60℃、10～20 min 死亡，5%苯酚或 1:500 氯化汞 5 min 内即可将其杀灭。细菌由粪便排出，污染饮水、食物、餐具以及新鲜蛋品、冰蛋、蛋粉等，人进食后造成感染。致病食物以肉、血、内脏及蛋类为主，值得注意的是，该类细菌在食品中繁殖后，并不影响食物的色、香、味。

（2）副溶血性弧菌（嗜盐菌）：为革兰氏阴性、椭圆形、荚膜球杆菌。

菌体两端浓染，一端有鞭毛，运动活泼。本菌广泛存在于海水中，偶亦见淡水。在海水中能存活 47 d 以上，淡水中生存 1~2 d。对酸敏感，食醋中 3 min 即可杀死，不耐热，56℃、5 min 即可杀死，90℃、1 min 灭活，对低温及高浓度氯化钠抵抗力甚强。

（3）大肠埃希菌：为两端钝圆的革兰氏阴性短杆菌，多数菌株有周鞭毛，能运动，可有荚膜。体外抵抗力较强，在水和土壤中能存活数月，在阴凉处室内尘埃可存活 1 个月。本菌为人和动物肠道正常寄居菌，特殊条件下可致病。

（4）葡萄球菌：主要是由能产生血浆凝固酸的金黄色葡萄球菌引起，少数可由表皮（白色）葡萄球菌引起。该菌为革兰氏阳性，不形成芽孢，无荚膜。在乳类、肉类食物中极易繁殖，在剩饭菜中亦易生长，在 30℃ 经 1 h 后即可产生耐热性很强的外毒素（肠毒素），引起食物中毒。此毒素对热的抵抗力很强，经加热煮沸 30 min 仍能致病。常因带菌炊事人员的鼻咽部黏膜或手指污染食物致病。

（5）蜡样芽孢杆菌：为革兰氏阳性、需氧、有芽孢的粗大杆菌。广泛分布于土壤、水、尘埃、淀粉制品、米、面以及乳和乳制品等食物中，因有芽孢，耐高温，产生的催吐毒素和腹泻毒素可分别引起呕吐型和腹泻型食物中毒。

2. 流行病学

（1）传染源：被致病菌感染的动物或人。

（2）传播途径：进食被细菌或其毒素污染的食物而传播。

（3）人群易感性：人群普遍易感，并可重复感染。

（4）流行特征：多发于夏秋季节，可暴发流行或散发。

（二）诊断要点

一般由活菌引起的感染型细菌性食物中毒多有发热和腹泻。如沙门菌食物中毒时，体温可达 38 ~ 40℃，还有恶心、呕吐、腹痛、无力、全身酸痛、头晕等。粪便可呈水样，有时有脓血、黏液。副溶血性弧菌食物中毒，起病急、发热不高、腹痛、腹泻、呕吐、脱水、大便为黄水样或黄糊状，约 1/4 病例呈血水样或洗肉水样。细菌毒素引起的细菌性食物中毒，常无发热。葡萄球菌肠毒素食物中毒的主要症状为恶心、剧烈反复呕吐、上腹痛、腹泻等。肉毒中毒的主要症状为头晕、头痛、视物模糊、眼睑下垂、张目困难、复视，随之出现吞咽困难、声音嘶哑等，最后可因呼吸困难而死亡。患者一般体温正常、意识清楚。

（三）治疗原则

1. 病情严重者　应选用有效抗生素抗感染。

2. 对症治疗　卧床休息，流食或半流食，宜清淡，多饮糖盐水。补液，及时纠正电解质紊乱。高热者用物理或药物降温。

（四）预防措施

认真贯彻《食品卫生法》，加强食品卫生的管理与监督是预防本病的关键。要加强卫生宣教，教育人们不暴饮暴食，不吃腐败、变质的不洁食品，不吃未经合理烹调制作的食物。饮食行业人员要定期体检，发现腹泻、皮肤化脓性感染和带菌者应停止其工作并进行相应治疗。

二、神经型食物中毒

（一）疾病概述

神经型食物中毒是由进食被肉毒杆菌产生的外毒素所污染的食物而引起的中毒性疾病。临床上以神经系统症状为主要表现，出现眼肌、舌咽肌甚至呼吸肌的麻痹，病死率较高。

1. 病原学　肉毒杆菌又称肉毒梭状芽孢杆菌，为革兰氏阳性专性厌氧菌，有鞭毛，无荚膜。肉毒杆菌芽孢抵抗力很强，干热 180℃、5 ~ 15 min，湿热 100℃、5 h，高压蒸汽 121℃、30 h，才能杀死芽孢。肉毒毒素对酸的抵抗力特别强，胃酸溶液 24 h 内不能将其破坏，故可被胃肠道吸收，损害身心健康。肉毒杆菌致病主要靠强烈的肉毒毒素。肉毒毒素是已知最剧烈的毒物，毒性强；纯化结晶的肉毒毒素 1 mg 能杀死 2 亿只小鼠。由于此毒素的毒性强，且无色、无臭、无味、不易察觉，必须注意防范。

2. 流行病学

（1）传染源：肉毒杆菌存在于动物的肠道内，随粪便排出，以芽孢形式广泛存在于外界环境中，仅在缺氧条件下才能大量繁殖。

（2）传播途径：主要通过肉毒毒素污染的食物传播。如罐头、香肠、腊肉和发酵食物制品如臭豆腐、豆瓣酱、面酱等。

（3）易感人群：普遍易感。病后不产生免疫力，患者也无传染性。

（二）诊断要点

潜伏期长短与进入毒素量有关，潜伏期越短，病情越重。但潜伏期长者也可呈重型，或者轻型起病，后发展成重型。临床表现轻重不一，轻者仅轻微不适，无需治疗，重者可于 24 h 内致死。起病急骤，以中枢神经系统症状为主，早期有恶心、呕吐等症状，继之出现头晕、头痛、全身乏力、视物模糊、复视。当胆碱能神经的传递作用受损，可见便秘、尿潴留及唾液和泪液分泌减少。

（三）治疗原则

1. 清除胃肠内毒素　由于肉毒杆菌外毒素在碱性液中易破坏，在氧化剂作用下毒性减弱，故确诊或疑似肉毒中毒时，可用5%碳酸氢钠或1∶400高锰酸钾溶液洗胃，清除摄入的毒素。对没有肠麻痹者，可应用导泻药和灌肠排除肠内未吸收的毒素，但不宜使用枸橼酸镁和硫酸镁。因镁可加强肉毒杆菌毒素引起神经肌肉阻滞作用。

2. 抗毒素治疗　精制肉毒抗毒血清可中和体液中的毒素。一般主张早期、足量使用。在毒型未能鉴定前应给予多价抗毒素一次肌内注射或静脉注射，6 h后重复给药。重症病例，减量或停药均不宜过早。当毒素型别明确时，应采用同型抗毒素血清注射。抗毒素血清注射前应做皮内过敏试验，如为阳性，必须由小剂量开始、逐步加量脱敏注射，直到病情缓解为止。对于婴儿肉毒中毒的治疗，由于患儿血中很少有毒素，故一般不建议使用抗毒素，主要采取对症治疗。

（四）预防措施

与胃肠型食物中毒相似。①严格执行《食品安全法》，对罐头食品、火腿、腌腊食品的制作和保存应进行卫生检查，对腌鱼、咸肉、腊肠必须蒸透、煮透、炒透才能进食。罐头食品顶部膨出现象或有变质者均应禁止出售。②禁止食用腐败变质的食物。③同食者发生肉毒中毒，未发病者可考虑给予多价血清1000～2000 U作预防，并进行观察，生活中必须经常食用罐头食品者，可用肉毒杆菌类毒素预防注射，1毫升∕次，皮下注射，1次∕周，共注射3次。④散布肉毒毒素气溶胶，或肉毒毒素结晶污染水源，必要时对有关人员应进行自动免疫。

霍 乱

一、疾病概述

霍乱是由产生霍乱毒素的霍乱弧菌引起的急性肠道传染病，是两种甲类传染病之一。临床上以起病急骤、剧烈泻吐、排泄大量米泔水样肠内容物、脱水、肌痉挛、少尿和无尿为特征。严重者可因休克、尿毒症或酸中毒而死亡。在医疗水平低下和治疗措施不力的情况下，病死率很高。如能及时有效治疗，本病病死率已由过去的25%～50%下降到目前的1%以下。

（一）病原学

霍乱弧菌新鲜标本涂片镜检，排列如"鱼群"样，又似"流星"样。革兰氏染色阴性，无芽孢和荚膜，菌体一端有单鞭毛，运动活泼。培养需氧，耐碱不耐酸，各群弧菌的鞭毛抗原大多相同，仅菌体抗原不同，根据菌体抗原将弧菌分成O1～O6群（现已增至200个以上的血清群）。

霍乱弧菌对温热干燥抵抗力不强。耐碱不耐酸，在正常胃酸中仅存活4 min，0.5%苯酚中数分钟可致死。每立升含1 mg余氯的水中15 min致死，对常用浓度的肠道传染病消毒剂均敏感，1%漂白粉液内

10 min 致死。对多西环素、链霉素、四环素、复方新诺明、诺氟沙星及氧氟沙星等药物均敏感。

霍乱弧菌产生三种（Ⅰ～Ⅲ型）毒素。Ⅰ型毒素为内毒素，耐热，不能透析，系多糖体，存在菌体内部，能引起豚鼠、小白鼠死亡，对鸡胚及组织细胞具有毒性，是制作菌苗引起抗菌免疫的主要成分。Ⅱ型毒素为外毒素，即霍乱肠毒素或称霍乱原。不耐热，56℃、30 min 可灭活，不耐酸，有抗原性，可激发机体产生中和抗体，经甲醛作用后产生类毒素。霍乱肠毒素使机体水和电解质从肠腺大量分泌，形成霍乱腹泻症状，是霍乱弧菌在体内繁殖中的代谢产物。

（二）流行病学

1. 传染源　霍乱的传染源是患者和带菌者。轻型患者、隐性感染者和恢复期带菌者所起的作用更大，隐性感染者可多达 59% ～ 75%。

2. 传播途径　本病为消化道传染病，可经污染的水源及食物、日常生活接触及苍蝇等媒介引起传播；其中水源被污染经水传播是最主要的传播途径，常暴发流行。1972 年曾有国际民航飞机上食物被污染引起 40 余名乘客患霍乱的食物型暴发事例。日常生活接触及苍蝇的传播作用也不可忽视，但其传播能力远不及前两个因素。

3. 易感人群　缺乏对本病免疫力的男女老幼皆易感。病后可获得一定免疫力，但再感染的可能性也存在。

4. 流行特征　霍乱流行有地方性、季节性及外来性，在我国夏秋季节为流行高峰季节。霍乱有沿江沿海分布并远程传播的特点，鱼类、软体动物、甲壳类生物均可大量染菌且可携带到其他沿海港湾。近年来，由于采取积极的预防措施，已使埃尔 - 托生物型霍乱疫情得到控制，发病率逐年下降。

二、诊断要点

除少数患者有短暂（1～2 d）的前驱症状表现为头晕、疲倦、腹胀和轻度腹泻外，为突然起病，病情轻重不一，轻型占有相当数量（埃尔-托型约有 75% 的隐性感染者和 18% 的轻型病例）。

1. 潜伏期　绝大多数为 1～2 d，可短至数小时或长达 5～6 d。

2. 泻吐期　大多数病例突起剧烈腹泻，继而呕吐，个别病例先吐后泻。腹泻为无痛性，亦无里急后重。每日大便可自数次至十数次，甚至频频不可计数。大便性质表现为初期为稀水便，量多，转而变为米泔水样；少数病例出现血水样便。呕吐为喷射状，次数不多，也渐呈米泔水样，部分病例伴有恶心。肛温可达 37.2～38.5℃。此期持续数小时，多不超过 2 d。

3. 脱水虚脱期　由于严重泻吐引起水及电解质丧失，可产生以下临床表现：①一般表现：神态不安，表情恐慌或淡漠，眼窝深陷，声音嘶哑，口渴，唇舌极干，皮肤皱缩、湿冷且弹性消失，指纹皱瘪，腹下陷呈舟状，体表温度下降。②循环衰竭：由于中度或重度脱水，血容量显著下降及血液极度浓缩，因而导致循环衰竭。患者极度软弱无力，神志不清，血压下降，脉搏细弱而速，心音弱且心率快，严重患者脉搏消失，血压不能测出，呼吸浅促，皮肤口唇黏膜发绀。③电解质平衡紊乱及代谢性酸中毒：严重泻吐丢失大量水分及电解质后，可产生血液电解质的严重丧失。缺钠可引起肌肉痉挛（以腓肠肌及腹直肌最常见）、低血压、脉压小、脉搏微弱。缺钾可引起低钾综合征，表现为全身肌肉张力减低，甚至肌肉麻痹，肌腱反射消失，鼓肠，心动过速，心音减弱，心律失常，缺钾还可引起肾损伤。严重酸中毒时可出现神志不清，呼吸深长，血压下降。

4. 反应期及恢复期　脱水纠正后，大多数患者症状消失逐渐恢复正常，病程平均为 3 ~ 7 d，少数可长达 10 d 以上（多为老年患者有严重合并症者）。部分患者可出现发热性反应，以儿童为多，这可能是由于循环改善后大量肠毒素吸收所致。体温可升高至 38 ~ 39℃，一般持续 1 ~ 3 d 后自行消退。

三、治疗原则

1. 补液疗法　早期、快速、足量补充液体及电解质，纠正休克及酸中毒，是抢救治疗本病的关键。对于老幼、心和肺功能不全的患者，则应严格掌握静脉补液的量及速度。补液的方式有口服补液、静脉补液（先快后慢、先盐后糖、见尿补钾、适时补碱）。

2. 病原治疗　目的是缩短腹泻时间，减少腹泻量及缩短排菌时间，抗菌治疗仅为补液疗法的辅助治疗。

3. 并发症处理　急性肺水肿、心力衰竭、低钾综合征、急性肾衰竭等的处理。

四、预防措施

1. 管理传染源　严格按照甲类传染病强制管理，严密隔离治疗至症状消失后 6 d、连续 2 次大便培养阴性才能解除隔离；控制密切接触者。

2. 切断传播途径　按消化道疾病执行"三管一灭"，即管理饮食、水源与粪便，消灭苍蝇；加强卫生宣教，大力开展爱国卫生运动，不饮生水。

3. 保护易感人群　目前接种的霍乱菌苗免疫效果不够理想，保护期仅为 3 ~ 6 个月，疫苗的运用不能作为预防本病的唯一措施。

伤寒、副伤寒

一、伤寒

（一）疾病概要

伤寒是由伤寒杆菌引起的急性消化道传染病。主要病理变化以回肠下段淋巴组织增生、坏死为主要病变。典型病例以持续发热、相对缓脉、神情淡漠、脾大、玫瑰疹和血白细胞减少等为特征，主要并发症为肠出血和肠穿孔。

1. 病原学　伤寒杆菌为沙门菌属中的 D 群，革兰氏染色阴性，无荚膜，不形成芽孢，有鞭毛，能活动，普通培养基上可生长。菌体裂解时释放的内毒素是致病的主要元凶。伤寒杆菌在自然环境中抵抗力强，耐低温，水中可存活 2 ~ 3 周，在粪便中可维持 1 ~ 2 个月，冰冻环境可维持数月，但对热和干燥的抵抗力较弱，60℃、15 min 或煮沸后即可杀灭，本菌不耐酸，对一般化学消毒剂敏感，消毒饮水余氯 0.2 ~ 0.4 mg/L 时迅速死亡。

2. 流行病学　1907 年，厨师玛莉·马龙造成"伤寒玛莉"事件，可说是医学史上有名的案例。玛丽这名妇女是位厨师，她所到之处都引发了伤寒的蔓延，尽管她本人并未患病，但却把所携带的病菌传染给了吃她食物的人。当最终被证实为传播病菌的人后，她被扣留并终生隔离。19世纪50年代的克里米亚战争，因伤寒而死亡的士兵是因战伤而死亡的10倍，可见伤寒对人类的严重危害。新中国成立以来，我国的伤寒得到了有效控制，目前病例多为散发，偶有局部地区的流行。

（1）传染源：患者和带菌者是本病的传染源，患者从潜伏期就通过粪便排菌，病后2～4周排菌最多，有的甚至排菌超过3个月。

（2）传播途径：本病主要经过粪-口途径传播，暴发流行的主要原因是水源的污染，食物污染也可引起本病的流行，散发病例一般以日常生活接触传播为主。

（3）人群易感性：人对伤寒普遍易感，病后可获得持久免疫力，第二次发病者少见。

（4）流行特征：世界各地均有本病发生，以热带、亚热带地区多见。

（二）诊断要点

潜伏期为7～23 d，平均为10～14 d，其长短与感染细菌数量有关。典型伤寒的临床表现分为下述四期。

1. 初期　病程第1周。多数起病缓慢，发热，体温呈现阶梯样上升，5～7 d高达39～40℃，发热前可有畏寒，少有寒战，出汗不多。常伴有全身不适、乏力、食欲缺乏、腹部不适等，病情逐渐加重。

2. 极期　病程第2～3周。出现伤寒特有的症状和体征。①持续高热：热型主要为稽留热，少数呈弛张热或不规则热，持续时间10～14 d。②消化系统症状：食欲缺乏明显，舌苔厚腻，腹部不适，腹胀，可有便秘或腹泻，下腹有轻压痛。③心血管系统症状：相对缓脉和重脉。④神经系统症状：可出现表情淡漠，反应迟钝，听力减退，重症患者可有谵妄、昏迷或脑膜刺激征（虚性脑膜炎）。⑤肝脾大：多数患者有脾大，质软有压痛。部分有肝大，并发中毒性肝炎时可出现肝功能异常或黄疸。⑥玫瑰疹：于病程第 6 天胸腹部皮肤可见压之褪色的淡红色斑丘疹，直径为 2 ~ 4 mm，一般在 10 个以下，分批出现，2 ~ 4 d 消退。

3. 缓解期　病程第 3 ~ 4 周，体温逐渐下降，症状渐减轻，食欲好转，腹胀消失，肝脾回缩。本期可出现肠穿孔、肠出血等并发症。

4. 恢复期　病程第 5 周，体温正常，症状消失，食欲恢复，一般在 1 个月左右完全康复，但在体弱或原有慢性疾病者，其病程往往延长。

5. 并发症

（1）肠出血：为最常见的严重并发症，多见于发病后 2 ~ 3 周，发生率为 2% ~ 15%，常以饮食不当，腹泻为诱因。

（2）肠穿孔：发生率为 1% ~ 4%，为最严重的并发症，多发于发病后 2 ~ 3 周，常发生于回肠末端，多为一个。穿孔前常先表现为腹痛或腹泻、肠出血。穿孔时突发右下腹剧痛，伴恶心、呕吐、冷汗、呼吸急促、脉搏加速、体温与血压下降，继而出现明显腹胀、腹部压痛、反跳痛、腹肌紧张等。

（3）中毒性肝炎：发生率为 10% ~ 60%，常见于发病后 1 ~ 2 周。

（4）中毒性心肌炎：常见于发病后 2 ~ 3 周伴有严重毒血症的患者。

（三）治疗原则

1. 一般治疗　隔离与休息、护理与饮食。

2. 对症处理　高热者物理降温；烦躁不安者给予镇静药；便秘者灌肠，禁用泻药。

3. 病原治疗　应根据具体情况选用适当抗生素。以前将氯霉素作为首选药，目前已将喹诺酮类药物作为首选药。

（四）预防措施

1. 管理传染源　及时发现、早期诊断、隔离并治疗患者和带菌者，隔离期应自发病日起至临床症状完全消失、体温恢复正常后 15 d 为止，或停药后连续大便培养 2 次（每周 1 次）阴性方可出院。对带菌者应彻底治疗。连续大便培养 4 次阴性者可恢复与食品、儿童有关的工作。

2. 切断传播途径　搞好"三管一灭"（管水、管饮食、管粪便，消灭苍蝇），做到饭前便后洗手，不进食生水和不洁食物。

3. 保护易感人群　流行区内的易感人群可接种伤寒菌苗。目前使用的有伤寒，副伤寒甲、乙三联菌苗，用伤寒杆菌变异株制成的口服活菌苗等，可根据条件选用。

二、副伤寒

副伤寒包括分别由甲型副伤寒杆菌、乙型副伤寒杆菌、丙型副伤寒杆菌感染引起的副伤寒甲、乙、丙 3 种，其发病原因、流行环节、临床表现、治疗及预防等与伤寒基本相同。我国成年人的副伤寒以副伤寒甲为主，小儿副伤寒以副伤寒乙常见。副伤寒甲和副伤寒乙病情较轻，病程较短。副伤寒丙病情可轻可重，比较复杂。

副伤寒甲和副伤寒乙潜伏期为 2 ~ 15 d，平均 8 ~ 10 d，肠道病变表浅，肠出血或穿孔少见，常见症状是腹泻、腹痛、呕吐等急性胃肠炎症状。发热可为弛张热。皮疹出现早、较多、较大、颜色深。副伤寒丙以败血症为主，其次为伤寒型或胃肠型。

炭 疽

一、疾病概述

炭疽是由炭疽芽孢杆菌引起的动物源性传染病，属于自然疫源性疾病，为乙类传染性疾病，主要发生在牛、羊、马等草食性动物，人通过摄食或接触患炭疽病的动物及畜产品而感染，可引起多个系统的病变，以皮肤炭疽最为常见，肺炭疽、肠炭疽病死率较高。

（一）病原学

炭疽芽孢杆菌是第一个被发现的病原菌，是最大的革兰氏染色阳性杆菌，长为 5 ~ 10 μm，宽为 1 ~ 3 μm，两端平截，新鲜标本中呈单个或短链状，人工培养后呈链状或竹节状排列，无鞭毛，动物体内或含血清培养基中可形成荚膜，芽孢位于菌体中央，需氧或兼性厌氧菌，最适生长温度为 30 ~ 35℃，在普通培养基上形成灰白色粗糙型菌落，在血琼脂平板培养基上生长不发生溶血现象，在肉汤培养基中呈絮状沉淀生长，可液化明胶。该菌具有荚膜抗原、菌体抗原、芽孢抗原和保护性抗原 4 种抗原，荚膜抗原参与炭疽芽孢杆菌侵袭力的构成；菌体抗原与毒力无关，具有种特异性，可引起 Ascoli 热沉淀反应，对炭疽芽孢杆菌病原的流行病学调查有重要意义；芽孢抗原有免疫原性及血清学诊断价值；保护性抗原与致死因子、水肿因子共同组成炭疽毒素，是炭疽芽孢杆菌的致病物质之一。炭疽芽孢杆菌抵抗力极强，在干燥土壤或皮毛中以芽孢的形式存在，可存活数年至数十年，牧场一旦被污染，传染性可持续数十年，对热、干燥、辐射、化学消毒剂均具有很强的抵抗力，对碘及氧化剂较敏感，1：2500 碘液 10 min、0.5% 过氧乙酸 10 min、4% 甲醛液 15 min、3% 过氧化氢 1 h 均可杀灭。炭疽芽孢杆菌对青霉素、红霉素、氯霉素等均敏感。

（二）流行病学

1. 传染源　主要是食草类病畜如患病的牛、马、羊、骆驼等，其次是肉食动物病畜如患病的猪、狗、狼等，人传人极少见，故炭疽患者作为传染源意义不大。

2. 传播途径

（1）接触传播：是人感染炭疽芽孢杆菌的主要途径，常因肢体直接触病畜或患者、污染的畜产品、土壤及用具感染。

（2）呼吸道传播：经呼吸道吸入附着于皮毛上的炭疽芽孢形成的气溶胶，导致吸入性肺炭疽的发病。

（3）消化道传播：因摄食未煮熟且被炭疽芽孢杆菌污染病畜的肉类、饮入被污染的水或牛奶而患病，因同食被污染的食物，常表现为家族聚集性发病。

（4）其他途径传播：昆虫叮咬，如牛虻等吸血昆虫叮咬病畜后再叮咬人类，亦可能传播炭疽，但较少见。

3. 易感人群　人群普遍易感，感染炭疽后保护性抗原刺激机体，产生保护性抗体并增强机体吞噬细胞的吞噬能力，使机体获得持久免疫能力。

多见于高原牧区，呈地方性散发流行，全年均有发病，7～9月高发，吸入型多见于冬、春季。

二、诊断要点

炭疽芽孢杆菌的主要致病物质是由质粒DNA编码的荚膜和炭疽毒素，荚膜有抗吞噬作用，有利于细菌在宿主组织内繁殖扩散，炭疽毒素是造成感染者发病和死亡的主要原因，毒性作用直接损伤微血管内皮细胞，增加血管通透性而形成水肿，可抑制麻痹呼吸中枢而引起呼吸衰竭死亡。

1. 皮肤炭疽　是人类炭疽病最常见的感染类型，占病例的95%以上，多见于手、足、面、颈等裸露皮肤的部位，人因接触患病动物或受染毛皮而引起皮肤炭疽，细菌由颜面、四肢等皮肤小伤口侵入，经1天左右局部出现斑疹或丘疹发展为疱疹，继而形成水疱，进一步发展出现坏死和黑色焦痂，伴随轻微瘙痒感，无脓肿形成，故名炭疽。同时，还可出现发热、头痛、关节痛、全身不适、局部淋巴结肿大和脾大等中毒症状和体征。

2. 肠炭疽　食入未煮熟的病畜肉类、奶或被污染食物引起肠炭疽，潜伏期为12～18 h，突然出现恶心、呕吐、腹胀、腹痛、腹泻等消化道症状，治疗不及时病情可进一步发展，表现为全身中毒症状，出现毒血症、败血症和感染性休克，病死率高但少见。

3. 肺炭疽　多为原发性，少见，因吸入含有大量炭疽芽孢的气溶胶而发生肺炭疽，急性发病，早期出现低热、疲劳，病情进展出现胸闷、胸痛、咳嗽、痰中带血，重症患者出现呼吸窘迫、气急喘鸣、发绀、血样痰甚至伴有胸腔积液，最终因感染性休克、呼吸和循环衰竭而死亡。

上述三型均可并发败血症，偶见引起炭疽性脑膜炎，死亡率极高。

三、治疗原则

单纯皮肤炭疽经及时正确治疗病死率仅为 1%，肠炭疽、肺炭疽病死率较高，可达 90% 以上，出现炭疽性败血症或炭疽性脑膜炎病死率可达 100%，故针对炭疽病的防治重在预防、早发现、早治疗。预防的重点应放在控制家畜感染和牧场的污染，严格管理畜牧产品的检验检验，病畜应严格隔离或处死深埋，严禁剥皮或煮食死畜，严格焚毁或深埋于撒布有漂白粉或生石灰的深坑内，患者污染的物品严格煮沸或高压蒸汽或 20% 漂白粉浸泡消毒灭菌，针对疫区牧民、屠宰人员、兽医、毛纺工人等易感人群进行特异性预防，给予皮上划痕接种炭疽减毒活疫苗，每年 1 次。

四、预防措施

人炭疽的治疗原则是严密隔离、对症支持和积极抗菌。皮肤病灶局部可用 1∶2000 高锰酸钾溶液洗涤，嘱患者勿抓挠挤压病灶以避免出现播散性感染，抗菌治疗是控制病情的关键，首选青霉素 G，重症患者可合用林可霉素、亚胺培南、克林霉素、阿奇霉素、万古霉素等，早期可给予大剂量抗毒素以中和炭疽毒素。

流行性感冒

一、疾病概述

（一）病原学

人流行性感冒病毒是引起人流行性感冒（流感）的病原体，是一种对人体细胞表面的黏蛋白有亲和性的包膜病毒，属于正黏病毒科，电子显微镜下多呈现球形（初次分离的病毒中可见丝状或杆状），直径为 80 ～ 120 nm。

1. 包膜　是病毒最外侧的一层结构，由基质蛋白、脂质双层和外层的糖蛋白组成，基质蛋白主要参与病毒的复制、装配、出芽释放和固有形态结构维持。人流感病毒根据基质蛋白抗原结构的不同，分为甲（A）、乙（B）和丙（B）三型。血凝素（HA）和神经氨酸酶（NA）是人流感病毒包膜上的 2 种多聚体糖蛋白，刺突样结构，以疏水末端插入脂质双层中，甲型人流行性感冒病毒的 HA 和 NA 结构多不稳定，容易发生变异，多次引起世界范围内的大流行，也是划分甲型人流感病毒亚型的主要依据，甲型人流感病毒 HA 可分为 16 个亚型（H1 ～ H16），NA 可分为 9 个亚型（N1 ～ N9），引发人类感染甲型流感主要与 H1、H2、H3 和 N1、N2 亚型有关。

（1）血凝素：是一种糖蛋白三聚体，必须在蛋白水解酶的裂解作用下才能与宿主细胞表面的黏蛋白结合发挥感染性，参与病毒包膜与宿主细胞膜融合释放病毒核衣壳进入宿主细胞质内，可刺激机体产生特异性保护抗体中和病毒抑制感染性和红细胞凝集的发生。

（2）神经氨酸酶：是一种糖蛋白四聚体，通过水解宿主细胞膜表面N-乙酰神经氨酸分子以裂解宿主细胞细胞膜从而释放出成熟的病毒体颗粒，并向周围组织扩散；NA可刺激机体产生特异性抗体，该抗体可以抑制病毒的释放与扩散，但不能中和病毒的感染性。

人流感病毒容易发生变异，抗原性变异是主要的变异形式，HA和NA是主要的抗原变异成分，抗原性变异的主要方式是抗原转换和抗原漂移。

抗原漂移是亚型内发生的变异，通常由于基因点突变或人群免疫力选择性降低引起，变异幅度小或连续变异，属于量变，具有累积作用，发生流行的频率较高，流行规模较小。

抗原转换是一种或两种抗原发生大幅度的变异，或者由于两种或两种以上流感病毒感染同一宿主细胞时发生基因重组，而形成与前次流行株抗原结构不同的新亚型，如H1N1转变为H2N2，常见于甲型流感病毒；乙型和丙型流感病毒抗原性比较稳定，抗原转换常会导致强毒株的产生而引发大流行的发生，但发生过程缓慢，发生频率较低。

2. 核衣壳　位于病毒体的核心，呈螺旋对称，无感染性。由病毒基因组、RNA依赖的RNA聚合酶复合体（PB1、PB2和PA），以及覆盖表面的NP共同组成，即病毒的核糖核蛋白（NP）。其中，NP是主要的结构蛋白，抗原结构稳定，很少发生变异，与M蛋白共同决定病毒的型特异性，但不能诱导中和抗体产生。在流感病毒复制过程中，RNP可以经主动转运进入细胞核，启动病毒基因组的转录与复制。

（二）流行病学

1. 传染源　传染源主要是流感患者和隐性感染者，感染动物可作为重要的传播宿主。

2. 传播途径　主要通过呼吸道经飞沫、气溶胶传播，直接的皮肤接触或接触污染的物品也可引起传播。

3. 易感人群　人群对流感病毒普遍易感，感染后有一定免疫力，但亚型之间无交叉免疫，故可发生反复感染。

4. 流行特征　甲型流感病毒除感染人以外，还可以感染禽、猪、马等动物，乙型流感病毒可以感染人和猪，丙型流感病毒只能感染人类。流行性感冒发病率高，病死率低，死亡病例多见于伴有细菌性感染等并发症的婴幼儿、老人等；多呈现季节性流行，高原地区以冬春季为主。

二、诊断要点

病毒感染呼吸道上皮细胞后，可迅速产生子代病毒并扩散和感染邻近细胞，引起广泛的细胞空泡变性，潜伏期为 1 ~ 4 d，患者出现畏寒、头痛、发热、浑身酸痛、鼻塞、流涕、咳嗽等症状，部分患者出现食欲下降、腹泻等胃肠道症状，急性热面容，面颊潮红，眼结膜、咽部充血，肺部呼吸音粗，或可闻及干啰音，症状出现后的 1 ~ 2 d 内，病毒随分泌物大量排出，以后迅速减少，病毒在上呼吸道存在的时间与年龄有关，成人一般为 3 ~ 5 d，儿童可持续到 14 d。感染发生的第 5 d 开始，呼吸道上皮细胞开始再生，约 2 周后可恢复正常。少数发生在婴幼儿、老年人、孕妇、慢性心肺疾病患者，核免疫功能低下者流感病毒感染可引起流感病毒性肺炎，病死率可达 50%，多因呼吸及循环衰竭而死亡。

三、治疗原则

以对症治疗、抗病毒治疗、预防继发细菌感染为主。对症给予解热、镇痛、止咳、祛痰及支持治疗，并嘱患者适当锻炼，注意休息、多饮水；抗病毒给予金刚烷胺或甲基金刚烷胺以抑制甲型流感的穿入及脱壳过程，缩短发热时间，减轻临床症状，给予奥司他韦选择性抑制甲型流感病毒神经氨酸酶的活性，广谱抗病毒药物如利巴韦林、干扰素及中草药已在临床应用；预防继发性细菌感染可根据细菌培养和药物敏感试验结果合理使用抗菌药物。

四、预防措施

流行期间避免到人群聚集的公共场所，通风换气与环境消毒在一定程度上可以预防流感的发生，疫苗接种是预防流感病毒感染的基本措施，目前使用的流感疫苗有全病毒灭活疫苗、裂解疫苗和亚单位疫苗，分别含有甲1亚型、甲3亚型和乙型3种流感病毒的灭活病毒颗粒或抗原成分，流感流行前的秋季进行皮下接种，间隔6～8周再加强注射1次，适宜于老年人、儿童、免疫低下等易感人群，对鸡蛋过敏者禁忌使用该类疫苗。

（高　翔　陈虹汝）

第六章

高原常见寄生虫病防治

猪带绦虫病

一、疾病概要

猪带绦虫病是由猪带绦虫成虫寄生于人体小肠引起的一种寄生虫病。猪带绦虫也称链状带绦虫、有钩绦虫或猪肉绦虫。成虫呈扁平带状，前端较细，向后渐扁阔，乳白色，略透明，长2～4 m，由头节、颈部和连体三部分组成。头节近圆球状，头节除有四个吸盘外顶端有顶突，其上有25～50个小钩，排成内外两圈。颈部纤细；链体由700～1000个节片组成。链体末端节片称为妊娠节片（又称孕节），子宫分支数较少，7～13支，呈树枝状分布，子宫内充满虫卵。孕节常单节或几节连在一起从链体脱落，排便时孕节可破裂使虫卵散出，孕节与虫卵随粪便排出。

猪因吞食孕节或虫卵而感染。虫卵在猪小肠孵出六钩蚴钻入肠壁，随血或淋巴循环播散到猪体各处，经2～3个月发育成囊尾蚴。人因食用生的或半生的含活囊尾蚴的猪肉感染，囊尾蚴在小肠内头节翻出吸附在小肠黏膜上，自颈部生长出节片，2～3个月后发育为成虫。成虫利用体表的微毛擦伤宿主肠黏膜细胞夺取营养，头节吸附在肠黏膜引起机械性损伤。脱落的孕节通过回盲肠时刺激局部组织，引起黏膜损伤及炎症。

二、诊断要点

1. 临床表现　寄生于人体成虫一般为 1 条。多数患者一般无显著症状，粪便中发现白色会动的节片是多数患者主诉和就医的原因。少数患者可出现腹部不适、腹泻、腹痛、消化不良、腹胀、消瘦等消化道症状，以及头痛、头晕、失眠等神经系统症状。成虫偶可穿过肠壁导致肠穿孔，并发腹膜炎，或因成虫缠绕成团导致肠梗阻。此外，国内曾有猪带绦虫成虫异位寄生于大腿皮下、甲状腺的罕见病例报道。

2. 实验室检查　询问是否有食"豆肉猪"或"米猪肉"史。

（1）对自带脱落节片就诊者，可将节片平置于两张载玻片之间，轻压后在显微镜下观察子宫侧支数确定虫种。

（2）检查粪便内成虫链体或头节：服驱虫药后收集粪便，查找成虫链体。成虫链体呈乳白色，扁平带状，分节，常断成几段。发现头节后，用眼科镊子轻挑于载玻片上，加生理盐水 1 ~ 2 滴（50 ~ 100 μl），低倍镜下观察。猪带绦虫头节细小，近似球形，直径约 1 mm，有突出的顶突，其上排列两圈小钩，有 4 个深陷的吸盘。

（3）对粪便可用直接涂片法、饱和盐水浮聚法、改良加藤厚涂片法、自然沉淀法检查虫卵，采用肛门拭子法也可查到虫卵。

猪带绦虫由于易自体感染并发囊尾蚴病，造成严重后果。因此，一旦确诊，应立即驱虫。

三、治疗

（一）治疗原则

由于猪带绦虫的寄生常可导致囊尾蚴病，一经确诊，应尽早并彻底驱虫治疗。猪带绦虫成虫寄居于小肠，驱虫药物在小肠与虫体接触麻醉或破坏虫体。因此，建议驱虫前一晚禁食或稍进流食，清晨空腹服药，以便药物能与虫体更好接触。服药后加服泻药并多喝水，加快虫体从体内排出。

无论选用哪种治疗药物，驱虫后都应留取 24 h 全部粪便，淘洗检查头节，以头节是否排出作为疗效考核依据。若未获得头节，应继续随访，3 个月后复查，无虫卵和孕节可视为治愈。检获的虫体应做无害化处理，避免造成人和动物的再次感染。

（二）基本用药

1. 南瓜子、槟榔合剂　两者联用有协同增效作用，疗效高，副作用小。服法：清晨空腹服南瓜子粉 60 ~ 80 g，2 h 后服 60 ~ 80 g 槟榔煎剂（槟榔片 60 ~ 80 g 置于非金属容器内，加水 500 ml 煎至 100 ~ 200 ml。槟榔所含有效成分槟榔碱可与金属离子结合降低药效，故煎煮容器不宜使用金属制品）。半小时后服 20 ~ 30 g 的硫酸镁制成 50% 硫酸镁溶液。

2. 鹤草酚　仙鹤草根芽（俗称狼牙草）提取物制成的鹤草酚胶囊，清晨空腹顿服 8 ~ 10 粒。

3. 吡喹酮　按 5 ~ 10 mg/kg 剂量，1 次顿服。

4. 甲苯达唑　成人按每次 300 mg 剂量，每天 2 次，连服 3 日。

四、预防

1. 治疗患者　对猪带绦虫患者应及时药物治疗，不仅可以减少传染源，又可预防自体内或体外感染引起的囊尾蚴病。

2. 加强粪便管理　不随地大便，修建符合卫生要求的厕所，粪便肥田之前应发酵做无害化处理。

3. 改进动物饲养方法　提倡猪圈养，并且猪圈与厕所分离，使猪不能接触到人的粪便。

4. 加强肉类检疫　发现含有囊尾蚴的猪肉应立即销毁处理，严禁上市销售。

5. 做好卫生宣传教育　注意个人卫生和饮食卫生，饭前便后洗手，不生食或半生食猪肉，生、熟食的刀具和砧板分开使用。

猪囊尾蚴病

一、疾病概要

猪囊尾蚴病俗称囊虫病，是猪带绦虫成虫的幼虫囊尾蚴寄生于人体各组织引起的疾病。猪带绦虫的成虫寄生人体时，使人患绦虫病。误食绦虫患者的虫卵或绦虫患者自体感染后，虫卵进入消化道，在小肠消化液的作用下虫卵孵化出六钩蚴，六钩蚴穿过肠壁进入血管，随血流散布于全身各组织，经2～3个月发育成囊尾蚴。囊尾蚴病的危害程度远大于成虫的危害。囊尾蚴病和猪带绦虫病可单独发生，也可同时存在。

囊尾蚴病是我国北方主要的人畜共患的寄生虫病之一，在国内普遍分布，散发病例见于全国29个省份，在青海省主要分布于海东农业地区，感染者中以青壮年和男性为主。猪囊尾蚴病的流行多与猪带绦虫病分布一致，调查发现凡是猪带绦虫病发病率高的地方，猪体的囊尾蚴和人体囊尾蚴感染率亦高，三者呈平行消长趋势。

囊尾蚴病的临床表现和病理变化因囊尾蚴的寄生部位、寄生虫体的数量、虫体的死活、寄生部位的反应程度各不相同。临床上根据囊尾蚴的寄生部位将囊尾蚴病分为皮肌型（皮下和肌肉组织）囊尾蚴病、眼型囊尾蚴病、脑型囊尾蚴病三大类。其中以脑型囊尾蚴病最严重，囊尾蚴多寄生于大脑皮质，是临床上癫痫发作的病理基础。

二、诊断要点

1. 临床表现　由于囊尾蚴寄生部位、寄生数量、寄生时间、组织器官内虫体是否存活等情况的不同，以及宿主个体反应性的差异，囊尾蚴病的临床表现各不相同，可从无症状到突发性猝死。

（1）皮下组织和肌肉型囊尾蚴病：囊尾蚴在皮下、浅表肌肉中寄生时，多呈直径为 0.5 ~ 1.5 cm 圆形或椭圆形结节。以手触及结节，硬似软骨，与周围组织无粘连，周围无炎症，无压痛，本皮色。以躯干、头部和大腿上端较多，数目由数个至数百个或更多，结节常分批出现，随时间推移结节变小变硬，也可逐渐自行消失。深部肌肉组织有较多囊尾蚴寄生时，可引起假性肌肥大，表现为局部肌肉肥大、发胀、酸痛无力。

（2）脑型囊尾蚴病：表现复杂，患者可终身无症状，或可极为严重，或引起猝死。临床以癫痫、头痛为最常见表现。根据临床表现脑型囊尾蚴病可分为以下五型。

1）癫痫型：占脑型囊尾蚴病的 70% 以上，囊尾蚴常寄生于大脑皮质运动中枢以癫痫反复发作为特征。约半数患者以单纯大发作为唯一的首发症状，多为 3 个月发作 1 次，发作后可出现一过性的偏瘫、失语、发作性幻视、单纯性局限性癫痫等。

2）颅内高压型：以急性发病或进行性加重的颅内压增高为特征，由囊尾蚴寄生导致脑脊液循环障碍，或脑组织水肿、血管变性引起。主要临床表现有头痛、恶心、呕吐、视盘水肿、视力减退、耳鸣、记忆力减退等。少数患者在头位改变时突然出现剧烈眩晕、呕吐、呼吸循环功能障碍和意识障碍。

3）精神障碍型：该型多因大脑半球内有密集的囊尾蚴寄生，引起广泛脑组织破坏致后期脑皮质萎缩。起病时以精神异常为首发症状者列为该种类型。记忆障碍是患者较为常见的症状，患者想不起不久前发生的事情。患者还会出现精神疲惫、言语和动作迟缓、思维和判断力障碍，以及神经衰弱、精神抑郁等症状。

4）脑膜脑炎型：囊尾蚴寄生于脑底部，引起以急性或亚急性脑膜刺激为特点的脑膜炎。临床出现恶心、呕吐、颈部强直、克氏征阳性等症状。

5）运动障碍型：囊尾蚴寄生于小脑或第四脑室所致。患者可出现肌张力增高、肌反射亢进、步态蹒跚、眼球震颤等症状。

（3）眼型囊尾蚴病：囊尾蚴在眼的寄生部位、感染的程度、寄生时间、是否存活以及人体的反应不同，其临床表现也各不相同。眼囊尾蚴病多为单眼感染，可寄生于眼的任何部位，多寄生于眼球的深部，常寄生在玻璃体和视网膜下。位于玻璃体者可自觉眼前有黑影飘动，眼底镜检查时可见虫体蠕动。囊尾蚴在眼内存活时患者尚可耐受，一旦虫体死亡崩解物产生强烈的刺激，可导致葡萄膜炎、视网膜、脉络膜的炎症，脓性全眼球炎，玻璃体浑浊等，或并发白内障、青光眼，终致眼球萎缩失明。

（4）其他部位囊尾蚴病：囊尾蚴寄生于椎管内者由于脊髓受压迫而发生截瘫、感觉障碍、大小便失禁或尿潴留等。寄生于心脏、舌、口腔黏膜下、声带以及膈肌、肝、肺等器官时，引起相应的功能障碍。

2. 实验室检查　如在皮下触摸到黄豆粒大小圆形或椭圆形有弹性硬的结节者，尤其是有绦虫病史并伴皮下结节者；或在有生食、半生食猪肉习惯的区域，出现的不明原因的癫痫发作者；应考虑囊尾蚴病的感染。常用的诊断方法有：

（1）病原学检查

1）压片法：可手术摘取皮下肌肉囊尾蚴结节，取出内囊，抽出囊液后置于两载玻片之间，轻轻压平，低倍镜下检查有无头节，囊尾蚴头节的结构与成虫头节相同，近似球形，具有被内外两圈小钩围绕的顶突和 4 个内陷的吸盘。

2）囊尾蚴孵化检查：手术摘除结节，轻提远离头节端外囊，剪一小口，剥离内囊，置于 50% 的猪胆汁生理盐水中，于 37℃ 温箱中孵化，若为活的囊尾蚴，10 ~ 60 min 可见头节伸出。此方法可检查囊尾蚴的存活情况。孵化 12 h 若无头节伸出，可在显微镜下观察其结构。

3）病理组织学检查：手术摘除的结节用 10% 甲醛液固定，然后经冲洗、用浓度递增的乙醇脱水、石蜡包埋，切片机连续切片，厚度 7 ~ 10 μm。切片用二甲苯脱蜡，苏木素—伊红染色，显微镜下观察头节的结构。

（2）免疫学检查：免疫学检查包括抗体检测、抗原检测、免疫复合物检测。抗体检测能反应受检者是否感染或是否曾感染过囊尾蚴，不能证明是现症感染和了解感染的虫荷。抗原检测可区分是否为现症感染，并了解感染的虫荷，可作为鉴别虫体死活和疗效考核依据。

血清是囊尾蚴病免疫学诊断中最常用的材料，脑脊液测抗原、抗体特别是对疑似病例的诊断有重要意义，建议脑脊液和血清同时检测。目前，常用的检测方法有间接血凝试验、免疫荧光试验、固相放射免疫测定、酶联免疫吸附试验（ELISA）、斑点酶联免疫吸附试验等。其中酶联免疫吸附试验和斑点酶联免疫吸附试验在临床应用最为广泛，对深部组织中的囊尾蚴病具有重要的辅助诊断价值。无论何种免疫学检查均可出现假阳性和假阴性，故阴性结果也不能完全排除囊尾蚴病。

（3）影像学检查：对于脑部组织的囊尾蚴可用 B 超、X 线、CT、颅脑核磁共振（MRI）检查。眼型囊尾蚴病可做眼底镜检查。

1）诊断标准：具备下列三项中的两项者可以诊断为脑猪囊尾蚴病。

①有局灶或弥散的脑症状和体征，如头痛、癫痫发作、颅内压增高、精神症状者，并排除了其他原因所造成的脑损伤。②脑脊液囊虫免疫学试验阳性。③头部 CT、MRI 显示有典型的囊虫改变。

如果仅具备上述第一项，则应具备下列三项中的两项：①病理检查证实皮下结节为猪囊尾蚴，或者眼内、肌肉内发现囊虫，或囊尾蚴血清免疫学试验阳性；②脑脊液淋巴细胞增多或蛋白含量增高，或找到嗜酸性粒细胞；③头颅 X 线平片显示多数典型的囊虫钙化影。

2）鉴别诊断

①皮肌型囊尾蚴病需与皮下脂肪瘤鉴别：皮肌型囊尾蚴病的皮下结节大小较均匀，直径为 1 ～ 2 cm，质较硬，无触痛，与周围组织不粘连，活动度大，边缘规则、界清，圆形或椭圆形。皮下脂肪瘤质软，大小不一，边缘不规则，呈扁圆形或分叶状，质软，有弹性，不与皮肤粘连，界限清。可通过彩超、病理及囊尾蚴免疫学试验鉴别。皮脂腺囊肿、纤维瘤等的鉴别方法同皮下脂肪瘤。

②脑脓肿：小脓肿型脑囊尾蚴病易被误诊为脑脓肿。脑脓肿患者可伴有邻近组织器官感染，如中耳炎、乳突炎等，也可有经血源性播散所致的其他部位的感染灶。患者发病急，体温高，占位效应明显，有定位体征；周围血象呈现白细胞增多，中性粒细胞比例增高，红细胞沉降率加快等；脑脊液多浑浊，蛋白和白细胞明显增高，影像学检查及免疫学试验有助于鉴别。

③脑结核瘤：是结核杆菌侵袭脑组织而引起的炎性病变，患者常同时伴有其他脏器的结核病灶，囊尾蚴免疫学试验阴性。脑结核瘤成熟前期即肉芽肿未形成前 CT 表现为低密度区且无占位表现；成熟期为圆形、类圆形或不规则等密度、稍高密度病灶，边界不清。结核干酪样坏死或结核性脓肿的 CT 表现为稍低、稍高等密度区，增强可见环形强化，一般比较薄，有规则或不规则水肿及占位表现。

④癫痫：脑囊尾蚴病所致癫痫属症状性癫痫的一种，需与原发性癫痫和其他继发性癫痫相区别。主要依据流行病学资料、影像学表现以及免疫学试验结果确定脑囊尾蚴是否存在进行鉴别诊断。

⑤其他寄生虫病：如脑型疟、脑棘球蚴病、脑型血吸虫病、弓形虫脑病、脑阿米巴病、脑型并殖吸虫病等，可根据流行病学史、影像学检查及免疫学试验等加以鉴别。

三、治疗

（一）治疗原则

原则上所有的囊尾蚴患者均应住院治疗。因囊尾蚴病患者均有潜在的脑囊尾蚴病的可能，治疗中可能出现较剧烈的副作用或脑部症状，严重者可发生脑疝，故应住院治疗。

如因自体感染形成的囊尾蚴感染，应先进行肠道驱虫治疗。

临床上癫痫频繁发作或颅内压增高者，治疗的同时应注意降低颅内压。必要时可外科施行临时性脑室引流减压术后方能进行药物治疗。

眼尾蚴病因活虫被杀死后引起的炎症反应会加重视力障碍，甚至失明，应采用手术方法治疗。

疑有囊尾蚴致脑室孔堵塞者，药物治疗时局部的炎症会加重脑室孔堵塞，故宜手术治疗。

有痴呆、幻觉和性格改变的晚期患者，疗效差，且易发生严重反应，主张用阿苯达唑治疗。

（二）基本用药

1. 阿苯达唑　目前为治疗囊尾蚴病的首选药物，显效率达85%以上。按 18 ~ 20 mg/（kg·d），2 次分服，疗程 10 d，脑型患者需 2 ~ 3 个疗程，每疗程间隔 14 ~ 21 d。治后囊尾蚴结节变硬缩小，囊液浑浊，继而消失，内囊塌陷，节毁形，小钩脱落最后残留纤维组织。服药后反应主要有头痛、低热，少数可有视力障碍、癫痫等。个别患者反应较重，可发生过敏性休克或脑疝，原有癫痫发作者尤应注意，也可加重脑水肿，此主要是虫体死亡后产生炎症脑水肿，引起颅内压增高以及过敏反应所致。不良反应多发生于服药后 2 ~ 7 d，持续 2 ~ 3 d。第二疗程的不良反应率明显少而轻。

2. 吡喹酮 系广谱的抗蠕虫药物，对囊尾蚴亦有良好的治疗作用。剂量为 40 ~ 60 mg/（kg·d），分 3 次口服，连续 3 d 总剂量 120 ~ 180 mg/kg，必要时 2 ~ 3 个月重复 1 疗程。服药后囊虫可出现肿胀、变性及坏死，导致囊虫周围脑组织的炎症反应及过敏反应，有的患者还可出现程度不等的脑水肿，脑脊液压力增高，严重者甚至发生颅内压增高危象。

3. 对症治疗 对有颅内压增高者，宜先每日静脉滴注 20% 甘露醇 250 ml，内加地塞米松 5 ~ 10 mg，连续 3 d 后再开始病原治疗。疗程中亦可常规应用地塞米松和甘露醇，以防止副作用的发生或加重。癫痫发作频繁者除上述处理外，可酌情选用地西泮（安定）、异戊巴比妥钠、苯妥英钠等药物。发生过敏性休克用 0.1% 肾上腺素 1 mg，小儿酌减，皮下注射，同时用氢化可的松 200 ~ 300 mg 加入葡萄糖中静脉滴注。

四、预防措施

与猪带绦虫病的预防相同。

牛带绦虫病

一、疾病概要

牛带绦虫病是由牛带绦虫成虫寄生人体小肠引起的一种肠绦虫病，又称牛肉绦虫病、肥胖带绦虫病。

成虫形态和生活史与猪带绦虫相似。成虫呈扁平带状，前端较细，向后渐扁阔，灰白色，略透明。长 4 ~ 8 m，由头节、颈部和连体三部分组成。头节近方形，头节有 4 个吸盘，无顶突及小钩。颈部纤细，链体由 1000 ~ 2000 个节片组成。链体末端节片称为妊娠节片（又称孕节），子宫分支数较多，每侧分支数 15 ~ 30 支，排列整齐，子宫内充满虫卵。孕节常单节或数节连在一起从链体脱落。排便时孕节可破裂，使虫卵散出。孕节与虫卵随粪便排出。

人为牛带绦虫唯一终宿主，牛带绦虫的幼虫——牛囊尾蚴寄生于牛体内，人因食用生的或半生的含活囊尾蚴的牛肉，囊尾蚴在小肠内头节翻出吸附在小肠黏膜上，自颈部生长出节片，2 ~ 3 个月后发育为成虫。成虫利用体表的微毛擦伤宿主肠黏膜细胞夺取营养，可引起维生素缺乏和贫血。头节的吸盘及整个虫体对肠黏膜的机械性刺激和虫体分泌物及代谢产物的毒性作用，可引起肠壁的炎症反应。脱落的孕节通过回盲瓣时，因受阻运动加强导致患者回盲部疼痛。

二、诊断要点

1. 临床表现　人感染牛带绦虫的条数一般为1条，多者7~8条，有资料报道最多的为31条。虫数多时虫体较小。患者的临床表现差异较大，轻度感染者一般无明显症状，重度感染者可有腹部不适、腹痛、腹泻、消化不良、体重减轻、贫血、嗜酸性粒细胞增高、头痛、头晕、失眠等症状。由于牛带绦虫的孕节中肌肉发达，在患者不排便时节片也可主动单个或两三个节片相连从肛门逸出，在肛门周围做短时间蠕动，并滑落到会阴或大腿部，患者感到肛门瘙痒不适。几乎100%患者有此症状。

人对牛带绦虫的虫卵具有天然免疫力，牛囊尾蚴一般不寄生于人体。因此，牛带绦虫不引起人的牛囊尾蚴病。

2. 实验室检查　询问病史是诊断牛带绦虫病最简单、最可靠直接的方法，可询问患者的食肉习惯及是否有食用含牛囊尾蚴牛肉史。节片可随大便排出体外，因此多数患者能自己发现会动的白色节片，成为最常见的就医主诉，有时甚至带节片来求医。

（1）节片检查：对发现的孕节检查时可将墨汁用注射器注入节片内，将节片夹在两张载玻片中，根据子宫分支数确定虫种。牛带绦虫子宫分支较整齐，单侧分支数为15~30支，支端多分叉，而猪带绦虫孕节子宫分支不整齐，每侧分支为7~13支。

（2）虫卵检查：由于节片活动能力较强，在通过肛门时节片可破裂，散布出虫卵，黏附在肛周皮肤，因此可用粪便直接涂片法、沉淀法、浮聚法等方法检查，但采用肛门拭子法、透明胶纸法的检出率更高。由于牛带绦虫和猪带绦虫虫卵光镜下形态相似，统称带绦虫卵。所以查到虫卵后不能作为具体某种绦虫病的确诊依据，只能确诊为绦虫病。

（3）驱虫检查：驱虫后检查，牛带绦虫虫体长 4 ~ 8 m，节片数可达 1000 ~ 2000 片，节片肥厚不透明。猪带绦虫虫体相对较短，虫体长 2 ~ 4 m，有节片 700 ~ 1000 片。节片较薄，略透明。

应检查头节或孕节确定虫种。牛带绦虫的头节略方形，直径为 1.5 ~ 2.0 mm，无顶突及小钩，猪带绦虫的头节呈球形，直径为 1 mm 左右，有顶突及小钩。此外，驱虫治疗后检查头节是否排出，还可作为驱虫疗效的考核依据。

三、治疗与基本用药

治疗原则、基本用药、转诊指征与猪带绦虫病相同。

四、预防措施

牛带绦虫病是一种人兽共患寄生虫病，也是一种食源性寄生虫病。在预防方面，除了做好积极治疗患者，加强环境治理，管理好粪便，改进动物饲养方法等综合防治外，还应强化卫生宣传教育工作。牛带绦虫病在青海省部分地区较为多发，其感染原因与饮食（食肉）习惯有关，部分地区的居民有食"开锅肉"和"风干肉"的习惯，这样极易将活的囊尾蚴食入而造成感染。因此，在绦虫病的多发区域应加强卫生宣教，改变饮食习惯，注意饮食卫生，加强肉类检疫。

蛔 虫 病

一、疾病概要

蛔虫病是由似蚓蛔线虫的幼虫和成虫寄生于人体所致的疾病。蛔虫的生活史包括虫卵在土壤中的发育和虫体在人体内发育两个阶段。蛔虫受精虫卵随粪便排出落入外界土壤中，在温暖（21～30℃）、潮湿、荫蔽、氧气充足的条件下，经3周左右受精卵内的卵细胞发育成幼虫，并在卵壳内完成第一次蜕皮发育成为对人体具有感染性的感染性虫卵。感染性蛔虫卵经口进入人体，在小肠孵出幼虫，孵出的幼虫侵入小肠黏膜和黏膜下层，进入肠壁下小静脉或淋巴管，通过门静脉系统到肝，再经右心到达肺部，幼虫穿过肺毛细血管进入肺泡，在此完成第二次、第三次蜕皮，然后沿支气管、气管逆行至咽部，随吞咽动作再次进入消化道，在小肠内完成第四次蜕皮后再经数周逐渐发育为成虫。

蛔虫对人体的致病阶段为幼虫移行期和成虫期。

1. 幼虫移行期　幼虫在人体内自侵入肠壁，经肝、肺，最后移至小肠内寄生的整个过程中，可在肠壁、肝、肺等脏器造成组织机械性损伤，破坏毛细血管引起局部出血。幼虫的新陈代谢产物及死亡幼虫还可引起变态反应，在肝、肺，幼虫周围可有嗜酸性粒细胞、中性粒细胞和巨噬细胞的浸润，最后在幼虫移行通道及其周围形成由组织细胞、上皮样细胞与多核巨细胞组成的肉芽肿。其中以幼虫在肺部引起的病变最为明显，可引起蛔蚴性肺炎。

2. 成虫期　①机械损伤。蛔虫在小肠内寄生，其唇齿咬附和虫体活动时损伤宿主的肠黏膜。②夺取营养与影响吸收。成虫以人体肠腔内半消化食物为食，不断夺取人体营养，而且由于成虫机械性损伤作用使肠黏膜受损，造成食物消化和吸收障碍，影响机体对蛋白质、脂肪、碳水化合物和维生素的吸收，尤其在营养差或感染重的儿童容易出现。③毒素作用和过敏反应。成虫代谢物、分泌物含有多种毒素，对人体产生毒性作用，蛔虫抗原是所有寄生虫源的变应原中最强有力的，它存在于蛔虫生活史的所有阶段。特别在人体发热、消化不良、肠道 pH 改变或驱虫不当等情况下，可刺激肠道蛔虫兴奋、促进毒素分泌，在肺部、皮肤、结膜和胃肠道引起 IgE 介导的过敏反应。④并发症：蛔虫有钻孔与异位寄生习性，寄生环境发生改变，如人体发热、进食辛辣饮食、麻醉以及不适当的驱虫治疗等，可引发致病性更为严重的并发症。

全世界 153 个国家有蛔虫病流行，约有 12.8 亿人感染蛔虫，约占世界人口的 22%。在国内，蛔虫病在各省、地区均有分布流行，首次全国人体寄生虫分布调查结果显示，青藏高原特殊温度带蛔虫感染率为 26.38%、中温带为 26.05% 和寒温带为 5.35%。

二、诊断要点

1. 临床表现　蛔虫引起的临床表现，其轻重程度与感染度、蛔虫的发育期、寄生部位和宿主自身的免疫状态有关。蛔虫病的临床表现主要为蛔蚴性肺炎、肠蛔虫病、蛔虫性中毒症和并发症 4 类。

（1）蛔蚴性肺炎：蛔虫幼虫在肺内移行时，有些患者可出现畏寒、发热、咳嗽、痰中带血、嗜酸性粒细胞增多、荨麻疹等症状，临床表现为过敏性肺炎。如短期误食大量感染性虫卵，则可引起蛔虫性哮喘症，主要症状为气喘、干咳和喉部异物感。多数病例1～2周内可自愈。个别重度感染者，幼虫可通过肺毛细血管、左心进入体循环，侵入甲状腺、淋巴结、胸腺、脾、脑和脊髓等处，引起相应的异位病变。

（2）肠蛔虫病：间歇性脐周疼痛或上腹部绞痛是肠蛔虫病的典型症状，其他症状和体征有腹胀、腹部触痛、消化不良、腹泻或便秘，以及食欲缺乏、恶心、呕吐等。严重感染时，蛔虫病患者可伴有营养不良，维生素缺乏，少年儿童甚至出现发育障碍。

（3）蛔虫性中毒症：通常表现为头痛、失眠、烦躁、磨牙等神经系统症状，也可出现低热、荨麻疹、哮喘、皮肤瘙痒、结膜炎等过敏症状。重者可引起蛔虫中毒性脑病，此病初期以消化道及神经系统症状为主，多伴有阵发性头痛、吐蛔史及排蛔虫史，起病急，绝大多数于阵发性腹痛开始，24 h内进入抽搐状态，甚至因中毒休克而死亡。

（4）并发症

1）胆道蛔虫症：系肠内蛔虫进入胆道所致。临床表现为突然发生阵发性上腹部钻顶样疼痛，辗转不安，面色苍白。疼痛向右肩、腰背或下腹部放射，间歇期如正常人，并伴有恶心、呕吐。体检腹部体征不明显，仅剑突下或稍偏右有局限性轻度压痛点，无腹肌紧张。如合并感染时，可出现寒战、高热，压痛范围大，并有肌紧张、反跳痛。并发胆囊炎时，可摸到肿大的胆囊。

2）蛔虫性肠梗阻：因大量虫体扭结成团堵塞肠管，可引起蛔虫性肠梗阻。有时蛔虫虽不多，也可因虫体机械性刺激或其所分泌的毒素使肠蠕动发生障碍而导致肠梗阻。临床表现为腹部阵发性绞痛，以脐周为甚，停止排气和排便。梗阻形成后，疼痛可逐渐加剧，持续数分钟，间歇短时间可再出现。多数病例在脐部右侧可触及软的、无痛的、可移动的团块或条索状物，常随肠管收缩而变硬。早期可有低热、白细胞增多，晚期可出现严重脱水或酸中毒，甚至休克。肠梗阻进一步可发展为绞窄性肠梗阻、肠扭转或肠套叠。

3）蛔虫性阑尾炎：蛔虫钻入阑尾可引起阑尾炎，其临床表现为突然发生阵发性腹部绞痛，而且发作时疼痛难忍，缓解时则安然如常，并有频繁呕吐，有时可吐出蛔虫。疼痛部位起初在全腹或脐周，以后即转移至右下腹部。蛔虫性阑尾炎早期症状重而体征较轻，仅在麦氏点附近有压痛，或在右下腹可触及有压痛的活动性条索状物。病程进展一般较快，多在8 h后局部出现不同程度的肌紧张，压痛和反跳痛明显，且穿孔发生较早，继发腹膜炎，重症者可迅速陷入感染性休克和衰竭状态。

4）蛔虫病肠穿孔：蛔虫可从病变或正常的肠壁钻孔，如十二指肠溃疡、肠梗阻、阑尾炎等病变处，或阑尾切除、胃切除后的缝合口处，或经梅克尔憩室进入腹腔，引起弥漫性或局限性腹膜炎。

5）肝蛔虫病：肝蛔虫病为蛔虫钻入肝所致。蛔虫可经胆道钻入肝。其临床表现为持续性右上腹痛，性质较胆道蛔虫症缓和，且病程越长，症状越轻，可造成病情好转的假象从而延误诊断和治疗。出现高热，一般体温持续在38℃以上，药物治疗效果不显著。出现肝大，多因右上腹肌紧张而不易触及。患者有恶心、呕吐、周期性呕血、便血或继腹痛之后发生呕血、便血等症状。

6）胰腺蛔虫病：胰腺蛔虫病是蛔虫钻入胰管引起梗阻感染所致。主要表现为上腹部出现阵发性剧痛，可放射至左肩背部和腰部，疼痛间歇时间较短。

7）气管和支气管蛔虫病：蛔虫可由肠道上窜食管经喉头钻入气管。

蛔虫窜入咽喉，因其出路受阻而在此扭曲，影响通气或刺激声门喉头痉挛，气管蛔虫病主要表现为突发性呼吸急促、呼吸困难、不规则，甚至呼吸停止。喉头有哮鸣音，严重者呈支气管哮喘持续状态。

8）其他异位蛔虫病：除上述外，蛔虫偶可侵入胸腔、肾、眼、耳、鼻、膀胱、尿道、输卵管、子宫以及皮肤、肌肉等处，造成异位寄生，引起相关部位器官和组织炎症、阻塞、坏死和穿孔。

2. 实验室检查

（1）病原学检查

1）痰液或支气管肺泡灌洗液检查：疑似蛔蚴性肺炎的患者可对其痰液或支气管肺泡灌洗液检查，若查到蛔虫幼虫，即可确诊。

2）粪便检查：可用直接涂片法、厚涂片法、饱和盐水浮聚法检查患者粪便，用任何一种方法查到蛔虫卵即可确诊。使用直接涂片时，一份粪样应涂片连检3次，以提高检出率。在厚涂片法中，受精蛔虫卵不论卵壳外是否有蛋白膜层，均可见其卵壳厚，呈双线层。未受精蛔虫卵在厚涂片法中形态变化较大，由于甘油的透明作用卵内所含屈光性颗粒消失，给辨认带来困难，易与其他虫卵相混淆。由于蛔虫卵（尤其是未受精蛔虫卵）在厚涂片法中发生形态变化，因此检查者应熟悉蛔虫卵常见形态和在厚涂片中形态变化特征，否则易造成漏检或误判。饱和盐水浮聚法对受精蛔虫卵检出率较高，但未受精蛔虫卵在饱和盐水中不易漂浮，常造成漏检。

若粪检阴性并不能确定体内不存在蛔虫寄生，如肠内仅有雄虫寄生或雌虫未达成熟产卵阶段，粪便就查不到虫卵。此外，患者吐出蛔虫或粪便中排出蛔虫，也可确诊。

（2）免疫学诊断：由于雌蛔虫每天排卵量大，通常用粪检方法即可获得病原学确诊，因此免疫学诊断在临床检查中少用。对于蛔虫早期感染而粪便内无虫卵的感染者和单性雄虫感染者，可用 IHA 以及 ELISA 等免疫学诊断方法。

（3）影像学诊断

1）X 线检查：大量蛔虫幼虫进入肺部时，或肠道蛔虫较多的患者，可借助 X 线检查。肺部蛔虫幼虫活动时，X 线可见肺门扩大，肺部有点状、絮状或片状阴影。蛔虫性肠梗阻可做腹部 X 线平片检查。在腹部 X 线平片上除小肠充气或有液平面以外，有时可以看到肠腔内成团的虫体阴影，肠梗阻液面上典型的气袋中可见散在的虫体。肠道内蛔虫使用钡剂检查，可显示与蛔虫形态相似的阴影。虫体呈现弯曲的线形透明区，周围为对比物，因虫体亦可摄取钡剂，当钡剂从宿主的该肠段通过后，可从蛔虫肠道很细的线性阴影来辨认。虫体多平行寄生于肠的两边，X 线呈现平行的线状阴影。

2）内镜逆行胰胆管造影检查：是诊断胆道和胰腺疾病的重要方法，当蛔虫钻入胆总管时，造影片上可见胆总管内显示条状透亮影。当蛔虫钻抵肝管或在胆总管内卷曲时，成二、三条相互重叠的透亮影。

3）超声检查胆道蛔虫症：超声检查表现为胆囊内蛔虫多呈弧形或蜷曲状。胆总管内具有两条平行的光带，此为蛔虫体壁及其中间的假体腔。胆道蛔虫症实时超声检查还可看见活蛔虫的活动。

4）十二指肠内窥镜检查：既可证实蛔虫阻塞，并可确定虫体的位置、数量，又可将虫体立即钳出，使患者的痛苦马上获得解决。

三、治疗

（一）治疗原则

1. 药物治疗宜采用联合用药，合理配伍。如甲苯达唑与小剂量左旋咪唑合并使用；阿苯达唑与小剂量噻嘧啶合并使用。不仅能提高驱虫效果，还可加速蛔虫排出，减少蛔虫受扰后吐蛔和并发症发生。

2. 流行严重地区可采用集体驱虫方法，集体驱虫可以大量消灭生活环境中的虫卵，并使每个接受治疗的人恢复健康，有更好的防治效果和意义。

3. 对个别如蛔虫性肠梗阻、胆道蛔虫病、蛔虫性阑尾炎、胰腺蛔虫病、蛔虫肠穿孔引起急腹症等危重病例，还需及时手术治疗。

（二）基本用药

1. 哌嗪 其作用机制可能是哌嗪引起蛔虫肌肉细胞膜的高度极化，阻断乙酰胆碱对蛔虫肌肉的兴奋作用，导致蛔虫肌肉麻痹，失去对宿主肠壁的附着能力，被正常的肠蠕动排出体外。哌嗪盐类制剂主要有枸橼酸盐（驱蛔灵）和磷酸盐等，驱蛔灵成人每日 2.5 ~ 3 g，睡前 1 次服，连服 2 日。儿童按每次 0.08 ~ 0.13 g/kg，1 日量不能超过 2.5 g，空腹或睡前服，连服 2 日。

哌嗪能引起神经症状，凡有长期肝、肾疾病，神经系统疾病，或有癫痫史者忌用。

2. 左旋咪唑 其作用机制可能是通过抑制琥珀酸脱氨酶的活性，阻断延胡索酸还原为琥珀酸、影响蛔虫肌肉的无氧代谢，作用于虫体的神经肌肉系统引起麻痹。左旋咪唑治疗蛔虫病的剂量为每次 1.5 ~ 2.5 mg/kg，上午空腹或睡前顿服。

副作用有恶心、呕吐、食欲减退、腹痛、头晕，但多数短时间后消失。不宜与亲脂性药物同服。有过敏史、神经系统疾病、肝、肾功能减退者以及早期妊娠孕妇，应慎用或不用此药。

3. 甲苯达唑 其作用机制可引起虫体肠细胞浆中微管变性，使高尔基体内分泌颗粒积聚，产生运输堵塞，胞质溶解，吸收细胞完全变性，从而阻断虫体对营养的吸收，导致虫体能量耗竭而死亡。治疗蛔虫病剂量为每次100 mg，每日2次，连服3日。

因本药口服后吸收差，以及治疗疗程短，故不良反应轻微。少数患者服药后有胃部刺激症状，如恶心、呕吐、腹部不适、腹痛、腹泻等，或可发生头晕、乏力、皮疹等症状，但均可自行恢复正常。有神经系统疾病或癫痫史、过敏史的患者以及孕妇禁用，肝、肾功能不全者应慎用，2岁以下儿童亦不宜使用。

4. 阿苯达唑 其作用机制是药物在体内迅速代谢成亚砜与砜，抑制延胡索酸还原酶系统，阻碍ATP的生成，抑制虫体对葡萄糖原的吸收，导致虫体糖原耗竭，致使寄生虫无法生存。本药还能杀灭或部分杀灭虫卵和幼虫，对多种寄生虫均有高度活性，对土源性寄生虫感染的防治效果较好。治疗蛔虫病剂量为400 mg，顿服，连服3日；7岁以下儿童剂量减半。

本药口服从肠道吸收差，故不良反应轻微。少数患者服药后有头晕、头痛、恶心、呕吐、腹泻、乏力等现象，轻者数小时症状自行消失或可持续2～3天。有严重肝、肾、心功能不全，化脓性皮炎、神经系统疾病或癫痫史、药物过敏史者不宜使用，孕妇禁用。

5. 噻嘧啶 本药为一种去极化型神经肌肉阻滞剂，可引起显著而持久的烟碱样的活化作用，导致虫体细胞产生去极化及收缩性麻痹作用，不会引起虫体在肠道内骚动或转移，虫体随大便排出体外。常用剂量为每10 kg体重服1片（每片含基质100 mg）。

本药口服吸收较肠道吸收差，50%以上的药物以原形从粪便排出，故不良反应轻微且短暂。偶有患者出现腹痛、腹泻、恶心、呕吐等胃肠道症状，但一般很快消失。有肝、肾功能不全、动脉硬化、冠心病征象者慎用。

四、预防措施

1. 进行健康教育，养成良好的个人卫生习惯，饭前便后洗手，勤剪指甲，不随地大便，不饮生水，不生吃未洗净的蔬菜瓜果，提高居民预防蛔虫病的健康意识。

2. 消灭传染源，人是蛔虫病的唯一传播源，驱虫治疗尤其是开展集体驱虫，既保护个体健康，又可消除传染源。

3. 保护水源，改善饮水卫生条件，保证生活用水的清洁卫生，是预防蛔虫感染的重要一环。

4. 建立无害化厕所，粪便肥田应堆沤发酵，既可防病，又能保肥增效。

鞭 虫 病

一、疾病概要

鞭虫病是由毛首鞭形线虫（又称鞭虫）寄生在人体盲肠所致的寄生虫病，主要表现为腹痛、腹泻、贫血等症状。

鞭虫成虫主要寄生于人的盲肠内，严重感染时亦可寄生在结肠、直肠或回肠下段。雌雄虫体交配后，雌虫产卵并随粪便排出体外，受精虫卵在温暖、潮湿、荫蔽、氧气充足的条件下，经3～5周发育成为对人体具有感染性的感染性虫卵，感染性虫卵经口感染人体。在小肠靠近幼虫头端的盖塞破裂孵出后，侵入小肠黏膜内摄取营养，经8～10天发育后，离开小肠黏膜进入肠腔，再移行到盲肠发育为成虫。成虫以其纤细的前端钻入肠壁黏膜下层组织，后端则游离于肠腔内，可以排泄、交配和产卵。

鞭虫对人体的损害机制包括机械损伤和过敏反应。鞭虫成虫以其细长的前端插入肠黏膜，可深达黏膜下层，以人的血液和组织液为营养。由于虫体的机械损伤及其分泌物的刺激作用，可致局部肠壁组织充血、水肿或出血，严重感染者虫体头部附近的肠黏膜出现变性坏死。鞭虫轻度感染时人体症状不明显，重度感染时（超过800条），由于慢性失血可导致缺铁性贫血。鞭虫病所致贫血的原因：其一为鞭虫本身吸食血液，同时血液自损伤的上皮和黏膜固有层渗出；其二为鞭虫病患者并发痢疾或直肠脱垂，可引起大量出血，可导致严重贫血。

鞭虫病在国内广泛分布，于热带、亚热带地区感染率较高，青藏高原特殊温度带为 1.30%、中温带为 1.01% 和寒温带为 0.53%。

二、诊断要点

1. 临床表现　鞭虫病的临床表现严重程度与患者感染度、患者年龄及营养状况有关。

轻度感染一般无明显症状，重度感染一般出现食欲缺乏、恶心、呕吐、腹痛、腹泻、便秘、消瘦、乏力等症状。有的患者因对虫体分泌物过敏，出现荨麻疹、发热、头晕、头痛等症状。患者血象表现为嗜酸性粒细胞增多。严重感染者大多出现严重腹泻或者痢疾综合征。极重度感染者成虫附着于直肠黏膜，出现慢性痢疾，伴有腹痛和严重的里急后重，未经及时治疗的重度感染者会出现营养不良、贫血和杵状指。儿童还会出现发育迟缓、直肠脱垂等症状。

2. 实验室检查

（1）粪便检查虫卵：常用直接涂片法、改良加藤涂片法、饱和盐水浮聚法检查患者粪便，查到鞭虫卵即可确诊。因鞭虫卵较小，直接涂片法容易漏检，检查时应连检 3 次，以提高检出率。临床上，在直肠脱垂期检查直肠，或在鞭虫引起痢疾的患者粪便中也能检获虫体或虫卵。

（2）鞭虫病缺乏典型症状与临床表现，应用纤维结肠镜检查可直接检获成虫，提高检出率。结肠镜检查或胃镜检查比粪便检查虫卵更易确诊。

三、治疗

（一）治疗原则

一经确诊，应尽早进行药物彻底驱虫治疗。半空腹服药，以提高药效。驱虫服药 2 周后复查虫卵阴转率与虫卵减少率，进行疗效评估。

（二）基本用药

常用的驱鞭虫药物有奥克太尔、甲苯达唑、复方噻嘧啶、复方甲苯达唑和阿苯达唑。

1. 奥克太尔　又称间酚嘧啶或双羟萘酸间酚嘧啶，剂量为 20 mg/kg，每日 1 次，半空腹服用。本药不良反应轻微，少数人有一过性的服药反应，如轻微头晕、恶心、腹痛和腹部不适，但短期内能恢复正常。孕妇、心脏病患者忌用本药。

2. 甲苯达唑　治疗鞭虫轻度感染剂量为 100 mg，1 日 2 次，连服 3 日。中、重度感染者，需重复 1 个疗程。

3. 复方噻嘧啶和复方甲苯达唑联合用药治疗　分别用复方噻嘧啶、复方甲苯达唑 150 mg，1 日 2 次，总剂量为基质 600 mg，连服 2 日，复方联合用药治疗鞭虫感染有较高的疗效。

4. 阿苯达唑　治疗剂量为阿苯达唑每日 400 mg 顿服，连服 2 日。

四、预防措施

鞭虫病的防治原则和蛔虫病相同，应积极查治感染者和患者，控制传染源；同时加强健康教育，养成良好的个人卫生和饮食卫生习惯。还应改善环境卫生，保护饮用水的清洁，加强粪便无害化处理。

蛲虫病

一、疾病概要

蛲虫病是蠕形住肠线虫（俗称蛲虫）寄生人体回肠、盲肠和结肠等处，引起的一种肠道线虫病。蛲虫病在儿童尤其是集体生活的儿童中感染较多。

蛲虫生活史简单，不需要中间宿主，成虫寄生于人体回盲部，以盲肠、升结肠和回肠末端多见。雌雄交配后，雄虫大多死亡。妊娠雌虫于夜晚宿主睡眠后，肛门括约肌松弛时，从宿主肛门爬出，在肛门处和会阴部排出虫卵。产卵后多数雌虫死亡，少数可再返回肠道或进入阴道等处。肛门周围的虫卵约 6 h 即可发育为感染期虫卵，感染期虫卵通过污染手指、食物和衣被，或随空气尘埃进入人体消化道。虫卵在十二指肠孵化，幼虫沿小肠下行，途中经 2 次蜕皮，进入大肠后再蜕皮 1 次即发育为成虫。

蛲虫致病作用主要是雌蛲虫在肛周产卵时，由头端和尾端交替固着蠕动引起肛周皮肤等处的局部刺激，引起宿主肛周皮肤的瘙痒，此为蛲虫致病的主要作用。感染严重时，大量借助虫体前端唇瓣以及咽管球的收缩附着在肠黏膜上，造成肠黏膜损伤，引起局部组织炎症或微小溃疡。有些患者受虫体分泌的毒性物质的刺激，可引起消化功能紊乱。有时蛲虫可侵入肠壁及肠外组织异位寄生，引起所在组织或器官的炎症，或形成以虫体或虫卵为中心的肉芽肿。

蛲虫感染遍及全球，国内各省、地区均存在蛲虫感染。

二、诊断要点

1. 临床表现　蛲虫病的主要症状为雌虫夜间产卵引起肛门周围及会阴部皮肤奇痒和炎症，影响睡眠。患儿常有烦躁不安、夜惊、失眠、夜间磨牙、食欲减退、消瘦等症状。

蛲虫还异位寄生于其他组织和器官，引起异位蛲虫病。蛲虫性阑尾炎是蛲虫钻入阑尾后引起蛲虫性阑尾炎。临床表现以阵发性腹痛、右下腹压痛为主。蛲虫性泌尿生殖系统炎症是蛲虫进入泌尿生殖系统后，常会引起尿路继发性细菌感染而有尿频、尿急等膀胱刺激症状，多见于女性。

2. 实验室检查　病原学检查是蛲虫病诊断主要依据。

（1）拭子法检查虫卵：因蛲虫产卵于肛周皮肤，所以粪便检查虫卵的阳性率极低。蛲虫病诊断常用的拭子法有透明胶纸法和棉签拭子法2种。采用拭子法检查虫卵应在清晨解便前或洗澡前进行，若首次检查虫卵阴性，应连续检查2～3天。蛲虫卵检出率一般会随着检查次数的增多而提高。

（2）检获成虫：如发现患儿睡眠中用手抓搔肛门或会阴处，可在手电光的照射下观察肛门皱襞、会阴及衣裤等，检查有无白色线头状虫体。可取下虫体，装入盛有生理盐水的瓶中作鉴定，如是成虫则可确诊。有时从粪便中也可检获成虫作为确诊依据。

三、治疗

（一）治疗原则

蛲虫病的治疗主要采用药物治疗，蛲虫病的重点人群是集体生活的儿童。治疗时应重视集体驱虫和对患者密切接触者的同时驱虫。要在托儿所和幼儿园开展蛲虫病的防治工作。

（二）基本用药

治疗蛲虫病的主要药物有甲苯达唑、阿苯达唑、噻嘧啶、复方噻嘧啶、复方甲苯达唑等。

1. 甲苯达唑　100 mg，顿服（儿童可嚼服），每日 1～2 次，连服 3 日，疗效可达 100%。成人与 2 岁以上儿童剂量相同。

2. 阿苯达唑　成人顿服 400 mg，儿童顿服 100 mg 或 200 mg，疗效可达 90% 以上。如果采用间隔 2 周的两个疗程的疗法，则阴转率可达 100%。

3. 复方甲苯达唑　又称速效肠虫净，每片含甲苯达唑 100 mg、盐酸左旋咪唑 25 mg。1 片顿服，阴转率为 95.6%。

以上药物的副作用、禁忌证和注意事项同蛔虫病节内容所述。

四、预防措施

1. 及早发现和治疗患者，消灭传染源。

2. 加强健康教育。注意个人卫生，培养儿童养成饭前便后洗手，勤剪指甲，不吮吸手指等习惯。

3. 改善环境卫生。患者家庭和幼儿园要注意环境卫生，衣被常洗常晒，寝具、家具、玩具等要定期消毒处理。

肠阿米巴病

一、疾病概要

溶组织内阿米巴寄生人体可引起溶组织内阿米巴病。按感染部位不同可分为肠阿米巴病和肠外阿米巴病，肠外阿米巴病以阿米巴肝脓肿最为常见。

溶组织内阿米巴生活史有包囊、滋养体两个形态期。生活史的基本形式是包囊-滋养体-包囊。成熟的4核包囊为感染阶段，随食物或饮水经口进入人体，在小肠脱囊形成8个滋养体，然后下行至结肠。以伪足活动，在结肠黏膜表面或肠腔内以食物残余或细菌为营养，进行二分裂繁殖，滋养体下移到大肠形成包囊，随粪排出。此过程不致病。

有时滋养体可从肠腔侵入肠壁组织，转为致病过程。入侵多从抵抗力较低的结肠黏膜的腺体间上皮开始，入侵过程包括附着、接触后细胞溶解、吞噬和细胞内降解4个阶段。入侵后的阿米巴借其伪足活动及溶组织酶的作用，进一步破坏黏膜形成浅表溃疡。病变反应增生区可见淋巴样细胞聚集。滋养体在黏膜下二分裂繁殖，随病变继续发展，溃疡向深度扩展，形成典型的口小底大的烧瓶样溃疡，底部可达黏膜层、黏膜肌层、黏膜下层，严重时甚至可达肌层或穿破浆膜层。溃疡之间的组织大多完好，有的还可伴有继发性细菌感染。存在于脓肿腔边缘的滋养体可随粪便排出体外，迅速死亡；也可有小部分随血流进入肠系膜循环，经门静脉到达肝，引起肝阿米巴病。在肝的阿米巴可通过直接蔓延或通过血流移行至肺或其他组织器官，造成多发性肠外阿米巴病。

阿米巴感染分布全球各地，全世界约有 5 亿人被感染，每年死于阿米巴病并发症的约 11 万人。国内平均感染率为 0.95%。

二、诊断要点

1. 临床表现 肠阿米巴病是溶组织内阿米巴所致的结肠感染，按临床表现和病程可分为急性阿米巴痢疾、急性或亚急性肠阿米巴病、阿米巴慢性结肠炎、阿米巴瘤和阿米巴包囊携带者等。

（1）急性阿米巴痢疾：是典型的急性肠阿米巴病。潜伏期长短与感染包囊的数量有关，一般为数日至数周。通常起病突然，也可以一般的腹泻、腹痛开始。

急性阿米巴痢疾的症状包括腹痛、腹泻、里急后重和粪便异常。腹痛的部位和程度不一，多是从右下腹开始痉挛腹痛，然后扩展至整个结肠区，甚至到剧烈绞痛，最后急于大便而终止。有时肛门括约肌因疼痛性收缩而有便意，但常常无大便排出。有时腹痛常伴有下背部疼痛。大便次数每天 5～15 次，典型的痢疾便呈暗红色果酱样，有特殊腥臭，或是含有血的黏液状或液状大便，也可因大量水泻而脱水。全身症状多不明显，若起病后时间较长，可表现为乏力、消瘦甚至脱水。除儿童患者外，一般不发热，这是不同于细菌性痢疾的特征。体检时多数患者右下腹和乙状结肠区有触痛和肠痉挛。肝区叩诊和触诊时，肝大小正常，无疼痛。直肠指检时肠壶腹部空虚，但指套可染有血性黏液。

（2）急性暴发型肠阿米巴病：也称超急型或恶性型或中毒型肠阿米巴病。此类型十分罕见，但十分危重。多因严重感染、抵抗力差和合并其他感染所致。好发于过度劳累、营养不良、儿童或孕产妇，或同时患有其他寄生虫病或肠道细菌性疾病的患者。本病起病急，常以腹泻和发热开始，其主要临床表现为重症中毒感染和重症痢疾综合征：肛门括约肌失控而大便次数明显增多，可见大量恶臭的血性黏液便流出，并可伴有呕吐、脱水、虚脱、电解质紊乱。极少数病例也可因麻痹性肠梗阻而不出现痢疾症状。体检时可见腹部胀气、触痛，肝大疼痛。患者出现不可逆性休克、消化道大出血和继发转移的肝脓肿是常见的致死原因。本病的预后差。

（3）亚急性肠阿米巴病：也称急性轻型阿米巴结肠炎，临床表现为普通的腹泻和中等度腹痛，里急后重现象罕见。粪便常为含黏液的液状便，一般不呈血样，有时也可表现为腹泻与便秘交替进行。亚急性肠阿米巴病很容易治愈，如未经及时治疗，在一定条件下可发展为急性痢疾型阿米巴病。

（4）阿米巴慢性结肠炎：临床表现常为普通的慢性结肠炎，有持久的或阵发的腹痛，腹痛为局限性或弥漫性，有时可表现为类似胆囊病、溃疡病或阑尾炎样腹痛。肠道功能紊乱出现慢性腹泻、便急，常在早晨或餐后大便，或便秘，或便秘与腹泻交替进行。喝牛奶、吃面包和含淀粉食物后容易胀气，称为"激惹性结肠"。还有乏力、消瘦、纳差、恶心、消化不良、畏寒和自主神经功能紊乱的症状。腹部检查结肠区有触痛，盲肠和乙状结肠区尤为显著，有"两极性结肠炎"之称。直肠镜检查可见肠黏膜苍白，萎缩或正常。钡剂灌肠 X 线检查为非特异性结肠炎征象，肠段出现交替性的痉挛性狭窄和扩胀呈"重叠碟子状"。

（5）阿米巴瘤：是一种由溶组织内阿米巴所致的假性肿瘤，此类型罕见，主要表现为腹部肿块，一般无症状，有时可有触痛。放射学检查显示与结肠癌相似，常呈"苹果心样"影像，多位于盲肠和乙状结肠区。粪便寄生虫学检查一般阴性，而阿米巴血清学检查常阳性。用杀组织内阿米巴药治疗后肿块逐渐消退，有提示诊断的价值。结肠镜活检标本病理学检查：富含浆细胞、中性粒细胞、巨噬细胞和结缔组织的阿米巴肉芽肿，有时经特殊染色还可找到阿米巴，易做出诊断。但有时还要注意阿米巴病和结肠癌同时存在的可能性。

（6）阿米巴包囊携带者：90% 以上的溶组织内阿米巴感染无症状。但在其粪便中可找到包囊。此类带虫者应十分重视，一方面有潜在致病的可能性，另一方面则是重要的传染源。

（7）肠阿米巴病的并发症

1）腹膜炎：腹膜炎是急性肠阿米巴病最常见的并发症，系肠道溃疡累及浆膜缓慢浸润所致，其临床症状出现较晚。急性暴发型所致的急性肠穿孔亦可引起腹膜炎。

2）肠穿孔：肠穿孔多见于重症阿米巴病，多为慢性穿孔。腹部 X 线检查腹腔游离气体可确诊。

3）肠出血：系溃疡侵蚀肠壁血管所致，肠出血较少见，一旦发生，则往往可因突然大出血而休克。

4）肠道狭窄梗阻：系溃疡瘢痕缩窄或阿米巴瘤所致，狭窄的部位可见于肛门、直肠和结肠。

5）阑尾炎：系阿米巴病波及阑尾所致，症状与普通阑尾炎相似。患者的肠阿米巴病病史或在粪中找到阿米巴有助于诊断。

2. 实验室检查

（1）病原学检查：新鲜粪便用生理盐水涂片镜检，可找滋养体和包囊。从黏液血性粪便中取材可见到淡绿色、有折光性、能活动的滋养体，在高倍镜下可见胞质内有吞噬的红细胞。包囊常用碘液染色，胞质染成黄色或淡褐色，核仁染成深褐色。为提高包囊的检出率可用浓集法，常用的浓集法为甲醛－乙醚或甲醛－乙酸乙酯法。浓缩后的材料可直接用湿涂片镜检，用碘液涂片检查可做出可靠的鉴定。滋养体检查不宜用浓集法，因其在浓集过程中可遭到破坏。初次粪检阴性不能排除阿米巴病，因包囊的排泄是间歇性的，应至少送检 3 次粪便标本。

粪便中检查阿米巴时应注意，粪便标本要及时送检，最多不能超过1 ~ 2 h，以免滋养体死亡液化；观察活动的滋养体需要一定的温度，故粪便标本不宜在冰箱冷藏，寒冷季节要注意标本的保温。排便前使用止泻药、抗酸剂或抗生素，或进行钡剂 X 线检查均可影响滋养体的检出。

（2）肠内镜和病理学检查：直肠镜或结肠镜检查可观察到急性肠阿米巴病有烧瓶样溃疡，其周围黏膜外表正常，或仅见充血、水肿等非特异性变化。在溃疡的边缘活检标本或刮出物，用伊红－苏木素（HE）染色，可找到组织中的滋养体。坏死组织中炎性细胞相对较少，也是病理学的特征。暴发型肠阿米巴病例忌作肠道内镜检查，否则有导致肠穿孔的危险。

（3）影像学检查：慢性肠阿米巴病时可见交替性的痉挛区和弛缓性扩胀区，呈"重叠碟子"状的影像。钡剂灌肠 X 线检查对诊断阿米巴瘤所致的腹部肿块有帮助。钡剂灌肠 X 线检查在急性痢疾时因有肠穿孔的危险。若有肠穿孔，可在腹部 X 片中见有游离气体。

（4）血清学检查：最常用的血清学方法有对流免疫电泳、凝胶扩散、间接血凝和酶联免疫试验。急性阿米巴痢疾的血清阳性率可达85%。抗体的滴度与疾病的严重性不相关，而与病程相关。近年由于阿米巴无菌培养法的建立和改进，为免疫试验提供了良好的抗原。用标准血清 ELISA方法可测知唾液中的特异性 IgA。用半乳糖黏附素致病特异性表位作表位ELISA 可达到近 100% 的敏感性和特异。用核苷酸探针或 PCR 技术，可区分粪便中致病的溶组织内阿米巴和非致病的迪斯帕内阿米巴。

（5）鉴别诊断：典型的急性阿米巴痢疾容易与细菌性痢疾（其典型症状：大便次数多、发热、全身症状重）区别。不典型的腹泻应与所有可引起腹泻的细菌，如沙门菌、志贺菌、葡萄球菌、霍乱弧菌、念珠菌，以及其他病原体，如毒性、贾第虫、隐孢子虫等感染区别。阿米巴瘤应与结肠肿瘤或回盲部结核鉴别，钡剂 X 线检查或乙状结肠镜活检有助于鉴别。阿米巴慢性结肠炎则很难与别的慢性结肠炎或功能性结肠病鉴别，查询既往阿米巴痢疾病史有一定的参考价值。

临床上高度怀疑、经各种检查不能确诊者，可用治疗剂量的甲硝唑做诊断性治疗。若效果明显，又能排除其他病因者，则可做出临床诊断。

三、治疗

（一）治疗原则

阿米巴病治疗的成效主要取决于诊断是否及时、正确，以及是否遵守正确的治疗原则。早期诊断对治疗的成功至关重要。经确诊并及时正确治疗后，临床症状和体征可在数日内好转消退。多数无复发也不留后遗症。治疗目标是彻底杀灭和清除肠腔内及肠壁内的溶组织内阿米巴原虫。治疗原则是根据不同阿米巴病的类型，选择相应的不同类别的抗阿米巴药物，合理地配伍应用。

（二）基本用药

抗阿米巴药物按药物作用部位不同，可分为组织内阿米巴治疗药物和肠腔内阿米巴治疗药物两大类。

甲硝唑等尼立达唑类药物有杀阿米巴作用，甲硝唑是治疗阿米巴病最有效的药物。衍生物有奥硝唑、塞克硝唑和尼莫唑。甲硝唑吸收后在肝内的浓度很高，通过肠肝循环后分布于各组织，对肝等肠外阿米巴病及侵袭肠壁组织的肠阿米巴病很有效，但在肠腔内的浓度很低，因而对肠腔内的阿米巴无作用。

杀肠腔内阿米巴药物有替克洛占、依托法胺、克立法胺、二氯尼特糠酸酯。此类药物口服后几乎不被吸收，在结肠腔内的药物浓度很高，故能杀灭肠腔内的阿米巴，但对组织内的滋养体无作用。

1. 急性阿米巴痢疾的治疗　在患者的肠壁和肠腔内都有溶组织内阿米巴原虫存在，粪便中可查见溶组织内阿米巴滋养体，治疗应采用杀组织内和杀肠腔内阿米巴药物联合用药的方法。

甲硝唑或其衍生物替硝唑等为首选的杀组织内阿米巴药物。常用剂量为甲硝唑每日 30 ~ 35 mg/kg，分 3 次口服，连服 7 ~ 10 日。或替硝唑每次 0.5 g，日服 4 次，或 1 日顿服 2 g，连服 3 日（儿童每日 60 mg/kg，连服 3 日）；或奥硝唑每次 0.5 g，日服 2 次，连服 5 ~ 10 日，或 1 日顿服 1.5 g，连服 3 日（1 岁以下、1 ~ 6 岁、7 ~ 12 岁的儿童分别为成人剂量的 1/4、1/2 和 3/4）；或塞克硝唑 2 g，1 次顿服（儿童 30 mg/kg，1 次顿服）；或尼莫唑每日 20 ~ 40 mg/kg，分 2 次服，连服 5 ~ 10 日。

通常经一个疗程的治疗后可杀灭组织内阿米巴，治愈率可达 90% 左右。为降低复发率，提高治愈率，同时用杀肠腔内阿米巴药物，或在杀组织内阿米巴疗程结束后再使用杀肠腔内阿米巴药物，二氯乙酰胺衍生物是首选药物。常用剂量为每次 1 ~ 2 片，日服 3 次，连服 7 ~ 10 日。或用卤化羟喹啉类：喹碘方每次 0.5 g，每日 3 次，连服 10 日；或双碘喹啉每次 0.6 g，每日 3 次，连服 20 日；或氯碘喹啉每次 0.25 g，日服 3 次，连服 10 日。若伴有细菌感染，可联合应用抗生素诺氟沙星每次 0.2 ~ 0.4 g，每日 3 ~ 4 次，连服 10 ~ 14 日。对碘过敏或有甲状腺疾病者忌用卤化羟喹啉类药物。

2. 暴发型肠阿米巴病的治疗 需用快作用的抗阿米巴药物抢救，首选 0.5% 甲硝唑溶液按 15 mg/kg 剂量静脉点滴，以后每 6～8 h 按 7.5 mg/kg 静脉点滴。可同时应用去氢依米丁肌内注射，剂量为每日 1 mg/kg，最多不超过 60 mg，4～6 日为一个疗程。用药时应加强对心率、血压和心电的观察。急性症状控制后，可改为急性肠阿米巴病治疗。在抢救过程中，针对临床症状辅以口服或肠外给抗生素、抗休克、纠正水和电解质紊乱等对症治疗。必要时输血，肠穿孔时可考虑做回肠造口术或结肠造口术，或结肠切除术。

3. 阿米巴慢性结肠炎的治疗 对粪便中未查到溶组织内阿米巴滋养体和包囊的慢性患者，应采取对症治疗。可用活性炭、白陶土等肠道保护药，不吃富含纤维素和有刺激性的食物；腹痛可用阿托品等抗痉剂。腹泻可用复方樟脑酊、洛哌丁胺。便秘时可用液状石蜡。根据粪便培养的结果，可选用相应的抗菌或抗真菌药物。出现焦虑性结肠病症状时可用镇静剂。

4. 阿米巴瘤的治疗 多数情况是在怀疑肠癌施行手术时确诊。用杀组织内阿米巴药物可使阿米巴瘤缩小甚至消失。

5. 无症状包囊携带者的治疗 包囊携带者无论对本人或人群都是传染源，必须治疗。治疗包囊携带者单用杀肠腔内药物即可，二氯乙酰胺类是首选药物。常用剂量为每次 1～2 片，日服 3 次，连服 10 日，儿童剂量酌减。或巴龙霉素 500 mg，日服 3 次，连服 7 日。

6. 并发症处理 腹膜穿孔，无论是开放的或粘连的均须实施急诊手术治疗，脓胸和心包炎也是手术指征，脑或脾脓肿有时需加施外科手术引流。阿米巴性肺脓肿因有支气管引流，有可能药物治愈。

四、预防措施

采取综合措施防止感染包囊。治疗患者，查治无症状包囊携带者，尤其是从事餐饮行业的人员。加强卫生宣传教育，提高人群防病保护意识，讲究个人卫生，保持手的清洁、饮用煮沸过的水、不吃未洗净的蔬菜和瓜果，消灭能携带包囊的蝇、蟑螂等节肢动物。粪便发酵无害化处理，杀灭包囊，保护环境和水源不受污染。

阿米巴性肝脓肿

一、疾病概要

阿米巴性肝脓肿是溶组织内阿米巴滋养体从原发灶结肠播散到肝所致，是最常见的一种肠外阿米巴病。

阿米巴性肝脓肿与肠阿米巴病密切相关，在流行区，肠阿米巴病中约 2% 有阿米巴性肝脓肿。患肠阿米巴病时，结肠原发病灶的溶组织内阿米巴滋养体可随血流经肠系膜上静脉和门静脉到达肝。部分病例也可经淋巴或肠道病变直接蔓延累及肝。经血流播散的最初病变是由阿米巴原虫在肝内门静脉形成栓塞，造成相应区域的梗死，然后穿越血管壁形成弥散性的肝坏死小灶，坏死小灶可进一步融合形成单个或几个大的脓肿，常以肝右叶的单个脓肿最为多见。从原虫入侵肝至脓肿形成所需的时间平均为 1 个月。脓液呈巧克力果酱样，由溶解和坏死的肝细胞、红细胞、白细胞、脂肪、夏科－雷登结晶组成。脓肿周边为富含阿米巴的纤维样组织，可形成炎症性肉芽肿，滋养体分布于脓肿腔内壁。若施以正确的药物治疗，病变可好转，先是在坏死区的周围形成水肿性结缔组织，然后变为纤维性结缔组织，使脓肿与周围组织分开。如不及时治疗，脓肿可逐渐增大，压迫周围的组织器官，破裂后引起相应的并发症。

阿米巴性肝脓肿的发病率成人高于儿童，在 20 ～ 60 岁的人群中最为常见。男性的发病率高于女性。

二、诊断要点

1. 临床表现　因由结肠原发灶继发形成，故阿米巴性肝脓肿患者均有肠阿米巴感染的病史。临床症状与病程、脓肿的大小和部位以及有无并发症有关。

肝大并伴有叩触痛是重要体征，约 90% 的患者有此体征。肝大程度不一，表面光滑，质坚有充实感，下缘钝圆，触诊或叩诊时可发现某一区域的疼痛特别明显。肝脓肿多为单纯性，一般不伴有脾大，无腹水，也无黄疸。若肝内主要胆管受压，可出现阻塞性黄疸。

脓肿以右肝顶部居多，右季肋部或肝区疼痛是最常见的症状。肝区痛多为持续性钝痛并向右肩或右胸及右上腹放射，疼痛可因深呼吸或体位变动加剧。约有 10% 的患者为左叶肝脓肿，表现为上腹部或左上腹疼痛，并向左肩放射。

发热也是常见的症状之一，80% 以上的患者在发病时就有发热，多为突然出现的高热。热型多为不规则性或弛张型及间歇型。约有 30% 的患者因脓肿压迫右下肺产生肺炎或胸膜炎出现胸痛、气急、咳嗽、肺底浊音界升高、肺部可闻及湿啰音或胸膜摩擦音等症状。部分患者伴有活动性腹泻或阿米巴痢疾；食欲缺乏、腹胀、恶心、呕吐也较常见。重症和病程长的患者呈现衰竭状态，消瘦、体重减轻、贫血和营养不良等症状。

2. 并发症　当脓肿向邻近器官发展，可引起相应的并发症。主要的并发症有以下 3 类。

（1）胸膜肺并发症：肝阿米巴脓肿的胸膜肺并发症包括局部穿破、

脓胸和支气管瘘。近半数的患者有少量或中等量的胸膜浆液性渗出，对邻胸膜腔的接触延伸和局限性穿破，常可不知不觉地发生，若脓胸形成则较为严重，早期有突然胸膜痛和气急。肺支气管瘘并发症患者有时可咳出大量坏死碎片，并且可能含有阿米巴滋养体。若脓肿内容物吸入到肺，预后较差。

（2）腹膜穿破：阿米巴性肝脓肿可发生向腹膜穿破，因其内容物为无菌性，故预后大大优于阿米巴病肠穿孔。采用经皮导管引流可明显降低死亡率。

（3）心包穿破：阿米巴性肝脓肿向心包穿破是最严重的并发症，在穿破发生前通常先有心包浆液性渗出，出现心包填塞后病情急剧恶化。若不能早期发现、正确处理，死亡率较高。左叶肝脓肿早期引流可预防此并发症。

3. 实验室检查　有肠阿米巴病病史或来自流行区，主诉发热及右上腹触痛，能排除胆道感染者均应考虑阿米巴性肝脓肿。

（1）病原学检查：意义不大，即使粪便发现溶组织内阿米巴的滋养体或包囊，也不能作为确诊的依据。阴性亦不能排除。

（2）血液检查：可发现60%的阿米巴性肝脓肿患者的白细胞计数大于15 000/mm^3，中性粒细胞约占80%。血生化检查出现碱性磷酸酶升高占84%，转氨酶升高占50%，血清胆碱酯酶降低。红细胞沉降率加速，超过50 mm/h。

（3）免疫试验：常用的方法有对流免疫电泳、凝胶扩散试验、间接血凝试验和酶联免疫吸附试验、间接免疫荧光试验和乳胶凝集试验。几种方法的敏感性都很强，阳性率可达90%以上，具有重要的诊断价值。

（4）影像学检查：影像学检查有助于肝脓肿的定位和测定脓肿的大小。肝超声检查有很高的诊断价值，可显示与脓肿大小基本一致的液平段，可动态显示脓肿的变化。X 线检查常见右侧膈肌抬高，胸膜反应或渗出。CT 或磁共振检查可更精确地显示阿米巴性坏死灶，还可测知脓肿的早期穿破。

（5）穿刺检查：肝穿刺也有助于阿米巴性肝脓肿的诊断，若抽出的内容物为无菌的巧克力状脓液，则可确诊为阿米巴脓肿。典型的脓液呈巧克力色，不臭，显微镜检查白细胞不多，细菌培养阴性。因为阿米巴分布于脓肿腔的边缘，多数情况下脓液中无阿米巴。

（6）诊断性治疗：在上述方法不能确诊的情况下，可用杀组织内阿米巴药物甲硝唑等作试验性治疗，若疗效明显，则有助于阿米巴脓肿的诊断。

（7）鉴别诊断

1）细菌性肝脓肿：常伴有菌血症、胆管炎、肝内胆管先天性扩张和腹部感染灶，可分离出致病菌，多数为厌氧菌。经皮穿刺取材做细菌培养或病理学检查，对阿米巴药物治疗的反应以及阿米巴免疫试验均有助于两者的区别。

2）原发性肝癌：其发热、消瘦、肝大伴肝区疼痛等临床症状与阿米巴性肝脓肿相似，但阿米巴药物治疗无效、对阿米巴免疫试验不敏感。但血清 α- 甲胎蛋白阳性、腹腔镜和组织病理学检查有助于鉴别。

3）胆囊炎：起病急，右上腹阵发性疼痛且有加剧，有反复发作的倾向，黄疸多见，肝大不显著，超声检查及胆囊造影可予以鉴别。

4）肝硬化：有黄疸、腹水、水肿和门脉高压的体征，能比较容易地与阿米巴性肝脓肿区别。

三、治疗

（一）治疗原则

一般情况下采用内科药物治疗，多数患者用甲硝唑治疗后 72 h 内就可明显见效。但药物治疗 72 h 未见效，或出现严重并发症的患者根据情况采取穿刺引流或手术开放引流。

（二）基本用药

首选药物是甲硝唑，标准的推荐剂量：每次 750 ~ 800 mg，每日 3 次，连服 10 日。儿童剂量为每日 40 mg/kg，分 4 次服，连服 10 日。替硝唑、奥硝唑和塞克硝唑与甲硝唑疗效相同，但药效作用时间长，故疗程可缩短，常用剂量为成人每日 1 次 2 g，连服 3 ~ 5 日。儿童剂量为每日 40 ~ 50 mg/kg，连服 3 ~ 5 日。甲硝唑类治疗无效或疗效不佳时，可采用去氢依米丁肌内注射，剂量为每日 1 mg/kg，必要时可增至 2 mg/kg，10 日为一疗程。因为多数阿米巴性肝脓肿患者为无症状的肠阿米巴感染，还应配以一个疗程的杀肠腔内阿米巴药物治疗，以清除肠道内阿米巴。二氯乙酰胺衍生物为首选药物，也可选用卤化羟基喹啉或巴龙霉素等。

若合并细菌感染时，应根据感染细菌的种类选用相应抗生素治疗。

四、预防措施

预防措施同肠阿米巴病。

黑 热 病

一、疾病概要

黑热病的病原体是杜氏利什曼原虫，寄生于人体内的巨噬细胞引起的内脏型黑热病。其临床特征主要表现为长期不规则的发热、脾大、贫血、消瘦、白细胞减少和血清球蛋白增加等症状。

利什曼原虫生活史中有两种形态，以双翅目昆虫白蛉为传播媒介，在白蛉体内的形态为前鞭毛体，在人、犬科动物体内为无鞭毛体（利杜体）。当媒介白蛉刺叮吸血时，无鞭毛体随血液进入白蛉的胃内变为前鞭毛体，在白蛉体内二分裂繁殖，含有前鞭毛体的白蛉再次吸血时，进入人体的前鞭毛体一部分被多核白细胞吞噬消灭或被血清中的补体溶解，一部分侵入巨噬细胞内发育成无鞭毛体并增殖，被其侵染的巨噬细胞破裂，散出的无鞭毛体又侵入其他巨噬细胞，继续进行繁殖，如此反复，引起巨噬细胞大量破坏和增生，导致脾、肝、骨髓、淋巴结等器官产生一系列病变。

黑热病在我国长江以北地区分布，包括辽宁、河北、山东、江苏、安徽、河南、湖北、陕西、山西、四川、甘肃、青海、宁夏、内蒙古和新疆等地。流行病学上分为 3 种主要类型。

1. 人源型 主要分布于平原地区，患者为主要传染源，患者以较大的儿童和青、壮年占多数，传播媒介为家栖的中华白蛉。

2. 犬源型 分布在山区及黄土高原地带，包括甘肃和青海的东部，人的感染大都来自病犬，患者比较分散，以婴幼儿为主，媒介为野栖或近野栖中华白蛉。

3. 荒漠型 主要分布在新疆和内蒙古阿拉善盟的荒漠地带。黑热病是当地某些野生动物的疾病，人类因从事生产活动进入这类地带而感染，传播媒介为野栖的吴氏白蛉和亚历山大白蛉。

二、诊断要点

1. 临床表现 黑热病的潜伏期一般为 4～6 个月，潜伏期的长短与感染原虫的数量、患者的免疫力、营养水平等因素有关。临床症状主要表现有以下几个方面：

（1）发热：发热是黑热病最主要的症状，黑热病的热型极不规则，升降无定，有时连续，有时呈间歇，有时在一天内可出现两次升降，称双峰热。患者一般在下午发热，当发热至 39℃ 以上时，可能伴有恶寒和头痛，夜间大都有盗汗。

（2）脾大：脾大是黑热病的主要体征，一般在初次发热半个月后即可触及，至 2～3 个月时脾大的下端可能达到脐部，半年后可能超过脐部。肿大的脾在疾病早期时柔软，脾表面一般比较平滑，且无触痛；至晚期则较硬。

（3）肝大：有半数左右的患者肝大。肝大出现常较脾大迟，肿大程度也不如脾明显。

（4）消化系统症状：患者常有口腔炎，齿龈易腐烂出血，易并发走马痹。患者食欲减退，常有消化不良、食后胃部饱胀、恶心、呕吐及腹痛等症状。

（5）循环系统症状：患者的脉搏大都增速，血压降低。血浆蛋白总量下降，贫血，可发生水肿，以下肢和脸部常见。预后较差。因患者的血小板大量减少易出现鼻出血、齿龈出血。

（6）血象变化：患者的红、白细胞和血小板减少，其原因与脾功能亢进有关。白细胞在疾病早期即开始减少，随病程的进展而显著，其总数大都降至 5000/mm³ 以下，有的病例仅为 1000/mm³ 左右。

患者的红细胞和血红蛋白均明显减少。红细胞降至 400 万 /mm³ 以下，贫血比较严重的患者红细胞数可降至 100 万 /mm³ 以下。血红蛋白大都在 60 ~ 100 g/L。血小板计数平均减至 10 万 /mm³。

（7）肝功能变化：患者由于肝功能的失调和肝、脾内浆细胞的大量增生，球蛋白大量增加及白蛋白减少，白蛋白和球蛋白的比例大致为 1：1.7，恰与正常人相反而倒置。病程较长的患者肝细胞受到损伤，尤其是晚期患者，各种肝功能试验大都呈强阳性反应。

（8）黑热病的特殊类型

1）皮肤型黑热病：主要有 2 种表现：一种为结节型，表现在皮肤上有肉芽瘤样的结节，以颈、颊、鼻、唇、颈、腋窝等处多见，结节的大小一般如黄豆或豌豆大，可融合成大的结节。结节上的皮肤大都发红，或略显黄色，与瘤型麻风相似，易发生误诊。另一种为褪色斑型，即在皮肤上出现色素减退的斑疹，斑疹小者如针头，大的直径为 1 cm 左右，偶尔联合成片。一般见于脸部、颈部、前臂和大腿内侧，最后可蔓延至全身。

2）淋巴结型黑热病：淋巴结型黑热病主要表现为淋巴结肿大。以腹股沟和股部居多，其次是颌下、颈部、腋下等处。淋巴结一般似花生米或蚕豆般大小，局部无明显压痛，少数患者可有乏力或低热，血象基本正常，嗜酸性粒细胞常增多。

（9）并发症：并发症是引起黑热病死亡的主要原因，常见的有：

1）肺炎：患者可并发间质性支气管炎、大叶性肺炎或小叶肺炎。间质性支气管炎是儿童患者最容易并发的一种疾病，同时也是导致黑热病患者死亡的最主要原因。

2）走马疳：常见于儿童患者，一般发生在口腔，侵袭牙龈、颊和唇部，甚至波及鼻、颚、咽等处。并发走马疳的黑热病患者一般都有显著贫血，白细胞计数亦减少。黑热病并发走马疳者较为常见，如缺乏有效的治疗，多导致死亡。

3）急性粒细胞缺乏症：患者的白细胞特别是中性粒细胞突然锐减，淋巴细胞相对增加，白细胞总数明显降低，骨髓象显示粒细胞再生障碍。如不及时治疗，预后大多不良。

2. 实验室检查

（1）病原学检查

1）髂骨穿刺：施行髂骨穿刺时，患者侧卧。使用无菌穿刺针从髂骨前上棘后 1 cm 处刺入皮肤，然后将针竖起，与水平线呈 70° ~ 80°，穿过皮下组织及骨膜后，可感觉到针头已触及骨面，再用旋转式的动作将针头钻入骨腔，穿刺深度为 0.5 ~ 1 cm。针头刺入骨腔后，可将针心抽出，接以 5 ml 干燥无菌注射器，抽取少许骨髓制成涂片，染色后用显微镜检查。此法的利什曼原虫检出率在 85% 左右。

2）脾穿刺：实施脾穿刺，将穿刺取出的脾髓注射于玻片上制成涂片，染色后用显微镜检查。脾穿刺法的检出率高，可达 95% 左右，但不安全，较少使用。

3）淋巴结穿刺：将穿刺物涂片，染色后检查。该法对初诊患者而言，原虫的检出率一般为 50% 左右。

4）皮肤刮片检查：用于皮肤型黑热病的检查，局部皮肤消毒后用手术刀轻轻切开皮肤，刮取切口两侧的皮肤组织，制成涂片后染色镜检，可查检到利什曼原虫。

5）原虫培养：在严格的无菌操作下，将疑似患者的骨髓、脾、淋巴结穿刺物置于 NNN 培养基内，放入 22°～24℃温箱内培养 7 天后镜检。如查到利什曼原虫前鞭毛体，即可确定诊断。

（2）血清学检查：黑热病免疫诊断可用于检测感染宿主体内的循环抗体、循环抗原和循环免疫复合物，在辅助病原诊断及判断流行情况方面起着重要的作用。目前主要应用的为抗体检测和抗原检测两大类。其中检测抗体的技术有以下几种：间接荧光抗体试验（IFAT）、酶联免疫吸附试验（ELISA）和斑点－酶联免疫吸附试验（Dot-ELISA）、免疫层析诊断试条（ICT）。免疫层析诊断试条法是把免疫亲和技术、印渍术和经典的薄层层析技术组合在一起，以利什曼原虫基因中 39 个氨基酸重组片段的表达产物 rk39 为重组抗原，制备成免疫层析诊断试条。检测时，取黑热病患者全血或血清滴于样本垫上，通过层析，于 3～5 min 内出现与抗原结合的阳性条带，目测即可。此法快速敏感，与病原检查的符合率可达100%。

黑热病循环抗原的检测不但可提示宿主的活动性感染，亦可反映感染度及用作疗效考核。常用的技术有酶标记单克隆抗体斑点 ELISA 直接法、单克隆抗体－酶联免疫印渍技术和双抗体夹心斑点—酶联免疫吸附试验 3 种。

3. 鉴别诊断　黑热病应与下列疾病做鉴别诊断。

（1）白血病：慢性粒细胞白血病有脾大、贫血以及鼻出血和齿龈出血等症状，很像黑热病，经血常规检查即可鉴别。

（2）荚膜组织胞浆菌病：病原体为荚膜组织胞浆菌，患者肝、脾大，贫血以及白细胞和血小板减少，从患者的骨髓、脾或淋巴结检获的病原体也极易与利什曼原虫相混淆，多误诊为黑热病。但该病的病原体内部结构与利什曼原虫不同，可用组织胞浆菌素做皮内试验以及细菌培养的方法确定诊断。

（3）瘤型麻风与皮肤型黑热病鉴别：麻风的皮损小而多，分布广泛而对称，颜色浅淡。该病至中、晚期有眉毛对称脱落和脱发，周围神经肿大及皮肤感觉障碍，并可出现难以愈合的溃疡。皮肤型黑热病无皮肤知觉障碍，也无眉毛脱落及神经肿大等症状。皮肤刮片检查寻找抗酸菌和利什曼原虫可确定诊断。

三、治疗

（一）治疗原则

对黑热病患者应给予药物治疗，国产五价锑剂葡萄糖酸锑钠注射剂（商品名称为斯锑黑克）为治疗黑热病的首选药物。

（二）对症治疗和并发症的处理

对并发症患者除黑热病药物治疗外，还应根据其并发症状予以相应对症治疗。

1. 贫血　黑热病患者如有中等度贫血，在治疗期间应给予铁剂。严重贫血者除给予铁剂外，可进行少量多次输血，待贫血有所好转后再用锑剂治疗。

2. 鼻出血　先洗净鼻腔，寻找出血点，然后用棉花浸以1∶1000肾上腺素液、3%麻黄碱置于出血处，或用明胶海绵覆盖在出血部位。

3. 肺炎　并发肺炎的黑热病患者，不宜使用锑剂或喷他脒及羟脒芪治疗。肺炎若发生在黑热病治疗过程中，应立即停止注射，先用抗生素治疗，待肺炎症状消失后再用抗黑热病药物治疗。

4. 走马疳　应按常规方法给予抗黑热病治疗，并及时使用抗生素。

5. 急性粒细胞缺乏症　应立即使用抗生素治疗，以防止继发感染。如发生在锑剂治疗过程中，应停止注射锑剂，待症状消失后再给予抗黑热病治疗。但有时黑热病也可以引起此症，与锑剂使用无关，在此种情况下，锑剂使用不但无害，而且能随黑热病的好转而促使粒细胞回升。

（三）基本用药

国产五价锑剂葡萄糖酸锑钠注射剂（商品名称为斯锑黑克）为治疗黑热病的首选药物，五价锑量含为 100 mg/ml。

1. 葡萄糖酸锑钠　葡萄糖酸锑钠 6 日疗法：成人总量 120 ~ 150 mg/kg，儿童总量 200 ~ 240 mg/kg，平分 6 次，每日肌内或静脉注射 1 次，6 日为一疗程。在治疗过程中，如患者出现高热、鼻出血、呼吸加速或剧烈咳嗽和脾区疼痛等副作用，可停止注射数日，待症状缓解后再继续注射，药物总量可与先前注射量合并计算。如果白细胞计数突然减少，粒细胞降至 20% 以下，可考虑为粒细胞缺乏症，应立即停药进行对症治疗，待恢复后再使用锑剂治疗黑热病。

葡萄糖酸锑钠 3 周疗法：成人总量 135 mg/kg，儿童总量 200 mg/kg，平分 6 次，每周肌内或静脉注射 2 次，3 周为一疗程。此法适用于体质差或病情较重的患者。

2. 替代药物　抗锑患者经五价锑剂治疗三个疗程以上仍未痊愈的，临床上称为抗锑性患者。可采用替代药物治疗。

（1）喷他脒（戊烷脒）：每次 4 mg/kg，总剂量为 60 ~ 70 mg/kg。把药物配成 4% 的溶液作肌内注射，15 ~ 20 日为一疗程。药物注射过程中，注射局部可产生红肿等反应，可用局部热敷法以减轻反应。偶尔发生血压下降，出现脉搏增速、眩晕、心悸等反应，注射肾上腺素即可消失。

（2）羟脒芪：每次 2～3 mg/kg，总量为 85 mg/kg。用前先用少量蒸馏水把药物溶解，再用 1% 普鲁卡因溶液配成 2.5%～5.0% 溶液，缓慢作肌内注射；或将药物溶于 50% 的葡萄糖液内，配成 2% 的溶液作静脉注射。

喷他脒和羟脒芪在水溶液内极不稳定，容易变质，增加毒性，故每次注射都必须用新鲜配制的溶液。

3. 皮肤型黑热病的治疗　喷他脒的疗效较好，每次 4 mg/kg，肌内注射，总量为 60～80 mg/kg，一般即可治愈。如皮肤损伤仍未完全消失，可以再给予一疗程。葡萄糖酸锑钠：6日或8日疗法，连续 2～3 个疗程。

4. 淋巴结型黑热病的治疗　葡萄糖酸锑钠的剂量和疗程同黑热病患者。

四、预防措施

消灭传染源。对黑热病患者选用药物及时治疗；在流行区使用病原检查或血清学方法筛查病犬，药物治疗或捕杀，以 2.5% 溴氰菊酯药浴或喷淋狗体，以杀死或驱除刺叮狗体的白蛉。

做好防蛉和灭蛉工作，在白蛉繁殖季节，可在白蛉栖息地喷洒杀虫剂，以杀灭白蛉。使用 2.5% 溴氰菊酯浸泡蚊帐、细孔纱门纱窗隔离白蛉。流行区夜间野外工作的人员，应在身体裸露部位涂擦驱避剂，防止白蛉叮咬。

贾第虫病

一、疾病概要

贾第虫病是由蓝氏贾第鞭毛虫（又称贾第虫）寄生肠道引起的疾病。

蓝氏贾第鞭毛虫生活史有滋养体和包囊两个发育阶段。因误食被包囊污染的食物或饮水感染。包囊在十二指肠和空肠完成脱囊，脱囊后的滋养体以其腹吸盘吸附在肠上皮，在肠腔内进行二分裂无性繁殖。滋养体可随肠道下行，在小肠远端和结肠内形成新的包囊，包囊对外界有很强的抵抗力。有时因肠蠕动太快，滋养体尚未完成包囊的转化即随粪便排至体外，在外界滋养体不久即崩解死亡。

蓝氏贾第鞭毛虫的致病作用与感染的数量、虫株的毒力以及机体的胃肠道环境和免疫状态有关。寄生于小肠的贾第虫与宿主争夺肠腔的营养。大量的滋养体吸附在肠上皮细胞上，覆盖了大片肠腔表面，形成阻碍吸收的机械屏障。滋养体吸附肠黏膜以吸盘附着在微绒毛之间，使肠绒毛萎缩或破坏，黏膜异常的程度与腹泻的严重性有关。贾第虫可产生并释放细胞致病物质，对肠黏膜造成损害。一般情况下，蓝氏贾第鞭毛滋养体以黏膜分泌物为食，不入侵黏膜，基本上是一种肠腔寄生虫。但近年发现，其滋养体可侵入组织，可达到肠黏膜下层和肌层，可寄生在细胞内或细胞外，虫体表面蛋白有刺激肠黏膜分泌和脱水的作用。

贾第虫病呈世界性分布，是一种全球性分布的最常见的肠道寄生虫感染，世界各地的感染率为 2% ~ 15%。

二、诊断要点

1. 临床表现　贾第虫感染的临床表现差异很大，可从无症状直至重症慢性腹泻和小肠吸收不良。临床上可分为急性贾第虫病、慢性贾第虫病和无症状感染。

（1）急性贾第虫病：多见于旅游者，急性贾第虫病的主要症状是腹泻，开始通常为水样腹泻，有的转为脂肪泻或带有黏液、但不带血。其他症状可有恶心、呕吐、腹部不适或疼痛、胀气、体重减轻等。急性期的症状十分明显，病程多数为 2 ~ 4 周。

（2）慢性贾第虫病：急性贾第虫病的部分患者可发展为慢性贾第虫病，其表现为持续性或间歇性腹泻，大便恶臭，常伴有脂肪泻或便秘。消化道症状还可有腹胀或伴有臭鸡蛋气味的打嗝，臭屁增多，体重可减轻。

（3）无症状感染：这是成人和儿童中最常见的贾第虫感染类型，特别在高度流行地区，无症状尤为常见。这可能是因曾有过短暂的腹泻未引起注意，也可能是获得感染而不产生症状的亚临床型或带虫者。

（4）并发症：营养不良是贾第虫病的主要并发症，成人可出现各种明显或不明显的营养缺乏病症，儿童可出见生长发育迟缓。

2. 实验室检查　病史中，有流行区居留史和不洁饮水、饮食者有一定参考价值。在患者的十二指肠标本或粪便中找到贾第虫的滋养体或包囊是确诊的依据。

（1）病原学检查：主要有粪便检验、十二指肠引流标本和肠黏膜活检标本检查。

（2）粪便检查：在粪便标本中检查贾第虫的滋养体或包囊是最常用、简便、可靠的诊断方法。在稀便中可找到滋养体，在半成形或成形的大便标本中可找到包囊。粪便检验的方法一般为直接涂片检查，但容易漏检。用硫酸锌漂浮法浓集可提高包囊的检出率。滋养体的活动时易识别，若标本搁置过久，滋养体可在数小时内崩解而无法查找，故检查滋养体时粪便标本应及时涂片镜检。

（3）十二指肠引流物检查：多次粪检阴性者，可考虑十二指肠引流物直接涂片镜检或离心后镜检，检出率高于粪检。将新鲜标本置于载玻片用显微镜检查，可观察到典型的滋养体形态，活体时呈不规则的滚动，经染色后镜检则检出率更高。

（4）肠检胶囊法：用一条约 1 m 长的尼龙线，线一端包埋在凝胶胶囊中，另一端游离在胶囊外，检查时将胶囊吞下，游离端留在受检者的口角，胶囊溶解后，尼龙线松开伸展，3 ~ 4 h 后到达十二指肠和空肠，此时滋养体会附着于尼龙线上。慢慢抽出尼龙线，取其上黏附液镜检滋养体。该法检出率高。

（5）肠黏膜组织活检：多次粪检和肠液标本检查为阴性疑似患者，可在十二指肠—空肠连接区取材，行肠黏膜组织活检，最好从十二指肠及空肠处作多位点取材，液体涂片或组织印压片，甲醇固定后用姬氏染色镜检，可见原虫呈紫色。也可作组织切片检查，可在隐窝内的微绒毛刷缘上发现滋养体。

（6）免疫学诊断：目前 ELISA 较常用。此外，血液中的抗特异性抗贾第虫 IgM 在现症感染者体内升高，感染消除后，IgM 会迅速降低，以纯培养的滋养体作为抗原，用间接免疫荧光法也可作为急性贾第虫病诊断。

（7）试验性治疗：多次实验检查阴性而症状和流行病学资料高度可

疑者，可用抗贾第虫药物作试验性治疗。可选用盐酸米帕林（阿的平）作治疗诊断，该药对细菌等其他病原体所致的肠道感染无效，若用该药后症状消失或显著改善者，提示为贾第虫感染所致。

三、治疗

（一）治疗原则

贾第虫病一旦确诊，应给予药物治疗。对无症状感染者也应该给予治疗，因为无症状者以后可能会发展出现症状，并且无症状带虫者可作为本病的传染源。

（二）基本用药

目前用于治疗贾第虫病的药物有硝基咪唑类、盐酸米帕林和呋喃唑酮三类。因疗程较短，患者耐受良好，甲硝唑或替硝唑为首选治疗药物。甲硝唑成人口服剂量为 2 g，每日 1 次，连服 3 日；或 400 mg，每日 3 次，连服 5 日。儿童剂量为每日 15 mg/kg，每日 3 次，连服 10 日。

盐酸米帕林（阿的平）的疗效与硝基咪唑类相似，但患者耐受差，并可发生可逆性中毒性精神病、皮肤黄染及剥脱性皮炎。呋喃唑酮对贾第虫病的疗效较差，但可制成混悬液，适宜儿童口服。巴龙霉素有一定的抗贾第虫作用，在肠道吸收很少，可作为妊娠期治疗贾第虫病的替代药物。

四、预防措施

治疗患者和带虫者，减少传染源，特别是餐饮从业人员和幼托机构人员带虫者的筛查和治疗。注意公共卫生，管理好粪便。加强卫生宣传教育，注意个人卫生，预防包囊污染饮水或食物。

阴道毛滴虫病

一、疾病概要

阴道毛滴虫（trichomonas vaginalis donne, 1837）属肉足鞭毛虫门、动鞭毛虫纲、毛滴虫目、毛滴虫科、毛滴虫属。寄生于人体泌尿生殖系统，是主要寄生于女性阴道和男性尿道的鞭毛虫，可引起阴道毛滴虫感染或病症。

阴道毛滴虫生活史中仅有滋养体期，活虫体无色透明，有折光性，体态多变，借助鞭毛摆动前进，并以波动膜的波动做旋转式运动。苏木素或吉氏染色后呈梨形或椭圆形，大小为（7～32）μm×（5～15）μm，在毛基体处可见 4 根前鞭毛和 1 根后鞭毛，体外侧前 1/2 处有波动膜和基染色杆。胞质内有深染的颗粒，为该虫特有的氢化酶体。新鲜分泌物中所看到的虫体多无细菌和食物泡，但培养后虫体含有大量细菌和淀粉颗粒。

本病的传染源为阴道毛滴虫感染者或阴道毛滴虫病患者。通过直接接触和间接接触两种方式传播，前者主要通过性传播，后者主要通过共用卫生洁具、衣物和器械等途径传播。人群普遍易感。人感染后不能形成持久免疫力，治愈后仍可重复感染。全世界感染者约有 1.8 亿，以女性20～40 岁年龄组感染率最高。性传播是最常见的感染方式。

阴道感染的潜伏期为 4 ~ 28 d，阴道分泌物大量增加，呈泡沫样，有异味。常引起外阴瘙痒、灼热、性交疼痛等。阴道检查有触痛，可见阴道及子宫颈黏膜弥漫性充血红肿等。尿路感染可表现为尿频、尿急、尿痛等症状，可伴有局部疼痛等；前列腺感染可表现为尿道灼热、夜尿增多，排尿末尿道口有白色浑浊分泌物滴出，直肠坠胀感。

阴道毛滴虫呈世界性分布，在我国流行也很广泛，在 20 ~ 40 岁年龄组感染率最高。阴道毛滴虫对外环境有较强的适应性，半干燥环境下可存活 14 ~ 20 h，潮湿毛巾和衣裤中可存活 23 h，40℃浴池水中可存活 102 h，2℃水中可存活 65 h，-10℃环境至少存活 7 h，普通肥皂水中可存活 45 ~ 150 min。阴道毛滴虫感染与经济状况、居住条件、卫生设施和生活习惯等有关，营养状况低下、居住条件较差、卫生设施缺乏、个人卫生习惯不佳等均可使感染率增高。阴道毛滴虫亦是导致 HIV 感染的危险因素之一。

二、诊断要点

1. 临床表现

（1）阴道感染：潜伏期为 4 ~ 28 d，阴道分泌物大量增加，白带增多，呈黄色泡沫样，有异味。阴道黏膜损伤时则可出现赤带，如继发化脓菌感染可出现多量黄色脓性白带并有恶臭味。常引起外阴瘙痒、灼热感、性交疼痛等。阴道检查有触痛，可见阴道黏膜及子宫颈弥漫性充血红肿，严重者有出血呈斑点状。症状常随月经周期而波动，一般在月经期后症状加重。

（2）尿路感染：表现为尿频、尿急、尿痛等尿路感染症状。患者多有发热、排尿困难、尿道口烧灼样痛等。少数患者有尿线中断、尿滞留、尿道红肿、血尿等，可伴有局部压痛。

（3）前列腺感染：表现为尿道灼热、夜尿增多，可伴有尿频、尿急、尿痛等症状，会阴部钝痛、直肠坠胀感以及局部压痛等。排尿末尿道口可有白色浑浊分泌物滴出。

2. 实验室检查　根据流行病学史、临床表现及实验室检查结果等予以诊断。阴道或前列腺分泌物、尿液沉淀物经直接涂片后镜检发现阴道毛滴虫滋养体。

（1）直接涂片法：将阴道或前列腺分泌物或尿液沉淀物涂在载玻片上，加1滴生理盐水后用显微镜检查，可见阴道毛滴虫鞭毛及波动膜活动。本法是检查阴道毛滴虫的最简便方法，常在门诊和人群普查中应用。由于只能检出活虫体，所以送检标本应注意保温。当分泌物或沉淀物中活虫数≥10个/毫升时才易检出，故检出率偏低。

（2）染色法：将阴道或前列腺分泌物或尿液沉淀物涂成薄片，自然干燥后用瑞氏或吉氏液染色镜检，可见阴道毛滴虫的形状和内容物。

（3）培养法：将阴道或前列腺分泌物或尿液沉淀物加入肝浸液或蛋黄浸液培养基，37℃温箱内孵育48 h，取培养混匀液1滴涂成薄片，自然干燥后用瑞氏或吉氏液染色镜检，可见阴道毛滴虫的形状和内容物。

3. 鉴别诊断

（1）念珠菌性阴道炎：主要症状也是白带增多，外阴瘙痒，但白带多为水样或脓样，夹杂着乳酪样或豆腐渣样物。阴道有白色假膜，真菌检查阳性，涂片染色镜检或分离培养可做出明确诊断。

（2）细菌性阴道炎：主要临床表现为阴道异常分泌物明显增多，呈稀薄状或稀糊状，为灰白色、灰黄色或乳黄色，带有特殊鱼腥臭味。阴道pH升高至5.0～5.5，分泌物中可查到线索细胞。

（3）细菌性尿道炎：主要表现为有少量尿道分泌物，易见于较长时间不排尿或夜间没有排尿至晨起排尿前，分泌物易被尿液冲失。胺类试验常阳性，尿液沉淀物涂片或培养可发现致病菌。

（4）淋病性尿道炎：急性期常有浆液或脓性分泌物，排尿时有疼痛，但无尿急、尿频感。慢性期症状不明显，尿中有淋丝可能为唯一临床表现。尿液沉淀物涂片或培养可发现革兰氏染色阴性的淋病双球菌。

三、治疗

（一）治疗原则

滴虫不仅寄生于阴道及阴道黏膜的褶皱内，还可深藏于子宫颈腺体中、尿道下段，单纯局部用药不易彻底消灭，应结合全身用药才能获得根治。一方患病，夫妻双方同时用药治疗才能根治。

（二）基本用药

1. 口服药　甲硝唑（灭滴灵），每次服 200 ~ 250 mg，每日 3 次，7 日为一疗程；或早、晚分别口服 700 mg 和 1200 mg，2 日为一疗程。服药后有时胃肠道和神经系统反应，食欲缺乏，恶心、呕吐等。偶见头痛、皮疹和白细胞减少等，如出现应立即停药。妊娠早期服甲硝唑有引起胎儿畸形的可能，故在妊娠 3 个月内禁用，应以局部治疗为主。治疗期间禁忌饮酒。对甲硝唑有抗性的虫株可用替硝唑治疗。

2. 阴道局部用药　为增强阴道防御能力，用 0.5% ~ 1% 的乳酸或醋酸溶液或 1 ∶ 5000 高锰酸钾溶液冲洗阴道，每日 1 次，同时用杀滴虫栓剂。现有的栓剂有甲硝唑阴道栓剂，每日 2 次，10 日为 1 疗程。另外，还可用卡巴砷、曲古霉素栓，每晚 1 次，10 日为 1 疗程。

四、预防措施

开展卫生宣传教育，提高人们对阴道毛滴虫危害性的认识。

开展卫生健康教育，注意个人卫生及月经期卫生，不使用公用浴具。杜绝不洁性行为的发生。改进公共卫生设备，加强公共浴池、游泳池、坐式马桶等消毒卫生监管。

医院所用器械、被服、妇科检查用具均应严格消毒，诊察台上的垫单应每人更换，防止交叉感染。

蝇蛆病

一、疾病概要

蝇蛆病是由蝇类的幼虫寄生于人体组织、器官和腔道引起的一种人畜共患寄生虫病。临床上常以其寄生的部位命名，如胃肠道蝇蛆病，泌尿生殖道蝇蛆病，眼、耳、鼻、口腔蝇蛆病，创口蝇蛆病和皮肤蝇蛆病。可引起蝇蛆病的蝇类有偶然寄生蝇类（如家蝇、厕蝇、丽蝇、麻蝇），兼性寄生蝇类（如麻蝇、丽蝇、食蚜蝇、蚤蝇），专性寄生蝇类（如蛆症金蝇、黑角胃蝇、肠胃蝇、蚊皮蝇、羊狂蝇）。

胃肠道蝇蛆病主要是由于食入被蝇卵或幼虫污染的食物所致，蝇蛆寄生于胃、肠腔内，可随大便或呕吐物排出。蝇蛆的机械性刺激引起寄生部位的局部炎症、水肿和溃疡，甚至在其固着的部位可发生坏死。蝇蛆代谢产物的毒素作用使胃肠运动和分泌功能发生障碍，可导致严重贫血。寄生数量多时，可发生幽门或十二指肠堵塞。

泌尿生殖道蝇蛆病是由泌尿生殖道裸露时（如野外大便或马桶上有蝇蛆解便时）钻入，蝇类产卵在晾晒内裤，穿后也可引起感染，刺激泌尿生殖道引起相应的症状，幼虫可随尿排出。

口腔、鼻腔、耳道蝇蛆病是由口腔、鼻腔、耳道分泌物的气味，特别是该部位有病变时，引诱蝇类在此产卵引起该部位的蝇蛆病，可使鼻中隔、软腭穿孔，或形成蜂窝状隧道。外耳道的蝇蛆可导致鼓膜破裂而溢脓，可影响听力。

引起眼蝇蛆病的蝇类主要为狂蝇属的蝇。蝇卵在雌蝇的阴道内孵化为 1 龄幼虫，雌蝇飞撞入眼部，雌蝇尾部与人皮肤接触时即刻将幼虫全部挤出，蝇蛆寄生于眼睑等处损伤该处组织，引起强烈刺激，使眼球外部出现严重的炎症。若侵入眼球，可导致眼球破坏而失明。

皮肤蝇蛆病多见于牛、羊等偶蹄动物或啮齿类动物。成蝇直接产卵于动物皮肤上，孵化后幼虫寄生于皮下组织，可在皮下移行损伤组织，形成肿块或条索样病变。病变局部位发生局灶性坏死，病灶周围可见嗜酸性粒细胞和淋巴细胞浸润。蝇蛆的排泄物、代谢产物可引起过敏反应。幼虫除移行于皮下组织外，也可进入体腔和脊椎管等处。

创伤蝇蛆病为化脓的创伤口散发气味吸引蝇类产卵所致。

蝇蛆寄生时，以宿主死的或活的组织、体液或消化的食物为食，宿主的症状因寄生部位和寄生数量的不同而不同，有的无症状，有的可使宿主出现严重、甚至是死亡性的症状。

蝇蛆病在国内主要分布于北方和西北地区。

二、诊断要点

1. 临床表现

（1）肠道蝇蛆病：患者可有食欲缺乏、恶心、呕吐、腹胀、轻重不一的腹痛。幼虫损伤胃肠黏膜，腹泻时能发现带血的排泄物，活的或死的幼虫随呕吐物或粪便排出。有些患者有恶寒、发热、头晕、耳鸣、心悸等症状，红细胞数及血红蛋白值降低，嗜酸性粒细胞、网织红细胞增多，症状和体征酷似恶性贫血。

（2）泌尿生殖道蝇蛆病：患者尿道口充血，外生殖器红肿。输尿管寄生蝇蛆时，双肾及输尿管 B 超检查可见蝇蛆阴影，幼虫可随尿排出。严重的泌尿系统蝇蛆病能产生阻塞和疼痛，尿中有黏液、脓和血，有尿频感及肾区绞痛。

（3）眼蝇蛆病：大多数眼蝇蛆病是由狂蝇寄生所致，多侵犯球结膜、睑结膜和结膜囊，蝇蛆借口钩、尾钩及虫体腹面的棘刺钩刺在角膜表面，造成角膜损伤，主要表现为角膜结膜的刺激症状，表现为刺痛、充血、流泪、眼分泌物增多、眼睑肿胀，不能睁开，发展成游走性肿块。通常蝇蛆进入眼后，患者立即出现剧烈疼痛。眼球内蝇蛆病较为罕见。

（4）耳鼻蝇蛆病：耳蝇蛆病患者可有耳鸣、耳聋、耳内剧痛，耳道检查可发现有脓液及白色蝇蛆蠕动。鼻咽及鼻窦蝇蛆病患者可有头痛、头晕、发热、流脓涕、打喷嚏，个别患者伴癫痫发作。临床检查可见鼻道有脓液、软腭溃疡、鼻咽部黏膜充血甚至鼻中隔、软腭穿孔等损害。

（5）皮肤蝇蛆病：寄生部位皮肤出现钻痛感，并以夜间为重。有轻微的全身症状，如低热、头痛、恶心、全身不适等，皮肤损害表现主要有疖肿型和匐行疹型两种类型。①疖肿型：单个或多个成群的皮下结节或红色肿块，以皮肤疏松部位如眼睑、腹、腰、臂等处多见。肿块中心有蝇蛆虫体，幼虫钻出皮肤前期，肿块逐渐增大，局部水肿加剧，肿块壁变薄，蝇蛆钻出后，炎症渐渐消退，中心留有穿凿性小孔而愈。②匐行疹型：皮肤损害为红色水肿性隆起，呈弯曲的带状，其一端有水疱，幼虫即隐藏在水疱之前的正常皮肤内。

2. 实验室检查

（1）胃肠蝇蛆病：有牧区旅居史，或误食过蝇卵污染的食物等有助于诊断。有消化道症状，消化道钡餐检查、结肠镜检查发现胃、乙状结肠与直肠黏膜皱襞纹理粗大，有散在的小结节时，应考虑胃肠道蝇蛆病。从粪便或呕吐物中检获蝇蛆或直肠镜检发现蝇蛆都可确诊。

（2）泌尿道及阴道蝇蛆病：根据临床症状，尤其是由尿道口爬出或尿液中排出白色蝇蛆，或大阴唇、阴道溃疡处检获蝇蛆都可确诊。泌尿道蝇蛆病应与阑尾炎相区别，前者虽可出现右下腹疼痛、压痛，但无反跳痛，有时肾及输尿管 B 超检查可见虫体阴影。

（3）眼和耳蝇蛆病：患者常主诉某时某地有蝇或异物飞撞眼部，患眼立即有异物感、刺痛，眼睑睁不开。眼部检查时，在角膜、球结膜、睑结膜及结膜囊检获白色蠕动的幼虫，即可确诊。耳道蝇蛆病患者有成蝇钻入耳道史，应考虑蝇蛆病，耳内检查发现蝇蛆即可确诊。

（4）皮肤蝇蛆病：患者常来自牧区或有牧区居住史，皮下出现游走性疼痛肿块，有长期不明原因持续发热、血液嗜酸性粒细胞明显增高时，应考虑本病。组织病理学检查时，皮下组织中可见虫体断面，真皮及皮下组织内有大量嗜酸性粒细胞、浆细胞及组织细胞浸润。从肿块顶端穿孔或自病损处挤出蝇蛆，即可确诊。

三、治疗

（一）治疗原则

治疗以除去蝇蛆为主。根据寄生部位和寄生数量采用药物治疗或手术治疗。

（二）基本用药

1. 胃肠蝇蛆病　多数病例的蝇蛆随患者粪便或呕吐物自行排出。可用甲苯达唑治疗，不论年龄和体重，每次 100 mg，每日 2 次，连服 2 ～

3 日。噻嘧啶 10 mg/kg，1 次口服。用中药百部每天 60 g，水煎服，连服 3 天有效。

2. 眼蝇蛆病　以 0.5% ~ 5% 地卡因滴眼麻醉蝇蛆，使虫体松弛，然后小心地用镊子将蝇蛆取出，或浸有麻醉药的棉签擦取幼虫。如果有肿块形成，则需手术摘除。

3. 泌尿道及阴道蝇蛆病　尿道口蝇蛆病，内服抗生素，清洗外阴部，蝇蛆可自行爬出或随尿液排出。输尿管蝇蛆病可用排石法将蝇蛆排出。阴道蝇蛆病将溃疡面、隧道窦洞的蝇蛆摘除，如果有肿块，手术切除并给予抗生素治疗。

4. 皮肤蝇蛆病　氯喹 0.25 g，每日 2 次，共服 2 ~ 3 周，或枸橼酸乙胺嗪 0.2 g，每日 3 次，14 日为 1 疗程。用 15% 氯仿植物油灌洗局部后用刮匙刮出蝇蛆。含有蝇蛆的大片红肿，用 2% 普鲁卡因水溶液注射在皮内及其周围，切开皮肤，用镊子取出或用刮匙刮出蝇蛆。

四、预防措施

治疗患者和有寄生蝇蛆的家畜。使用化学杀虫剂或物理方法（诱捕法、粘捕法）等方法杀灭蝇，做好防蝇灭蝇工作。

蠕形螨病

一、疾病概要

蠕形螨病又称蠕螨症，是人体蠕形螨寄生于人体毛囊或皮脂腺而引起的感染性皮肤病。

蠕形螨是一种永久性寄生的螨虫，寄生于人体的有两种，即毛囊蠕形螨和皮脂腺蠕形螨。蠕形螨刺吸宿主细胞，嗜食脂肪细胞，毛囊蠕形螨寄生于毛囊，一个毛囊中可有多个螨寄生。皮脂蠕形螨常单个寄生于皮脂腺内。

因机械刺激和排泄物的化学刺激而使组织出现炎症反应，毛囊和皮脂腺增生，毛囊扩大，鳞状上皮角化过度，堵塞毛囊口，皮脂分泌受阻，棘细胞和基底细胞增生，毛囊周围炎性细胞浸润，胶原纤维和弹性纤维变性等。由于虫体从毛囊口进出，易使化脓性细菌侵入而致继发感染。蠕形螨在人体常见的部位头部最多，包括鼻和眼的周围皮肤、前额、头皮和睑板腺等，其次为乳头、胸、颈等处。一人可同时存在两种蠕形螨的感染。

蠕形螨呈世界性分布。成人感染率为27%～100%，随年龄增长，感染率增加，男性高于女性，人体蠕形螨是通过直接和间接两种方式传播。感染呈家族性分布。

二、诊断要点

1. 临床表现　蠕形螨感染临床可无自觉症状，或仅有轻微痒感或刺痛。寄生在眼睑处可引起睑缘炎，有发痒和流泪症状，在口周则表现为口周皮炎。皮肤损害表现为局部皮肤略隆起，为坚实小结节，呈红点、红斑、丘疹、毛囊糠疹和痤疮症。在鼻部可表现为"酒渣鼻"样损害。鼻尖和鼻翼两侧弥漫性潮红、充血，脓疱及结痂、脱屑，可持续数月至数年不等，至晚期形成不可逆的组织病理变化。

2. 实验室检查　从皮肤损害处查到螨虫有助于诊断。常用方法有透明胶纸粘贴法和挤压法。

（1）透明胶纸粘贴法：患者睡前将透明胶带纸贴在鼻唇沟或皮肤损害处，次晨取下置于载玻片上，用香柏油透明后，再用显微镜检查螨。睑缘炎可拔取睫毛，用显微镜检查进行诊断。

（2）挤压法：患处皮肤消毒后，挤压、刮去、挑去皮脂，用甘油透明后再用显微镜检查。

三、治疗

（一）治疗原则

外用和内服药物治疗，杀灭寄生蠕形螨，并预防再次感染。

（二）基本用药

口服甲硝唑，成人 0.2 g，每日 3 次，7 日为一疗程，连续 4 ~ 5 个疗程。白细胞低者或孕妇禁用。眼鼻周围的皮疹可用 10% 硫磺软膏治疗，其他部位可用 20% 苯甲酸苯甲脂乳剂或 5% 过氧化苯甲酰洗剂加 5% 硫磺局部涂敷治疗。

四、预防措施

　　避免与患者直接接触，不与患者合用脸盆、毛巾等生活用品。常洗、常晒衣被等预防蠕形螨的感染。

（赵海龙　高　翔）

［1］吴天一. 高原病的诊断、预防和治疗指南. 兰州：兰州大学出版社，2014.

［2］祁生贵，吴天一. 慢性高原病诊断标准及相关研究. 高原医学杂志，2015，25（4）：1-11.

［3］黄俊. 心力衰竭现代教程. 北京：科学出版社，2016.

［4］格日力. 高原医学. 北京：北京大学医学出版社，2015.

［5］崔建华. 高原医学研究与临床. 郑州：河南科学技术出版社，2016.

［6］王建枝，吴立玲，陈琪. 疾病机制. 北京：人民卫生出版社，2019.

［7］田野. 病理生理学. 北京：人民卫生出版社，2020.

［8］葛均波. 内科学. 9版. 北京：人民卫生出版社，2018.

［9］林果为，王吉耀，葛均波. 实用内科学. 15版. 北京：人民卫生出版社，2017.

［10］西藏军区总医院. 高原医学. 拉萨：西藏人民出版社，2001.

［11］李天麟. 高原与健康. 北京：北京科学技术出版社，2001.

［12］孙伟，等. 高血压性脑出血的发病机制. 国外医学（脑血管疾病分册），2005，13（10）：756-757.

［13］刘国政. 缺血性脑血管病的研究进展. 实用心脑肺血管病杂志，

2013, 21（8）: 5-6.

［14］樊青俐. 高原脑血管病的危险因素. 中国卒中杂志,2016,11（5）: 393-396.

［15］沈悌，赵永强. 血液病诊断与疗效标准. 北京：科学出版社，2018.

［16］贾建平，陈生弟，等. 神经病学. 7版. 北京：人民卫生出版社，2013.

［17］梅宝菲，孔一慧，李为民. 睡眠障碍与心血管疾病研究新进展. 心血管病学进展，2015，36（5）: 603-605.

［18］谢金容，程丽霖，朱真仪，等. 睡眠障碍对生殖系统影响的研究进展. 国际生殖健康/计划生育杂志，2016，35（1）: 78-82.

［19］李兰娟，任红. 传染病学. 9版. 北京：人民卫生出版社，2018.

［20］诸欣平，苏川. 人体寄生虫学. 9版. 北京：人民卫生出版社，2018.

［21］Buddha Basnyat, Jennifer M Starling. Infectious Diseases at High Altitude. Microbiol Spectr. 2015, 3（4）. doi: 1128/ microbiolspec. IOL5-0006-2015.

［22］吴树峰，苏倚剑，马乐，等. 高原传染性疾病对卫生工作的影响及对策. 西南军医，2015，17（01）: 10-12.

［23］孙殿军. 地方病学. 北京：人民卫生出版社，2011.

［24］Runle Li, Quanyu Yang, Ri-Li Ge. Immunological Features and Efficacy of the Recombinant Subunit Vaccine LTB-EMY162 Against Echinococcus Multilocularis Metacestode. ppl Microbiol Biotechnol. 2018, 102（5）: 2143-2154. doi: 10. 1007/s00253-018-8771-5. Epub 2018 Jan.